医学显微图像
获取及识别

YIXUE XIANWEI TUXIANG
HUOQU JI SHIBIE

翟永平　关　涛　徐　超　刘云辉　著
刘　煜　张茂军　周典乐

U0343312

国防科技大学出版社
National University of Defense Technology Press

图书在版编目(CIP)数据

医学显微图像获取及识别/翟永平等著. 一长沙:国防科技大学出版社,2018.8
ISBN 978 - 7 - 5673 - 0515 - 1

Ⅰ.①医…　Ⅱ.①翟…　Ⅲ.①光学显微镜—医学摄影—图像处理—研究
Ⅳ.①R445

中国版本图书馆 CIP 数据核字(2018)第 191951 号

国防科技大学出版社出版发行
电话:(0731)84572640　邮政编码:410073
责任编辑:何咏梅　责任校对:梁 慧
新华书店总店北京发行所经销
国防科技大学印刷厂印装

*

开本:787×1092　1/16　印张:18.5　彩插:8　字数:451 千
2018 年 8 月第 1 版第 1 次印刷　印数:1—500 册
ISBN 978 - 7 - 5673 - 0515 - 1
定价:**48.00 元**

前　言

　　医学图像处理作为当今生物医学工程领域的重要分支之一，是一门融合了计算机科学、数学、医学影像学和病理学等多学科的交叉科学。随着医疗成像设备成像质量的日趋提高，大量高清晰度的医学图像不断涌现，如光学显微图像、磁共振成像图像、超声图像、胃肠镜图像，等等。但大量医学图像的分析和处理给医务人员带来很大的工作负担，而且原始医学图像数据往往难以让医生很轻易地进行判读。如果采用计算机技术与信息技术对医学图像进行处理，可以辅助医务人员更方便、更有效地分析图像内容，这样不但有利于医生对病人的病情做出更准确的判断，而且能够加快整个诊断和治疗的进程，有益于病人及早恢复健康。近年来，图像处理、模式识别、计算机视觉和人工智能等领域新理论、新方法的不断涌现在很大程度上推动了医学图像处理技术的快速发展。如今，医学图像处理已经逐渐成为国内外备受关注的热门研究领域之一，世界各国每年都会投入大量研发资金用以促进该领域的蓬勃发展。

　　显微医学形态学检验在现代医学发展史上具有里程碑的意义，自从显微镜在医学上发挥作用以来，细胞或细菌的形态学检验就给医学发展带来重大突破，细胞、细菌的形态学检验至今仍然具有重要的地位。传统显微形态学检验一般采用人工阅片法：将病人的病理切片放置在光学显微镜下进行肉眼观察，检验科医生根据其专业知识和经验对病情做出判断。首先，该方法严重依赖于病理专家的知识和经验，对专家要求非常高，而且往往由于专家知识和经验的差异性，导致不同的专家对同一个标本会给出不同的诊断结果。其次，对于检验医师来说，运用该方法工作起来比较乏味、劳动强度非常大。以结核病诊断为例，根据国家标准，要完整判读一个玻片（标本）需在显微镜下观察至少300个视野，每个玻片至少需要5~10分钟的时间，据不完全估计，一个二甲医院平均每天至少有100个左右的检测量，这给检验医师造成沉重的负担；我国人口基数大，医疗资源相对有限，有经验的专家十分匮乏，尤其在一些偏远的山区及经济不发达地区，由于缺乏相应细胞/细菌形态学诊断方面的专家，很多疾病都无法得到及时的确诊和救治。再次，这种人工判读的方法只能给出定性评价，而无法给出定量结果，但在很多情况下，我们需要准确获取标本中结核杆菌的数量、浓度甚至目标的形态等参数，这是人工判读方法无法胜任的。

　　近年来，图像处理、模式识别以及人工智能技术在医疗检测领域得到了广泛应用，极大地推动了医疗检测设备的自动化和智能化。尤其是在显微医学形态学检验方面取得了长足进步，出现了一批计算机辅助细胞/细菌形态学自动检测系统。目前，美国食品药品监督管理局已经批准通过了 PAPNET^{TM}、AutoPap^{TM}、BD Focalpoint^{TM} GS Imaging

System 和 Thinprep™ Imaging System 等若干宫颈病变细胞自动化检测设备。这些设备以计算机技术、图像处理技术、网络技术等为支撑，彻底颠覆了传统的人工阅片方式，极大地减轻了医生的负担，也为疾病的及早发现及治疗提供了极为有效的方式。

笔者长期从事图像处理、人工智能等方面的研究，同时参与多个医学图像处理方面的工程项目。在攻读博士学位期间，全程参与国家"十一五"科技重大专项"结核病组合诊断及设备的研究"（2008ZX10003 - 002），并在国家自然科学基金"基于液基夹层杯法的结核杆菌自动检测研究"的资助下，成功研发出一套计算机辅助结核病自动诊断系统，并申请多项发明专利。本书的写作是笔者在医学显微图像处理领域研究成果的一次全方位总结。

本书共分为三个部分：第一部分主要介绍基于图像处理的显微镜自动聚焦，重点解决医学显微图像的自动获取问题；第二部分针对结核杆菌的图像分割及识别展开研究，从图像增强、图像分割、目标特征提取及识别等多个方面展开研究；第三部分针对宫颈细胞图像处理展开研究，分别研究了单细胞图像分割、多细胞图像分割、重叠细胞图像分割、细胞的分类识别等问题。

本书共12章，其中第1、2、3、6、7章由翟永平完成，第8、9、10、11、12章由关涛完成，第4、5章由徐超完成。刘煜、张茂军、周典乐参与第1章的部分撰写，全书由翟永平、刘云辉统稿。

感谢国防科技大学电子科学学院的蔡宣平教授、周东翔教授、樊玮虹副教授、彭科举讲师、梁华博士等，他们在图像处理、模式识别以及医学图像处理方面的研究成果为本书的撰写提供了重要的参考素材。同时，还要感谢国防科技大学系统工程学院的张茂军教授、王炜教授、谭树人教授、徐玮副教授、熊志辉副教授、刘煜副教授、张政讲师、赖世铭讲师、周典乐讲师、陈旺博士等，他们为本书的撰写提出了很多宝贵意见。

特别感谢我的恩师香港中文大学的刘云辉教授，国防科技大学电子科学学院的周东翔教授，国防科技大学系统工程学院的张茂军教授，国防科技大学智能科学学院的罗武胜教授，是他们带领我走进科学研究的殿堂，他们在学术上对我的帮助和鼓励始终是我不断前进的动力。

由于作者水平有限，书中错漏在所难免，恳请读者不吝赐教。

翟永平
2017 年 3 月

目　录

第三部分　宫颈细胞图像的分割与识别

第一章 绪 论

1.1 医学显微图像处理系统组成

医学显微图像处理系统从功能上应该包括两大部分:显微图像的自动获取和图像的自动识别。当然,在这两个功能之外还会有其他一些辅助性功能,比如:数据库功能、远程登录及阅片功能、云存储功能,等等。本书重点讨论图像的自动获取和识别这两大功能。典型的全自动显微图像处理系统一般应该包括主处理器、全自动光学显微镜、电荷耦合元件(Charge-Coupled Device,CCD)或互补金属氧化物半导体(Complementary Metal Oxide Semiconductor,CMOS)摄像机以及一些外围设备(比如打印机等)。

1) 主处理器,是整个系统的控制中心,一般可以采用 PC 机、工控机或嵌入式处理器等。主处理器连接并控制系统其他设备,并运行自动聚焦、图像分割识别等核心图像处理算法,是整个系统的"大脑"。

2) 全自动光学显微镜,是整个系统最为关键的部件之一,负责将病理切片(或涂片)通过高放大倍率的物镜进行放大,并成像至 CCD 或 CMOS 靶面上。不同于一般的显微镜,为了实现玻片的自动加载、自动扫描以及自动聚焦等功能,显微镜必须经过特殊设计,使其具有多个自由度(XYZ 三轴运动、光照控制、物镜自动切换、玻片自动切换等等),并具有程序控制接口,可以通过编程控制每个自由度的运动,另外对每个自由度上的运动精度也有极高的要求。

3) CCD 或 CMOS 摄像机,是成像系统的关键部件,与全自动显微镜配合完成高清图像或视频的采集。

4) 外围设备,根据相应需求配置,比如打印机、存储服务器等。

图 1-1 给出了作者所在团队自主研发的全自动结核杆菌显微图像处理系统实物图。该系统具有全自动加载玻片、全自动聚焦、程控光源调节、玻片扫描路径规划、结核杆菌图像分割及识别、诊断结果打印、数据库存储、远程操作等一系列功能,是一台功能较为全面的全自动医学显微图像获取及处理系统。

当然,目前大多数医学显微图像处理系统还是采用一种"先人工采集图像、再进行计算机处理"的方式,这种方式不需要采用全自动显微镜,一般的光学显微镜即可完成任务。但是这种方式费时费力,尤其是在显微镜景深非常小的情况下,人工采集显微图像的工作量巨大,还不能称为真正意义上的"全自动显微图像处理系统"。

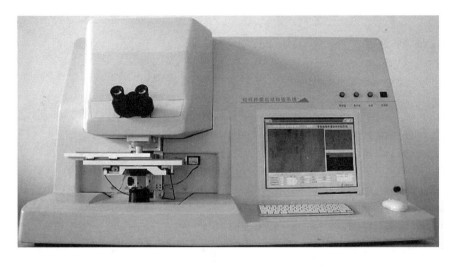

图 1-1 作者所在团队自主研发的结核病全自动诊断系统实物图

图 1-2(见附录彩图 1)以宫颈细胞图像筛查为例,给出了一种典型的全自动医学显微图像处理系统的主要处理流程:首先将制作好的样本玻片放置到显微镜载物台上,通过设计好的控制程序,载物台将样本运送到合适的位置,并触发自动聚焦算法,显微镜在自动聚焦算法的驱动下在 Z 轴方向上自动寻找焦平面,并获取清晰图像,此图像将被送入图像分析识别模块进行处理。在图像分析识别模块上,通过采用图像分割相关技术处理图像,对显微图像中的不同区域进行划分,从中提取出有价值的实质目标区域(如宫颈细胞),并进一步分离重叠细胞。特征提取与分类识别是指采用模式识别相关技术,根据细胞/细菌病理学的相关知识对分割得到的细胞进行定量分析,提取出能够反映不同类别细

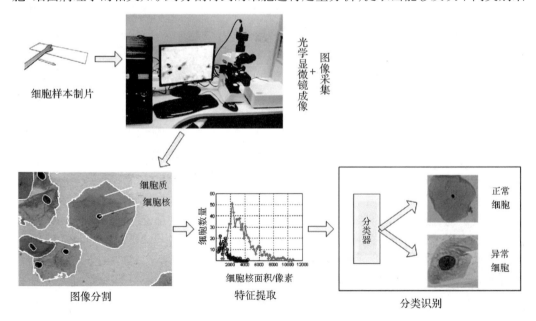

图 1-2 医学显微图像处理系统的主要处理流程

胞差异的关键特征参数,比如宫颈细胞核的面积参数,不同类型的细胞其细胞核面积分布是不同的,图1-2中特征提取图示部分表示两种不同的细胞,其细胞核的面积的分布情况,横坐标为细胞核面积,纵坐标为参与统计的细胞数量,然后设计分类器,利用细胞的特征参数判别细胞的状态正常与否(病变或癌变),最后将得到的最终处理结果进行存储、打印等操作。

1.2 医学显微图像获取及识别关键技术

根据上述描述,在本书中我们重点讨论光学显微镜自动聚焦技术、显微图像分割技术、图像特征提取与识别技术这三大关键技术。

1.2.1 光学显微镜自动聚焦技术

要实现显微图像的自动获取,自动聚焦是其核心技术,也是确保图像质量极为关键的步骤,聚焦效果的好坏直接影响了后续的图像处理及目标的检测精度。由于光学显微镜系统的景深一般都非常小,因此对聚焦的精度要求非常高。以结核杆菌为例,由于结核杆菌目标个体非常小(典型值长1微米左右,宽0.4微米左右),如此小的目标必须在放大倍率为100倍的油浸物镜(简称油镜)下进行观察才能看得比较清楚,而油镜的景深是非常小的(典型值为0.5微米左右),在如此小的景深情况下,要实现清晰图像的全自动获取,必须研究设计高灵敏度的全自动聚焦算法。

所谓自动聚焦,是指成像系统在无人工干预的情况下自主寻找焦平面并获取清晰图像的过程,它是全自动图像获取中的一项关键技术,广泛应用于数码相机、显微照相、精细加工、光测设备、机器人视觉导航等领域。自动聚焦根据其聚焦原理可分为主动式聚焦和被动式聚焦两种。主动式聚焦大多是基于测距原理的,如超声或激光测距法、三角测距法、反射能量法等。由于这种方法需要额外的测距设备,因此采用这种方法的设备一般体积较大、价格较高,而且由于受测距及机械系统运动误差的影响较大,聚焦精度一般不会太高。在显微图像获取中,由于显微镜景深一般比较小,比如采用100倍油镜、数值孔径为1.25时,其景深一般小于1微米,因此聚焦精度要求比较高,基于测距原理的主动式聚焦方式由于受机械误差影响一般无法满足要求。因此在显微镜自动聚焦中一般采用基于图像处理的被动式聚焦方法。这种方法不依赖于任何测距设备,完全以数字图像处理与分析技术为基础,更利于系统的集成化和微型化,并能大大地降低系统成本,因此在数字相机和各种光学仪器设备(尤其是显微镜系统)中得到了广泛的应用。目前被动式聚焦根据算法原理可以分为三种:聚焦深度法(Depth From Focus,DFF)、离焦深度法(Depth From Defocus,DFD)以及基于光学衍射图样(Depth From Diffraction pattern,DFDi)的方法。下面对这三种方法分别进行介绍。

(1)聚焦深度法

聚焦深度法也称为基于聚焦测度的方法,是目前比较成熟的聚焦方法。聚焦深度法主要涉及两个关键问题:一个是聚焦测度(也称为聚焦函数),即如何评价图像的聚焦状态或清晰程度;另一个是极值搜索策略,即如何快速可靠地找到聚焦函数的极大值点,从而完成自动聚焦。根据傅里叶光学成像原理,离焦图像可以看成是聚焦图像与特定的点扩散函数(Point Spread Function,PSF)的卷积结果,图像的离焦过程可以看成是对聚焦图像不断进行低通滤波的过程,因此聚焦图像一般表现为细节清晰,其梯度幅值也相对比较大,在频域则表现为其高频分量丰富;而离焦图像则比较模糊,其梯度幅值比较小,在频域其高频分量也相对较少。基于以上原理,很多学者提出了各种各样的聚焦函数,这其中不得不提的是1970年美国斯坦福大学的Tenenbaum提出的聚焦函数(后来学者们将该函数简称为Tenengrad函数),Tenengrad函数基于Sobel算子进行梯度检测并将梯度幅值和作为图像是否清晰的评价标准,取得了非常好的效果。该函数虽然提出的非常早,但是由于其性能优异,到目前为止在很多聚焦系统中还应用该函数进行图像清晰度的评价。除了Tenengrad函数,比较典型的还有灰度差分(Sum Modulus Difference,SMD)函数、改进拉普拉斯(Sum-Modified-Laplacian,SML)函数、Brenner函数、基于小波变换的函数、基于离散余弦(Discrete Cosine Transform,DCT)变换的函数等,这些函数的主要目的就是统计图像的梯度或高频分量,用序列图像的梯度或高频分量值的比较结果来判决当前图像的聚焦状态。对于数字图像而言,其梯度的求法有很多,这就导致目前聚焦函数种类繁多。因此,在实际应用中如何选取合适的聚焦函数也就成为一个关键问题,这方面有很多学者做了相关工作,他们通过不同的方式对目前提出的聚焦函数性能进行了评估。聚焦深度法的另外一个关键问题是极值搜索策略,比较典型的搜索方法有盲人爬山算法、曲线拟合搜索算法、Fibonacci搜索算法等。其中曲线拟合法和Fibonacci法均对聚焦曲线的形态有一定的要求,虽然在一定情况下可以提高搜索速度,但是当噪声影响比较大使得聚焦曲线形态发生变化时,这些算法变得非常不稳定,盲人爬山搜索虽然速度较慢,但其性能非常稳定,目前大多数自动聚焦系统基于盲人爬山算法,针对其速度慢的缺陷,现在又有很多改进版本。总体来讲,由于聚焦深度法原理清晰、计算简单、聚焦精度高,因此得到了广泛的应用。

(2)离焦深度法

离焦深度法是一种直接从离焦图像中获取物体深度信息(或离焦信息)从而完成聚焦的方法。它通过获取2到3幅不同成像参数下的图像,对图像的局部区域进行处理和分析,确定其弥散圆的大小,然后根据光学成像模型确定弥散圆的大小与光学成像参数之间的关系并计算出最佳成像位置,从而完成自动聚焦。离焦深度法由于需要少量的图像即可完成聚焦,因此理论上讲其聚焦速度比聚焦深度法要快。但在实际应用中该方法存在很多问题:首先,该方法需要从图像中获取一定有代表性的信息(一般要求图像中有明显的直边),显然在很多情况下图像并不满足这个条件;其次,误差太大,无论是点扩散函数的估计还是弥散圆的估计均以成像CCD器件上的像元为单位,存在很大舍入误差,更为严重的是如果图像受噪声影响导致提取的信息出现偏差时,计算获取的弥散圆数值误差将非常大;再次,该方法聚焦前要对成像系统进行精确标定,获取系统的光圈、焦距等参数,但在很多情况下这种要求很难满足。由于以上问题的限制,导致离焦深度法在目前实际的聚焦系统中应用很少。

（3）基于衍射图样分析的方法

基于衍射图样的聚焦方法由日本东京大学的 Hiromasa 等于 2006 年首次提出,他们在进行显微镜自动聚焦实验过程中发现:在显微镜焦平面两侧所成的像具有很大差异,这种差异是由显微镜光路系统在焦平面两侧的衍射现象造成的。他们通过分析衍射图样,建立了衍射条纹间距等参数与离焦深度之间的关系。这种方法非常新颖,但是对所观测的图像有严格要求,比如观测图像中必须有严格的圆形物体,成像的噪声不能太大等,在一般的应用中这种条件很难满足。目前对这种方法的研究仅有的两篇文献均为 Hiromasa 等发表,除此之外,还未见其他相关文献。

在显微镜自动聚焦产品研发方面,目前主要是一些知名的显微镜生产厂商,比如莱卡、蔡司、奥林巴斯、尼康等,国内的研究主要以厦门麦克奥迪公司为主。这些知名显微镜厂商凭借其强大的显微镜光学、机械、控制等方面的研发优势,并结合近几年医学图像处理方面的最新研究成果,研发出了多种全自动显微镜扫描及图像分析系统。典型产品有莱卡公司的 Leica - SCN400、DMC4000、DMC5000 以及 DMC6000 系列产品;奥林巴斯的全景智能化扫描数字切片系统 DotSlide、高速扫描系统 TurboScan 以及 VS120 系列产品;尼康的 Eclipse 90i 系列产品;麦克奥迪公司的 BA600mot 系列产品、Motic VM 数字切片扫描系统等。除了具备传统显微镜的功能外,这些产品往往具有载物台自动控制、自动聚焦、自动物镜转换、图像显示存储、图像拼接等功能。但是这些产品价格动辄几十万甚至上百万,比如麦克奥迪的 BA 系列全自动显微镜产品价格从 30 万~80 万不等,而其 Motic VM 数字切片扫描系统报价则高达百万以上。国外产品价格则更高,大多在百万以上。如此高的价格严重限制了全自动显微镜的普及,而用其进行结核杆菌图像的采集成本则更高,一般医疗机构及患者均无法接受。另外一个问题是,目前大多数全自动显微镜最高只能在 40 倍物镜下扫描,对于 100 倍物镜的情况其扫描效果很难保证。除了扫描倍数不能满足要求外,在很多情况下自动聚焦效果也很难保证,而且需要人工干预,比如麦克奥迪公司,其自动显微镜在扫描前需要用户设置非常多的参数,而且对聚焦的起始位置有严格要求,但在很多情况下,用户是无法得知显微镜载物台起始位置与焦平面的位置关系的,这使得其效用大打折扣。

1.2.2 医学显微图像分割技术

医学显微图像分割是对医学显微图像内容进行分析和理解的基础。图像分割主要是指利用图像中的灰度、颜色、边缘、纹理、形状等信息将图像划分为属性相似的若干不重叠区域或集合。从图像中把感兴趣的区域或目标分离出来是医学显微图像处理的首要任务,也是后续进行目标分析、识别、计数等任务的基础。

（1）常用显微图像分割方法介绍

随着图像分割技术的发展,很多图像分割领域的方法被应用到医学显微图像分割中来,如阈值分割法、聚类分割法、区域生长法、数学形态学法、基于先验形状的方法、分水岭方法、图像分割法、主动轮廓模型,等等,下面对这些方法进行简要介绍。

阈值分割法主要是根据图像中目标（细胞）与背景区域的特征（颜色或灰度）差异设定一个或多个阈值,通过与设定的阈值进行比较,将图像中的像素点划分为若干类。通常固定的阈值难以适应图像的变化,因此采用自适应的方式确定阈值往往具有更好的实用性,相关方法包括最大类间方差法(Otsu法)、基于最小错误概率的方法、基于信息熵的方法等。Lin等首先采用离散 K - L(Karhunen-Loeve)变换(主成分变换)将原始彩色图像转换为灰度图像,然后应用 Otsu 法获得分割阈值提取图像中的细胞区域。王任挥应用最大信息熵的原理分析细胞图像的一维直方图,从而确定最佳分割阈值将图像中的细胞核与细胞质区域提取出来。阈值分割法原理简单,在图像分割领域比较常用,但其实际上是一种比较粗糙、易受噪声影响(抗干扰性差)的方法,难以适应复杂的多细胞图像分割问题。因此在近年的多细胞图像分割研究中,阈值分割法一般仅作为一个预处理步骤被采用。例如:Genctav 等先将原始彩色图像变换到 CIE $L^*a^*b^*$ 彩色空间,并提取 L^* 通道图像作为灰度图像,然后采用基于最小错误概率的方法获得分割阈值,从而得到细胞区域的粗分割结果;Plissiti 等分别在彩色细胞图像的 R、G、B 三个通道应用 Otsu 法进行阈值分割,然后将三个分割结果采用逻辑或操作进行融合提取出细胞区域作为粗分割结果,最后进行后续处理获得更精确的细胞分割结果。

聚类分割法主要是应用模式识别领域相关聚类算法的原理,将图像中的像素点视为待处理的样本点,按照像素点之间的特征相似度进行聚类,从而将图像划分为若干部分。细胞图像分割常用到的聚类算法有 K 均值算法和模糊 C 均值算法。聚类算法一般需要事先确定聚类的数目,但是多细胞图像中往往存在光照度、染色程度不均匀的问题,导致像素点的颜色或灰度分布比较复杂,实际中很难事先确定待聚类的数目。因此,在多细胞图像分割应用中聚类分割法通常也仅作为一种中间处理步骤与其他方法联合获得准确的细胞分割结果。

基于数学形态学的图像处理方法的基本思想是利用一种称为结构元素的"探针"来收集图像的信息,通过使探针在图像中不断移动来考察图像不同部分之间的关系,从而提取和分析图像的结构特征。数学形态学应用于细胞图像分割的两种典型算法分别是形态学重构和分水岭变换。Plissiti 等根据图像中细胞核区域的灰度低于周围区域的特点,采用形态学重构提取灰度局部极小值区域来获得细胞核位置的初始标记,然后采用分水岭变换分割得到细胞核的轮廓。Plissiti 等在 2011 年的论文中同样采用形态学重构提取细胞核位置的初始标记,然后基于支持向量机(Support Vector Machine, SVM)分类器筛选得到有效的细胞核中心位置,并通过搜索细胞核中心点附近的梯度极大值定位细胞核的轮廓。Genctav 等在采用阈值法获得细胞的粗分割结果后,提出了一种多尺度分水岭方法得到更精确的细胞核分割结果。丛培盛等在对细胞图像进行二值化处理后,先求取距离变换图像,然后采用一种快速灰度重构算法结合分水岭变换得到重叠细胞图像的分割结果。Jiang 等将分水岭变换应用到彩色图像中分割得到细胞核与细胞质区域。到目前为止,分水岭变换在细胞图像分割中已经得到了很多应用,但是分水岭算法一般存在两个主要问题:一是对于初始标记的选取比较敏感,二是容易出现过分割问题。应用分水岭变换分割细胞图像需要着重解决这两方面的问题。

区域生长方法是根据事先定义的相似度准则,从一组"种子点"开始将与种子具有相似特征(灰度、颜色或纹理)的相邻像素点不断附加到生长区域的每个种子上,使得种子区域不断扩大直到不满足相似度准则时生长过程停止。种子点的选取和相似度准则的确定是应用该方法的两个关键点。Mat-Isa 等在基于区域生长法分割细胞核时,采用一种人工交互的方式获取种子点。Mustafa 等在处理如何获取种子点的问题上,先采用聚类算法将细胞图像粗分割为若干区域,然后通过计算每个区域的零阶矩和一阶矩(矩特征)确定种子点的位置。但是,区域生长法往往只用到了图像的局部区域信息,而对于边缘信息的利用不够充分,因此这种方法很难得到更精确的细胞分割结果。

　　基于先验形状的方法多用于细胞核分割,这种方法主要利用了细胞核一般具有近似椭圆形的形状这一特点。刘生浩等提出了一种多尺度椭圆可变形模板的方法分割宫颈细胞图像。该方法采用了多尺度处理的思想,先在大尺度下获得椭圆模板,然后在小尺度下通过对轮廓线进行局部变形使其与细胞核实现匹配,从而得到细胞核的分割结果。Bergmeir 等在对细胞图像进行预处理后用 Canny 算子提取细胞核的边缘,然后采用一种随机 Hough 变换用以检测图像中具有近似椭圆形状的目标,最后结合水平集方法获得细胞核的分割结果。基于先验形状的方法过于依赖对细胞核先验形状的假设,实际采集的宫颈细胞图像中细胞核的形状变化多样,因此这种方法存在一定的局限性。

　　基于分水岭分割的方法的基本思想是先定位每个细胞核的初始标记位置,然后应用分水岭变换实现重叠细胞核区域的分割。卢艳芝等提出一种边界剥离算法获得距离变换图像,然后通过寻找局部极大值确定细胞的初始标记位置。Jung 等先对重叠细胞核区域的二值分割结果进行处理获得距离变换图像,然后基于形态学方法中的 H − minima 变换获取细胞核的初始标记位置,最后应用分水岭变换并结合椭圆形状的约束获得细胞核分割结果。基于分水岭变换的分割方法需要准确获取初始标记,如果初始标记选取不合理,则容易出现过分割。

　　在图像处理和计算机视觉领域,变分与偏微分方程(Partial Differential Equation,PDE)方法是近二十几年发展起来的一种热门方法。1988 年,由 Kass 等提出的主动轮廓模型(Snake 模型),是该领域最具影响力的变分模型之一。主动轮廓模型方法的基本思想是:首先定义初始曲线(初始轮廓),并根据图像的信息和曲线自身的信息为曲线定义一个能量函数,该能量函数由内能项和外能项组成,其中内能项由曲线自身决定,而外能项主要由图像信息决定。然后通过最小化这一能量函数使曲线不断演化以逐渐逼近目标的边缘,当能量函数达到极小值时,曲线收缩到目标的边缘,最终实现对目标轮廓的提取。主动轮廓模型是一种弹性形状模型,其在细胞图像分割领域已经得到了大量的应用。Bamford 等提出一种结合 Viterbi 搜索算法的双 Snake 模型实现精确分割宫颈细胞图像中的细胞核。胡敏等在分割食管病变细胞图像时,为了解决 Snake 模型容易受到局部极值的影响,在模型的能量函数中引入了一项用于衡量像素点与目标灰度一致性的生长能量,使得改进后的 Snake 模型在分割细胞核时具有更好的抗噪能力。Plissiti 等先采用形态学重构定位宫颈细胞图像中细胞核的位置,然后搜索细胞核中心点附近的梯度极值确定细胞核的初始轮廓,最后采用梯度向量流(Gradient Vector Flow,GVF)Snake 模型精确分割细胞核。

　　根据轮廓曲线表达形式的不同,主动轮廓模型可以分为参数主动轮廓模型和几何主动轮廓模型。参数主动轮廓模型一般以一系列有序排列的离散点或者以参数化的基本函数(如 B 样条函数、Fourier 展开式等)来表达轮廓曲线,Snake 模型属于参数主动轮廓模型。几何主动轮廓模型则是基于曲线演化理论和水平集方法,采用水平集函数来表达轮廓曲线及其演化过程。通过引入水平集方法,几何主动轮廓模型可以解决参数主动轮廓模型难以处理曲线拓扑结构变化的问题,其中两个比较有代表性的方法分别是测地线主动轮廓(Geodesic Active Contours, GAC)模型和无边缘主动轮廓(Chan-Vese, CV)模型。GAC模型在构造能量函数时主要利用图像中的边缘信息;而CV模型在构造能量函数时仅利用图像中的区域信息。Tse等将分水岭变换与水平集方法结合用于分割细胞图像。范金坪在CV模型的基础上,通过构建两个独立的水平集函数实现了灰度细胞图像中细胞核与细胞质的分割,并将该方法扩展到了彩色宫颈细胞图像的分割应用中。Ma等提出了一种改进的水平集方法用于分割宫颈细胞图像。该方法结合细胞物理结构的特点在原水平集的能量函数中嵌入一个防止水平集函数反转的约束项,并采用Otsu法的粗分割结果为水平集的演化提供初始值。最终,该方法仅用一个水平集函数实现了细胞核、细胞质与背景区域的同时分割。几何主动轮廓模型虽然能够同时实现对图像中多个细胞的分割,但其存在速度相对较慢的缺点,这一缺点使其在实际应用中受到一定的限制。

(2)显微图像分割中需要注意的问题

由于医学显微图像自身的一些特点,如医学显微图像的内容复杂性高,光照或染色不均匀导致图像中不同区域的对比度不均匀、杂质较多,重叠细胞大量存在等,这些因素导致单一的图像分割方法无法解决细胞/细菌图像分割中的所有问题;另外,由于在显微图像中,不同种类的细胞/细菌颜色及形态各异,临床诊断方法也各不相同,因此,需要充分利用图像的特点和待处理目标的个体特征,将这些特征与图像处理技术结合起来;此外,应该利用图像处理、模式识别以及人工智能领域的新思想、新理论,运用新方法去解决经典方法无法处理的问题。

1.2.3 图像特征提取与识别技术

目标分类及识别是医学显微图像处理中最富有挑战性的环节。在对图像进行分割之后,根据处理对象的特点提取合适的特征,将这些特征送入分类器进行分类识别,进而进行医学诊断。这其中有两个关键点:一个是目标特征设计、提取及描述;另一个是基于特征参数提取结果设计分类器,对目标的属性做出判别。

(1)显微图像目标特征提取

在图像处理中,特征提取是一个极其重要的环节,也一直是图像处理领域最为热门的研究课题。针对不同的应用,学者们提出大量的特征提取算法及特征描述子,比如经典的尺度不变特征变换(Scale-Invariant Feature Transform, SIFT)、加速稳健特征(Speeded Up Robust Features, SURF)、BRISK(binary robust invariant scalable keypoints)特征,等等,这些特征在图像配准、目标识别、图像内容理解等方面发挥着极为重要的作用。在显微医学图像处理中,特征提取的好坏同样对后续目标识别的性能具有决定性意义,因此必须根据所处理对象的特性,设计具有较强鉴别能力的特征。目前,对医学显微图像目标(尤其是细菌/细胞等),比较有效的特征参数主要有三大类:形状(或结构)特征、颜色(包括亮度)特征和纹理特征。

形状特征参数主要包括细胞/细菌的尺寸、形状以及细胞体的组成等方面的特征参数。具体而言,反映细胞尺寸的特征参数有细胞(核)的面积、周长、长径(最长直径)、短径(最短直径)、长短径比等参数;反映细胞(核)的形状的特征参数有圆度、伸长度、矩形度、凸度、轮廓粗糙度、对称度等参数;反映细胞体的组成的特征参数有核质比(细胞核与细胞质的面积比)、细胞核偏离细胞中心的程度等参数。

颜色特征同样是细胞/细菌的重要特征,目前在细胞/细菌形态学检验中,为了增强细胞/细菌的可区分性,在制作标本(切片)的过程中一般会有染色步骤(比如结核杆菌的抗酸染色),因此采集到的细胞图像中含有丰富的彩色信息。颜色与亮度特征用来反映不同类别细胞在颜色和亮度方面的差异,具体包括细胞(核)的平均灰度、色度均值、蓝色分量(RGB 图像中的 B 分量)比率、红色分量(RGB 图像中的 R 分量)比率、蓝色分量的均值、红色分量的均值等参数。

细胞在发生病变或癌变时,其细胞核内染色质会发生明显的变化,而纹理特征能够在一定程度上反映细胞核内染色质的分布特性。用于描述细胞(核)的纹理特征参数有细胞(核)的灰度方差、熵等参数,另外也有文献采用灰度共生矩阵和局部二值模式(Local Binary Pattern,LBP)来描述细胞的纹理特征。

针对不同的应用背景可以有不同的特征参数计算方法,但不论采取什么方法计算,总的原则是使所提取的特征参数能够最佳地区分感兴趣的目标与非感兴趣的目标。感兴趣目标与非感兴趣目标的特征参数提取结果差别越大,后续分类识别的准确度会越高。

(2)分类及识别

在模式识别领域,按照是否需要事先构建训练样本集进行学习和训练,相关的分类方法可以分为两方面:无监督分类方法和有监督分类方法。无监督分类也称为聚类,其在分类过程中不需要用训练样本进行训练学习,而是根据样本的相似性进行分类。有监督分类主要是指根据已知类别属性的样本(训练样本),通过训练学习挖掘先验已知信息并建立分类模型,从而对未知类别属性的样本进行分类识别。

基于无监督分类实现细胞图像分类识别的常用分类算法有:K 均值法、模糊 C 均值法、谱系聚类(hierarchical clustering)法等。2003 年,丹麦科技大学开展了一系列关于宫颈细胞图像分类问题的研究,并构建了一个宫颈细胞图像标准数据集(Herlev 数据集),Jantzen 等在其论文中对该数据集进行了详细的描述:该数据集共包含 917 幅单细胞图像(每幅图像包含一个完整的宫颈细胞),其中 242 幅图像是正常细胞图像,其余 675 幅图像是异常细胞图像(包含不同程度的病变细胞和癌变细胞)。Martin 等分别尝试了采用 K 均值法和模糊 C 均值法对 Herlev 数据集中的宫颈细胞图像进行分类。Plissiti 等首先采用主成分变换进行特征降维,然后分别采用 Spectral 聚类法和模糊 C 均值聚类法对 Herlev 数据集中的宫颈细胞图像进行分类实验。Genctav 等基于谱系聚类法构建二叉树,每个细胞样本对应树的一个独立的叶节点,然后通过不断对特征相似的叶节点进行合并最终实现细胞样本的分类。聚类算法往往不能够充分利用样本的先验信息,因此采用聚类算法实现宫颈细胞图像分类的准确率相对较低。目前更多的研究还是基于有监督分类的方法实现宫颈细胞图像的分类。

基于有监督分类实现宫颈细胞图像分类识别的分类算法主要有:支持向量机(Support Vector Machine,SVM)、决策树、K 近邻、神经网络、随机森林等,这些分类算法也是在模式识别和机器学习领域受到广泛关注的算法。谢丽娟等研究了决策树分类器在多光谱骨髓细胞图像分类中的应用。Njoroge 等尝试采用 SVM 分类器实现对宫颈细胞的红外光谱图像的分类。Chen 等在其设计的半自动细胞图像分析系统中采用遗传算法进行特征选择,然后基于 SVM 分类器实现不同类别细胞的分类。Norup 基于最近邻分类方法的思想提出一种最近类重心(Nearest Class gravity Center, NCC)的分类方法,并分别测试了 NCC 方法与 K 近邻、加权 K 近邻等方法对于分类宫颈细胞图像的性能。

Mat-Isa 等提出一种基于区域生长的宫颈细胞特征提取方法,并设计了一种混合多层感知器神经网络用于识别异常宫颈细胞。Ko 等在研究血液细胞图像的分类时,首先提取了细胞的形状、颜色、纹理等特征参数,然后分别采用 SVM 分类器和随机森林分类器对细胞样本进行分类实验,其实验结果显示随机森林分类器的分类准确率稍高。何苗等分别尝试了采用 BP(back propagation)神经网络和 RBF(radial basis function)神经网络分类器对宫颈细胞图像进行分类识别,其论文给出的实验结果显示 BP 神经网络的分类准确率稍有优势。范金坪在其博士论文中提取了大量用于描述宫颈细胞形状、颜色和纹理的特征参数,并采用遗传算法进行特征选择,然后研究了 BP 神经网络分类器对宫颈细胞图像的分类性能。Zhang 等通过对比神经网络、SVM、Adaboost 等分类器在宫颈细胞图像分类中的性能,从而选择分类性能最好的分类器用于识别异常宫颈细胞。Chankonga 等也选用了模式识别领域的多种常用分类器(如朴素贝叶斯、K 近邻、神经网络分类器等)对宫颈细胞图像进行分类测试。

大量模式识别领域的相关研究表明,脱离实际情况而简单地认为某一种分类算法性能好或不好是不可取的,对于某些特定的应用问题表现较好的一种算法对另一些问题则可能表现得较差。因此,对于显微图像的分类问题,没有理由偏好哪一种分类算法,而应掌握更多不同种类的分类技术,并通过对比测试的方式根据实验结果确定具体的分类方法往往能够取得更好的效果。

1.3   主要内容与结构安排

由于细胞/细菌种类繁杂、形态各异,不同病人之间也存在个体差异,加之标本制备过程受各种因素影响,很难找到一个适用于所有医学显微图像的分析处理方法。因此,在研究医学显微图像处理的过程中,要针对具体的目标和应用场合展开针对性研究,既要注重一般性问题研究,更要注重个性问题的研究。以此思路为指导,在本书的研究过程中,分别以目前细胞/细菌形态学检查中最为重要的两类目标:结核杆菌和宫颈细胞为例,研究其图像的全自动获取、图像的分割、目标的分类识别等问题。本书第一章绪论之后的内容共分为三大部分,主要内容和章节安排如下:

第一部分(第二、三章)研究基于图像处理的光学显微镜自动聚焦技术。其中第二章研究聚焦函数的设计及性能优化问题,介绍了聚焦函数设计的原理、聚焦函数性能评价指标,并重点介绍了一种基于图像内容重要度的聚焦算法。第三章研究显微镜焦平面搜索问题。按照显微镜实际聚焦阶段划分,分别研究了显微镜大范围聚焦、陡峭区聚焦,并提出一种极小景深条件下显微镜大范围聚焦算法;然后给出了几种典型的陡峭区极值搜索算法,并对其优劣进行了深入分析。为了提高多视野扫描中显微镜聚焦的速度,提出一种基于视频连续反馈的显微镜聚焦实现算法,建立了连续聚焦模型,给出了相关参数的函数约束关系。

第二部分(第四至七章)研究了结核杆菌图像的增强(第四章)、分割(第五章)及识别(第六、七章)技术。其中第四章重点研究基于直方图均衡化和基于加权阈值直方图均衡化(Weighted Thresholded Histogram Equalization,WTHE)的彩色图像增强算法;第五章研究了基于颜色特征的分割以及基于分水岭算法的图像分割;第六章研究了基于形状几何统计特征及决策树分类器的目标识别算法;第七章研究基本变形模型的结核杆菌目标识别方法,以主动形状模型(Active Shape Model,ASM)算法为基础,建立了结核杆菌目标的形状模型,研究了断裂目标的连接及重叠目标分离算法,并给出了基于变形模型的目标分类及形状分析方法。

第三部分(第八至十二章)研究了宫颈细胞图像的分割(第八至十一章)与识别(第十二章)技术。其中第八章研究了基于灰度边缘信息的单细胞图像分割,介绍了一种新颖的闭合轮廓提取方法用于获取图像中细胞的完整轮廓;第九章研究了利用图像的彩色信息分割单细胞图像的方法,分析了细胞图像中的颜色变化规律,并提出一种基于色差向量场的单细胞图像分割方法;第十章研究了重叠细胞图像分割,分析了细胞轮廓几何结构的特点,提出一种基于稀疏动态搜索与 GVF Snake 模型的重叠细胞图像分割方法;第十一章研究了多细胞图像分割,分析了图像中细胞核与重叠细胞质在几何结构、亮度方面的特点,阐述了细胞核增强与分割方法以及多细胞图像中重叠细胞质的分割方法;第十二章研究了细胞图像的特征参数提取与分类识别问题,根据实际采集的图像样本特点构建了宫颈细胞图像特征集,给出了基于细胞核面积的两级分类方法。

第一部分　光学显微镜自动聚焦技术

　　显微图像获取中,自动聚焦是确保图像质量极为关键的步骤,聚焦效果的好坏直接影响了后续的图像处理及目标的检测精度。由于光学显微镜系统的景深一般都非常小,因此对聚焦的精度要求非常高。基于此考虑,显微镜自动聚焦中一般采用基于序列图像清晰度评价函数的方法(也称为聚焦深度法)来完成显微镜的自动聚焦,这种聚焦方式利用获取的序列数字图像分析系统的聚焦状态,并按照一定的搜索策略控制电机反复调节镜头或载物台位置,直到获取最清晰的图像。聚焦深度法主要涉及两个关键问题:一个是聚焦测度(也称为聚焦函数),即如何评价图像的聚焦状态或清晰程度;另外一个问题是极值搜索策略,即如何快速可靠地找到聚焦函数的极大值点,从而完成自动聚焦。

　　本部分主要内容:主要介绍聚焦函数设计的相关问题(第二章);研究极值搜索策略问题(第三章)。

第二章　聚焦函数设计及其性能优化

2.1　聚焦函数设计

2.1.1　聚焦函数设计原理

图 2－1 给出了理想薄透镜的几何成像模型,物平面上的点 P 经过透镜折射后在像平面形成像点 P',用 d_o 代表物距,d_i 代表像距,f 为透镜的焦距,那么,在正确聚焦的情况下这三者之间的关系由高斯成像公式表达,即

$$\frac{1}{d_o} + \frac{1}{d_i} = \frac{1}{f} \tag{2.1}$$

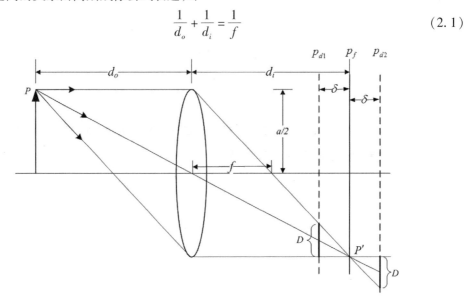

图 2－1　理想薄透镜的几何成像模型

如果感光器件(比如 CCD)偏离了正确的像平面(从像平面 p_f 后移到 p_{d1} 或前移到 p_{d2}),那么点 P 在感光器件上形成的像将会成为一个圆斑(称为弥散圆),由图 2－1 中的几何关系,很容易建立弥散圆直径 D、透镜的直径 a、像平面偏移量 δ 以及像距 d_i 之间的关系,即

$$\frac{D}{a} = \frac{\delta}{d_i} \tag{2.2}$$

因此,弥散圆的直径为:

$$D = \frac{a\delta}{d_i} \tag{2.3}$$

上述公式表明:弥散圆直径 D 与像平面偏移量 δ 成正比关系,偏移量越大,弥散圆直径越大。根据光学对称原理,像平面的偏移必然对应着物平面的偏移,因此,以上结论可以推广到像平面固定而物平面发生偏移的情况,这种情况下,物平面的偏移量称为离焦量。

现在考虑实际的成像过程,根据傅里叶光学成像原理,离焦图像 $I_d(x,y)$ 可以看成是聚焦图像 $I_f(x,y)$ 与成像系统的点扩散函数 $h(x,y)$ 的卷积,即

$$I_d(x,y) = h(x,y) * I_f(x,y) \tag{2.4}$$

当照射光源为非相干光时,点扩散函数为:

$$h(x,y) = h(r) = \left[2\frac{J_1(kar/2d_i)}{kar/2d_i} \right]^2 \tag{2.5}$$

这里用图像平面的径向坐标 r 代替平面坐标 (x,y),即:$r = \sqrt{x^2+y^2}$。式中,$J_1(\cdot)$ 为一阶第一类贝塞尔函数;a 为物镜的孔径直径;k 为波数,即:$k = 2\pi/\lambda$,这里 λ 为入射光的中心波长。在实际应用中,经常用二维高斯函数来近似表示上述点扩散函数,即

$$h(x,y) = \frac{1}{2\pi\sigma^2} e^{-(x^2+y^2)/2\sigma} \tag{2.6}$$

这是一个典型的低通滤波器,σ 为高斯函数的标准差,也称为成像系统的点扩散系数,它与弥散圆直径成正比,即

$$\sigma = \mu D \tag{2.7}$$

结合式(2.3),可得出扩散系数 σ 与离焦量 δ 之间的关系为:

$$\sigma = \mu \frac{a\delta}{d_i} \tag{2.8}$$

将点扩散函数(2.6)利用傅里叶变换转换到频率域 (ω,υ),可得到成像系统的光学传递函数(Optical Transfer Function,OTF)为:

$$H(\omega,\upsilon) = e^{-\frac{\omega^2+\upsilon^2}{2}\sigma^2} \tag{2.9}$$

图 2-2 给出了上述光学传递函数的三维曲面图及滤波器频带宽度随扩散系数 σ 的变化情况,显然扩散系数 σ 越大,滤波器的频带宽度越小,结合式(2.8),可进一步得出:离焦量 δ 越大,滤波器的频带宽度越小,截止频率越低。

综合以上分析,可以得出两个非常重要的结论:①成像系统的点扩散函数可以等效为一个低通滤波器 $h(x,y)$,因此图像的离焦过程可以看成是对聚焦图像不断进行低通滤波的过程;②离焦量越大,滤波器 $h(x,y)$ 的截止频率越低,意味着图像的高频分量损失越严重。图 2-3 给出了图像离焦及其频谱(为了表示方便采取其一维截面图)变化的示意图,图 2-3(a)为清晰图像,图 2-3(b)~(c)为离焦图像,图 2-3(c)的离焦量大于图 2-3(b),假设成像系统的点扩散函数用理想低通滤波器进行等效,离焦量越大,滤波器的截止频率越低,即 $f_2^c < f_1^c$,此时,如果对这些不同离焦程度的图像统计其高频分量,那么这些统计量的大小(如图中的阴影部分)即可表征图像的相对离焦程度。

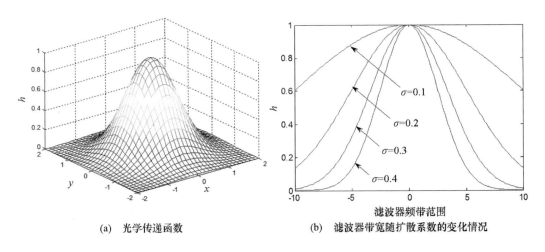

(a) 光学传递函数   (b) 滤波器带宽随扩散系数的变化情况

图 2 - 2   高斯点扩散函数的光学传递函数及滤波器带宽随扩散系数的变化情况

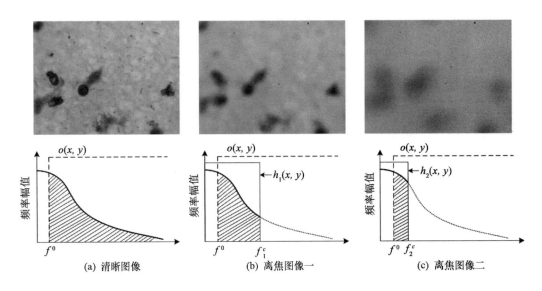

图 2 - 3   图像离焦及其频谱变化示意图

因此,一个合适的聚焦函数可用以下形式表示:

$$F = F(o(I)) \tag{2.10}$$

式中,$F(\cdot)$ 代表具体的数学运算形式,$o(I)$ 表示获取图像 I 的高频分量。若在聚焦过程中,将以上聚焦函数作用于不同离焦程度的图像序列 $I_i(i = 0,1,2,\cdots)$,那么对于每幅图像将有一个聚焦函数值 $F_i(i = 1,2,3,\cdots)$ 与其对应,而且离焦量越大,高频成分越少,函数值越小,反之,越靠近焦平面,高频成分增加,函数值也越大,当图像正确对焦时,函数值达到最大值。因此,理想的聚焦函数应该满足如下两个特性:

1) 单峰性,即在整个聚焦过程中聚焦函数只能有一个显著的极值,这也说明聚焦函数在焦平面的两侧必须单调增加(或减少),不能有显著的局部极值;

2) 无偏性,即聚焦函数的最大值必须在焦平面处获得。

在实际应用中,由于受图像噪声的影响,导致聚焦函数会出现局部极值,因此,一个良好的聚焦函数还必须具有较高的信噪比,同时还必须确保聚焦函数在焦平面附近有足够的灵敏度,以获得足够精确的聚焦结果。

2.1.2　基于梯度的聚焦函数

获取图像的高频响应可采用很多种方式,在时域可采用差分或梯度算子直接获取,也可以将图像变换到频域然后统计其高频分量即可。当采用梯度算子时,聚焦函数可表示为:

$$F = F(grad(I)) = F(G_x, G_y, G_{xx}, G_{yy}, \cdots) \tag{2.11}$$

式中,$grad(I)$ 表示求取图像 I 的梯度,G_x 和 G_y 分别表示 x 和 y 方向的一阶梯度幅值,G_{xx} 和 G_{yy} 分别表示 x 和 y 方向的二阶梯度幅值,则

$$\begin{cases} G_x = \dfrac{\partial I}{\partial x} \\ G_y = \dfrac{\partial I}{\partial y} \end{cases} \tag{2.12}$$

$$\begin{cases} G_{xx} = \dfrac{\partial^2 I}{\partial x^2} \\ G_y = \dfrac{\partial^2 I}{\partial y^2} \end{cases} \tag{2.13}$$

函数 $F(\cdot)$ 一般有以下两种计算形式:

$$F(x,y) = \frac{1}{MN} \sum (|x| + |y|) \tag{2.14}$$

$$F(x,y) = \frac{1}{MN} \sum (|x| + |y|)^2 \tag{2.15}$$

其中,M、N 为图像的长宽,当然还可以根据实际需要设计合适的计算形式。由于数字图像是离散的,因此在计算中通常采用差分来近似偏导,而求差分的具体形式是不同的,因此出现了各种各样的梯度算子。下面给出几种典型的梯度算子及由其衍生出的聚焦函数。

1)简单灰度差分。分别由水平和垂直两个方面的卷积掩模构成:

$$\begin{cases} h_1 = \begin{bmatrix} 1 & -1 \end{bmatrix} \\ h_2 = \begin{bmatrix} 1 \\ -1 \end{bmatrix} \end{cases} \tag{2.16}$$

由该算子可衍生出两个典型的聚焦函数:SMD 函数和图像的梯度能量(Energy Of image Gradient,EOG):

$$F_{SMD} = \sum_{i,j} \left[|g(i,j) - g(i,j-1)| + |g(i,j) - g(i-1,j)| \right] \tag{2.17}$$

$$F_{EOG} = \sum_{i,j} \left[|g(i,j) - g(i,j-1)|^2 + |g(i,j) - g(i-1,j)|^2 \right] \tag{2.18}$$

式中,$g(i,j)$ 代表图像在 (i,j) 点处的灰度值(下同)。

2)Robert 算子。由 +45° 和 -45° 两个方向的卷积掩模构成,即

$$\begin{cases} h_1 = \begin{bmatrix} 1 & 0 \\ 0 & -1 \end{bmatrix} \\ h_2 = \begin{bmatrix} 0 & 1 \\ -1 & 0 \end{bmatrix} \end{cases} \tag{2.19}$$

类似地,由该算子可衍生出两个典型的聚焦函数:

$$F_{\text{Robert}} = \sum_{i,j} \left[\left| g(i,j) - g(i+1,j+1) \right| + \left| g(i+1,j) - g(i,j+1) \right| \right] \tag{2.20}$$

$$F_{\text{RbtEnergy}} = \sum_{i,j} \left[\left| g(i,j) - g(i+1,j+1) \right|^2 + \left| g(i+1,j) - g(i,j+1) \right|^2 \right]$$

$$\tag{2.21}$$

3)Sobel 算子。同样分别由水平和垂直两个方面的卷积掩模构成,由于 Sobel 算子结合了 Gaussian 平滑和微分,所以其结果对噪声有很强的鲁棒性。

$$\begin{cases} h_1 = \begin{bmatrix} 1 & 2 & 1 \\ 0 & 0 & 0 \\ -1 & -2 & 1 \end{bmatrix} \\ h_2 = \begin{bmatrix} -1 & 0 & 1 \\ -2 & 0 & 2 \\ -1 & 0 & 1 \end{bmatrix} \end{cases} \tag{2.22}$$

该算子衍生出的两个典型聚焦函数分别为:

$$F_{\text{Sobel}} = \sum_{i,j} \left[\left| G_x(i,j) \right| + \left| G_y(i,j) \right| \right] \tag{2.23}$$

$$F_{\text{Tenengrad}} = \sum_{i,j} \left[G_x^2(i,j) + G_y^2(i,j) \right] \tag{2.24}$$

其中

$$G_x(i,j) = \left[g(i+1,j-1) + 2g(i+1,j) + g(i+1,j+1) \right] - \\ \left[g(i-1,j-1) + 2g(i-1,j) + g(i-1,j+1) \right] \tag{2.25}$$

$$G_y(i,j) = \left[g(i-1,j+1) + 2g(i,j+1) + g(i+1,j+1) \right] - \\ \left[g(i-1,j-1) + 2g(i,j-1) + g(i+1,j-1) \right] \tag{2.26}$$

上述第二个函数 $F_{\text{Tenengrad}}$ 称为 Tenengrad 函数,由 Tenenbaum 于 1970 年提出,是自动聚焦领域用得非常多的一个聚焦函数,其性能也非常优良。

4)Laplacian 算子。与以上算子不同,该算子为二阶梯度算子,用 ∇^2 表示,

$$\nabla^2 I = \frac{\partial^2 I}{\partial x^2} + \frac{\partial^2 I}{\partial y^2} \tag{2.27}$$

该算子的前后两部分可用两个单独的卷积掩模表示,由于该算子是各向同性的,因此也可以合并在一起表示。单独表示时其卷积掩模为:

$$\begin{cases} h_1 = \begin{bmatrix} 0 & 0 & 0 \\ 1 & -2 & 1 \\ 0 & 0 & 0 \end{bmatrix} \\ h_2 = \begin{bmatrix} 0 & 1 & 0 \\ 0 & -2 & 0 \\ 0 & 1 & 0 \end{bmatrix} \end{cases} \tag{2.28}$$

将以上两个掩模相加得到,

$$h = \begin{bmatrix} 0 & 1 & 0 \\ 1 & -4 & 1 \\ 0 & 1 & 0 \end{bmatrix} \tag{2.29}$$

由该算子衍生出两个典型的聚焦函数:图像的拉普拉斯能量(Energy Of image Laplacian, EOL)和改进拉普拉斯能量(Sum-Modified-Laplacian,SML)函数:

$$F_{EOL} = \sum_{i,j} \left[g(i-1,j) + g(i+1,j) + g(i,j-1) + g(i,j+1) - 4g(i,j) \right]^2 \tag{2.30}$$

$$F_{SML} = \sum_{i,j} \left[\left| 2g(i,j) - g(i-1,j) - g(i+1,j) \right| + \left| 2g(i,j) - g(i,j-1) - g(i,j+1) \right| \right]^2 \tag{2.31}$$

SML 函数由 Nayar 于1994年提出,该函数抗噪性能也比较好,在很多自动聚焦系统中得到应用。

除了以上梯度算子外,Brenner 等还提出了一个聚焦函数,称为 Brenner 函数,该函数计算梯度的方式与其他函数有所不同,它利用与当前像素间隔1个像素的点计算图像梯度,即

$$F_{Brenner} = \sum_{i,j} \left| g(i,j) - g(i+2,j) \right|^2 \tag{2.32}$$

2.1.3　频域聚焦函数

设计频域聚焦函数,首先要将图像从空域转换到频域,然后通过分析其频谱来获取图像的清晰程度及聚焦状态。常用的频域变换方法有离散傅里叶变换(Discrete Fourier Transform, DFT)、离散余弦变换、小波变换等,这里仅以二维 DFT 变换为例简要说明频域聚焦函数的设计。

对于长宽分别为 M、N 的数字图像 $f(m,n)$($m=0,1,\cdots,M-1$;$n=0,1,\cdots,N-1$),其二维离散傅里叶变换定义为:

$$F(u,v) = \frac{1}{MN} \sum_{m=0}^{M-1} \sum_{n=0}^{N-1} f(m,n) \exp\{-j2\pi(um/M + vn/N)\} \tag{2.33}$$

获取图像频谱后,要求聚焦函数是频谱幅值的增函数即可,而图像频域能量函数正好满足此要求,因此可以设计如下典型的函数形式:

$$F_{DFT} = \sum_{u=0}^{M-1} \sum_{v=0}^{N-1} \left| F(u,v) \right|^2 \tag{2.34}$$

需要指出的是,无论是基于梯度的聚焦函数还是频域聚焦函数,其具体函数形式可以多种多样,只要所设计的函数是图像梯度幅值或频谱幅值的增函数,且满足单峰性和无偏性等要求,那么所设计的函数可认为是合理的聚焦函数,也正是因为这个原因,目前出现了非常多的形式各异的聚焦函数。

2.1.4 基于自相关及灰度方差的聚焦函数

除了基于图像梯度及频域的聚焦函数外,还有学者从其他角度出发提出了形式各异的聚焦函数,比如基于图像信息熵的聚焦函数、基于图像自相关的聚焦函数以及方差函数。其中基于图像信息熵的函数抗噪性能比较差,不具有实际应用价值,此处不予介绍。下面介绍几个典型的自相关类和方差类聚焦函数。

(1) Vollaths 函数

$$F_{\mathrm{Vol}} = \sum_{i,j} g(i,j)\,|\,g(i+1,j) - g(i+2,j)\,| \tag{2.35}$$

该函数由 Vollaths 于 1988 年提出,是典型的基于自相关的函数。在众多基于相关的函数中,该函数性能较为优异。

(2) 方差函数

$$F_{\mathrm{Var}} = \sum_{i,j} \left[g(i,j) - \bar{g} \right]^2 \tag{2.36}$$

式中,$\bar{g}$ 为图像灰度的均值,由于清晰图像一般比模糊图像具有更大的灰度级差异,因此图像灰度方差的大小可以用来反映图像的清晰程度。

(3) 归一化方差函数

$$F_{\mathrm{NorVar}} = \frac{1}{\bar{g}} \sum_{i,j} \left[g(i,j) - \bar{g} \right]^2 \tag{2.37}$$

该函数在方差函数的基础上利用灰度均值进行了归一化。

2.2 聚焦函数性能评价指标设计及最优函数选取

由于聚焦函数种类繁多,因此在实际应用中如何选取合适的聚焦函数已成为一个关键问题。到目前为止,有很多学者对聚焦函数的性能进行了研究与评估,但也存在几个问题:

1) 对聚集函数的评价只有定性指标而没有客观的定量评价指标,比如,一般认为聚焦函数应该满足单峰性、无偏性、具有较高的灵敏度和信噪比,实际上,只要图像不存在多个清晰层面,大多数函数是满足单峰性的,而对于灵敏度和信噪比则没有定量的评价指标,对聚焦函数的评估大多是通过简单观察聚焦曲线得出函数性能的好坏,至于好了多少是无法从数值上反映出来的;

2) 部分评价指标具有一定的片面性,而有些对聚焦过程非常重要的指标则没有得到重视,比如聚焦函数的陡峭区宽度是一个非常重要的指标,它直接决定了聚焦步长的选取范围,但这个指标在以往的研究中没有得到重视,甚至有部分学者从提高灵敏度的角度得出聚焦函数应该具有较小的半宽度,但这种提法是不严谨的,聚焦函数陡峭区宽度越小,聚焦步长的可选范围越小,这对大范围聚焦是非常不利的;

3)以往对聚焦函数的评价大多基于特定的图像,而忽视了图像内容的多寡对聚焦函数性能的影响,实际上图像内容对聚焦函数曲线形态的影响非常大,对同一个聚焦函数,当图像中内容比较丰富时,聚焦函数曲线比较陡峭,最大值也非常显著,而当图像内容比较少时,其最大值往往是不显著的,甚至会淹没在噪声中而无法找到真实的焦平面,因此,在聚焦函数的评估过程中图像内容的多寡也必须考虑在内。

针对以上问题,本文在分析聚焦函数曲线形态的基础上,定义了陡峭区宽度、清晰度比率、陡峭度、平缓区波动量、局部极值因子、灵敏度6个定量评价指标,这些指标从不同的角度反映了聚焦函数某一方面的性能,为选取最优函数提供了评价依据。然后对目前已提出的12种典型的聚焦函数进行了定量评估,评估过程考虑了不同图像内容对聚焦函数性能的影响。最后,以目前常用的两阶段聚焦过程为例,给出了在不同聚焦阶段选取最优函数的标准及相应的最优函数。

2.2.1　性能评价指标设计

在显微镜成像过程中,在焦平面处获取的图像最为清晰,而在焦平面两侧获取的图像则逐步模糊。相应地,理想的聚焦函数应该在焦平面处取得最大值,而在焦平面附近随着图像模糊程度的加剧,聚焦函数值单调下降。在实际应用中,有部分函数的最大值并不在焦平面处取得,而是偏离了焦平面,这时如果以该函数为依据进行焦平面的搜索,那么系统将无法找到真正的焦平面。因此一个好的聚焦函数首先要满足其函数最大值与实际焦平面重合这个特性,我们将聚焦函数的这种特性称为无偏性。如果聚焦函数满足了无偏性,那么不同聚焦函数的区别就体现在其函数曲线的具体形态存在较大差异,这些差异直接影响了自动聚焦的速度、精度及抗噪性能。定量评价指标设计就是为了客观定量地评估这些差异,依据这些指标,一方面研究者可以根据具体要求选取合适的聚焦函数;另一方面,这些指标还可以为新的聚焦函数的设计提供参考。

(1)陡峭区宽度

在显微成像过程中,随着目标(或载物台)沿着光轴(Z轴)远离焦平面,图像越来越模糊,聚焦函数值也快速下降,当目标(或载物台)离开焦平面一定距离后,图像中几乎看不到任何内容,这时如果继续远离焦平面,图像的清晰程度不会产生显著变化,相应地,聚焦函数值的变化也非常缓慢,此时其值的波动主要是受图像噪声的影响。为了描述聚焦函数曲线的这种特性,我们将曲线划分为陡峭区和平缓区(如图2-4所示),在陡峭区,目标(或载物台)位置的任何轻微改变都将引起聚焦函数值的剧烈变化,而在平缓区,目标(或载物台)位置的变化不会引起聚焦函数值的剧烈变化。陡峭区宽度主要受成像系统特性(主要是成像系统的景深)、聚焦函数和图像内容的影响,对于特定的成像系统,当图像内容和聚焦函数确定时,其宽度近似为确定值,用 W_S 表示。平缓区分布在陡峭区两侧,随着图像离焦程度的加剧,其宽度也无限延伸。进一步,我们将陡峭区划分为左陡峭区和右陡峭区,其宽度分别用 W_{LS} 和 W_{RS} 表示,相应地,平缓区也可以分为左平缓区和右平缓区,左右平缓区与陡峭区的分界点分别称为左临界点和右临界点,其坐标分别为(z_{lc}, f_{lc})、

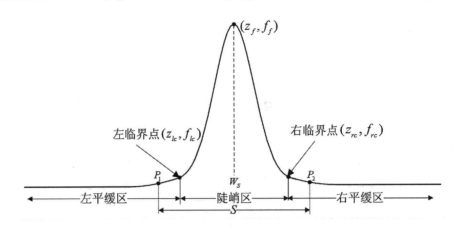

图2-4 聚焦曲线的陡峭区及平缓区划分

(z_{rc},f_{rc}),其中横坐标代表载物台Z轴的位置,纵坐标代表聚焦函数值。设(z_i,f_i)(其中$i=1,2,3,\cdots$)为聚焦曲线上的离散点列,这些点列在聚焦曲线上的位置从左到右排列,反映了图像由模糊到清晰再到模糊的过程,为了准确定位临界点,将满足以下条件的第一个点(z_n,f_n)(从左到右的顺序)作为左临界点

$$\frac{f_n}{\bar{f}_{n-1}} > \gamma \tag{2.38}$$

其中,γ为比例系数,其取值大于1,$\bar{f}_{n-1}$为前$n-1$个点清晰度的平均值,即

$$\bar{f}_{n-1} = \frac{1}{n-1}\sum_{i=1}^{n-1} f_i \tag{2.39}$$

此时左临界点坐标$z_{lc}=z_n$,$f_{lc}=f_n$。若用(z_f,f_f)代表焦平面点的坐标,那么左陡峭区宽度W_{LS}由下式决定:

$$W_{LS} = |z_{lc} - z_f| \tag{2.40}$$

采用同样的方式按照从右至左的顺序可以获取右临界点的坐标,从而右陡峭区宽度W_{RS}为:

$$W_{RS} = |z_{rc} - z_f| \tag{2.41}$$

整个陡峭区宽度为左右陡峭区宽度之和:

$$W_S = W_{LS} + W_{RS} = |z_{rc} - z_{lc}| \tag{2.42}$$

由于显微镜系统的前后景深不是严格相等的,因此聚焦曲线的左陡峭区和右陡峭区宽度也不严格相等,但差距不大,在精度要求不高的情况下可近似认为

$$W_{LS} = W_{RL} = \frac{1}{2}W_S = W_{0.5} \tag{2.43}$$

其中,$W_{0.5}$称为陡峭区的半宽度,该参量在第三章中将得到应用。陡峭区宽度W_S是一个非常重要的参量,它决定了聚焦过程最大步长S_{max}的选择,在以往的研究中,聚焦步长的选择非常随意,在两阶段或三阶段聚集算法中(指将聚集过程划分为两个或三个阶段,在第一个阶段,聚焦步长非常大,这是为了快速靠近焦平面,这个阶段也称为粗聚焦;在第二和第三个阶段,选用小步长,目的是获得精确的聚焦结果,这些阶段也称为精细聚焦),粗

聚焦的步长往往选的非常大,但当聚焦步长大于一定值的时候,则会出现无法找到焦平面的情况,如图2-4所示,若粗聚焦步长 S 大于陡峭区宽度 W_S,则聚焦过程会从 P_1 点直接"跨越"陡峭区到达 P_2 点,由于这两个点的函数值没有显著差异,因此聚焦过程会认为还没有达到陡峭区,从而一直向右搜索,使得搜索过程陷入"死循环"而无法找到焦平面。因此,为了保证在任何情况下聚焦过程都能到达陡峭区从而找到焦平面,聚焦的最大步长必须小于陡峭区宽度,即

$$S_{max} < W_S \tag{2.44}$$

(2)清晰度比率

清晰度比率 R 定义为聚焦函数在焦平面处的取值 f_f 与在平缓区取值的均值 f_{flat} 的比值:

$$R = \frac{f_f}{f_{flat}} \tag{2.45}$$

在实际应用中,平缓区采样点是有限的,因此平缓区的均值 f_{flat} 可以取这些有限点函数值的均值。清晰度比率 R 表征了聚焦函数对不同离焦程度图像的分辨能力,清晰度比率 R 越大,清晰图像与模糊图像清晰度值的差异越大,也就越容易分辨。

(3)陡峭度

图2-5给出了两个不同的聚焦函数曲线示意图,显然函数 F_2 的清晰度比率与函数 F_1 的清晰度比率相同,但这两个函数曲线仍有显著差异,曲线 F_2 显得更为"陡峭"一些,而曲线 F_1 则相对平缓一些。同时注意到显微镜的前后景深存在差异,因此聚焦曲线的左右陡峭程度也是不同的,因此我们分别定义左陡峭度和右陡峭度来表征这种特性。左陡峭度(left steepness)定义为:

$$S_L = \frac{2(f_f - f_{lc})}{W_S} \tag{2.46}$$

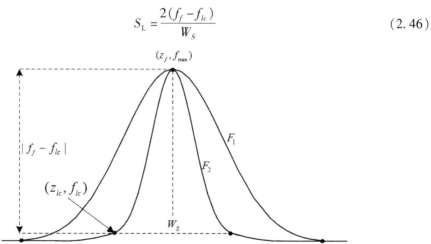

图2-5 聚焦曲线陡峭度定义示意图

其中,f_f 为聚焦函数在焦平面处的取值,f_{lc} 为左临界点的聚焦函数值,W_S 为陡峭区宽度。同样地,右陡峭度(right steepness)定义为:

$$S_R = \frac{2(f_f - f_{rc})}{W_S} \qquad (2.47)$$

其中, f_{rc} 为右临界点的聚焦函数值。那么,函数总的陡峭程度(steepness)可以定义为左陡峭度和右陡峭度的均值

$$S = \frac{1}{2}(S_L + S_R) = \frac{2f_f - f_{lc} - f_{rc}}{W_S} \qquad (2.48)$$

陡峭度变量也可以表征聚焦函数对不同离焦程度图像的分辨能力,但该参量考虑了陡峭区宽度对曲线形态的影响,因此在表征函数曲线形态方面更加贴切。

(4)平缓区波动量

由于受噪声及其他因素的影响,在平缓区聚焦函数值并不是单调增加或单调减小的,而是呈现一种波动状态(如图2-6所示),波动越剧烈说明该函数的抗噪性能越差,反之则说明该函数抗噪性能比较好。为了表征聚焦函数在平缓区波动的剧烈程度,我们定义平缓区波动量 V_{flat} ,若平缓区采样点有 N 个,则 V_{flat} 定义为这些点列函数值的标准差(式中 $\bar{f}_{flat}$ 为平缓区聚焦函数的均值),即:

$$V_{flat} = \sqrt{\frac{1}{N} \sum_{i=1}^{N} (f_i - \bar{f}_{flat})^2} \qquad (2.49)$$

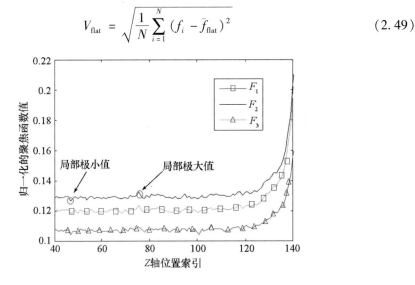

图2-6　聚焦曲线平缓区局部极值

(5)局部极值因子

在实际聚焦过程中,平缓区往往存在非常多的局部极值,这会导致聚焦过程陷入局部极值而无法找到真实的焦平面,为了防止这种情况的发生,我们需要设置一个门限值。由于不同的聚焦函数其平缓区波动量是不同的,由此可知它们所需要的门限值也是不同的,我们将此门限值称为局部极值因子(Local Extreme Factor, LEF),并定义如下:

$$LEF = \frac{f_{flat\_max} - f_{flat\_min}}{f_{flat\_min}} \qquad (2.50)$$

其中, f_{flat_max} 、 f_{flat_min} 分别代表平缓区的极大值和极小值。局部极值因子也可表征聚焦函数在平缓区波动的剧烈程度,LEF越小,函数抗噪性能越好。虽然平缓区波动量与局部极值

因子都可表征平缓区的波动程度,但后者还可以作为自动聚焦过程中的一个参量来防止聚焦过程陷入局部极值。

(6)灵敏度

在聚焦函数的最大值附近,若横坐标改变 ε,则函数值会发生剧烈变化,不同的聚焦函数其变化的剧烈程度不同,如图 2−7 所示,当图中曲线 F_1、F_2 的横坐标同时改变 ε 时,曲线 F_2 函数值的变化 δ_2 远大于曲线 F_1 函数值的变化量 δ_1。在精细聚焦过程中,最大值附近函数值变化越剧烈,越容易找到真实的焦平面,相反,如果最大值附近函数值变化较为缓和,则聚焦过程有可能停止在焦平面附近的虚假的焦平面上,当噪声影响较大时这种情况更为严重。这里我们用灵敏度来表征聚焦函数最大值附近的变化剧烈程度,灵敏度越高说明该函数的变化越剧烈,反之,函数变化越缓和。灵敏度(sensitivity)定义如下

$$Sen = \frac{f_f - f(z_f + \varepsilon)}{f(z_f + \varepsilon)} \tag{2.51}$$

式中,f_f 为聚焦函数在焦平面处的取值(也为最大值),$f(z_f + \varepsilon)$ 为横坐标变化 ε 时的函数值,可以简记为 f_ε。

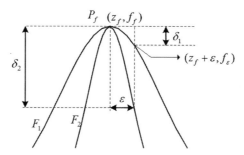

图 2−7　聚焦曲线灵敏度定义示意图

2.2.2　聚焦函数性能定量评估

2.2.2.1　图像数据获取

采用 Olympus 显微镜光路系统及北京大恒 CCD 相机采集图像,其中物镜放大率为 100 倍(油镜),其数值孔径为 1.25,CCD 相机分辨率为 141M,整个显微镜系统景深约为 0.69 微米。载物台为自行研发的三轴运动平台,该平台在电机的驱动下可沿 XYZ 三轴运动,其中 Z 轴传动系统采用高精度步进电机及滚珠丝杠,步进分辨率为 0.02 微米。以显微镜焦平面为原点采集 1 幅图像,然后在焦平面左右两侧各采集 98 幅图像,相邻图像间的步长为 0.4 微米,小于显微镜景深,这样可以获得非常精细的分析结果。其中标本为肺结核病人的痰涂片样本,为了更具一般性,在大量标本中选取了两组非常典型的样本,样本按照所观察图像中内容的多寡分别以 A、B 标记,其中 A 样本图像内容非常丰富,B 样本图像内容较为稀疏。这样,获取了两组图像数据,每组 197 幅图像,为了计算方便,将所有图像的大小统一为 800 像素×600 像素。图 2−8 中第一行是 A 组样本中几幅典型的图像,第二行是 B 组样本的几幅典型图像。

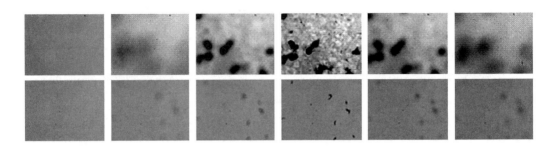

图 2 - 8   聚焦函数性能测试的部分样本图像

2.2.2.2　数据归一化

对以上采集的两组图像,计算每幅图像的聚焦函数值,那么该图像采集时对应的 Z 轴位置(或索引号)和其聚焦函数值所组成的二维坐标构成了聚焦函数曲线上的一个个离散点。为了便于比较不同聚焦函数的性能,一般需要对函数值进行归一化,需要指出的是,这里的归一化方式与很多文献中的归一化方式不同,目前常用的归一化方式有单个函数归一化,即将每个函数的最大值设置为1,函数的其他值相应地进行缩放即可,这是目前用得最多的归一化方式,但这种方式存在明显缺陷:无法看出不同函数清晰度比率的相对关系,函数性能的优劣不易观察;还有一种是多个函数统一归一化绘制,即将所有函数整体考虑,选取函数的最大值并设置为1,然后将其他函数的函数值进行相应的缩放,这种方式可以突出函数值较大的点和函数,但对于函数值较小的点和函数则无法观察它们的清晰度比率关系。这里的归一化原则为:函数曲线必须能反映函数的清晰度比率关系,即归一化后函数的最大值之比应该和清晰度比率之比相一致。设归一化的函数共有 n 个,第 i 个函数用 $f_i(0 \leqslant i \leqslant n-1)$ 表示,其清晰度比率为 R_i,其最大值记为 $f_i^{\max}$。依据以上原则,函数 f_i 和 f_j 的最大值与清晰度比率应该满足如下关系:

$$\frac{f_i^{\max}}{f_j^{\max}} = \frac{R_i}{R_j} \tag{2.52}$$

假设第 j 个函数的清晰度比率 R_j 是所有函数中清晰度比率最大的一个,则将第 j 个函数的最大值设置为1,即 $f_j^{\max}=1$,那么第 i 个函数的最大值为

$$f_i^{\max} = \frac{R_i}{R_j} \cdot f_j^{\max} = \frac{R_i}{R_j} \tag{2.53}$$

获取函数最大值后,该函数的其他值则进行相应的缩放即可,设 f_i^m 为第 i 个函数归一化后的第 m 个函数值,假设其原始值为 F_i^m,则

$$f_i^m = F_i^m \cdot \frac{f_i^{\max}}{F_i^{\max}} \tag{2.54}$$

式中, $F_i^{\max}$ 为第 i 个函数归一化前的最大值。经过归一化后,不同函数的最小值相等,而最大值则反映了它们清晰度比率间的相对关系。需要指出的是,这里的数据归一化是为了聚焦曲线的显示方便,而对于函数具体性能指标的数值分析没有任何影响。

图 2 - 9 给出了以上 12 种聚焦函数对 A 组样本的归一化聚焦曲线,曲线横坐标为图像采集时所对应的 Z 轴位置索引,焦平面处索引号为0,每隔0.4微米(即图像采集间隔)

索引号增 1 或减 1,曲线纵坐标为归一化的聚焦函数值。图 2－10(见附录彩图 2 右图)给出了 12 种聚焦函数对 B 组样本的归一化聚焦曲线。由于曲线个数较多,为了方便观察,图 2－11(见附录彩图 3 左图)及图 2－12(见附录彩图 3 右图)分别选取图 2－9 和图 2－10 中陡峭区部分区域进行放大显示。

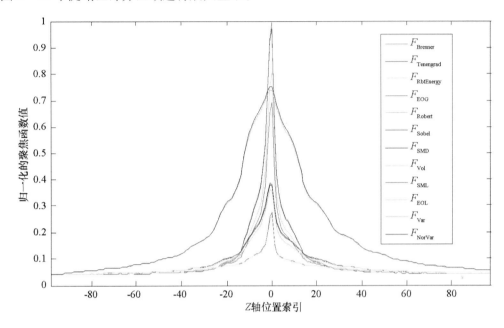

图 2－9　12 种聚焦函数对样本 A 的归一化聚焦曲线(全貌)

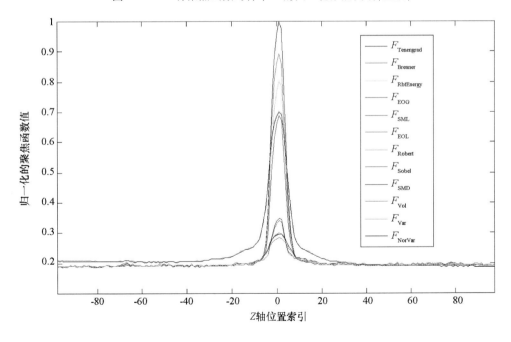

图 2－10　12 种聚焦函数对样本 B 的归一化聚焦曲线(全貌)

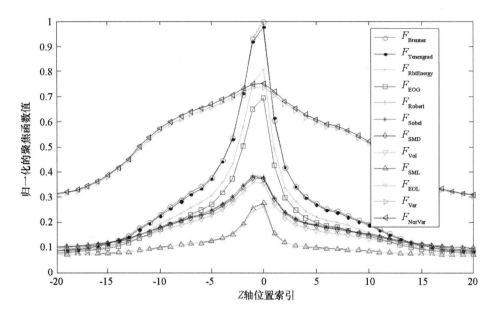

图2-11　12种聚焦函数对样本A的归一化聚焦曲线(陡峭区局部)

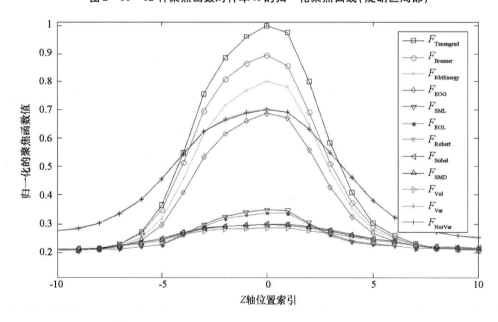

图2-12　12种聚焦函数对样本B的归一化聚焦曲线(陡峭区局部)

2.2.2.3　性能评估结果

分别计算A、B两组样本聚焦函数曲线的陡峭区宽度(量纲为微米)、清晰度比率、陡峭度、平缓区波动量、局部极值因子及灵敏度6个评价指标值,结果分别见表2-1和表2-2。为了评估函数的计算复杂度,表中还给出了聚焦函数值的计算时间T(单位为毫秒)。分析表中数据,可以得出如下结论:

1)按照清晰度比率大小对函数进行分类,那么以上12个函数可以分为两类,第一类

有 $F_{Brenner}$、$F_{Tenengrad}$、$F_{RbtEnergy}$、F_{Var}、F_{NorVar}、F_{EOG},这类函数的清晰度比率普遍比较大,而其他 6 个函数的清晰度比率远小于第一类的函数,称为第二类函数。比如对 A 组样本,第一类的 $F_{Brenner}$ 其清晰度比率为 23.865,而第二类的 F_{EOL} 其清晰度比率为 6.278。另外,当图像内容的多寡改变时,清晰度比率的大小排序会发生局部变化,比如对 A 组样本(图像内容丰富),$F_{Brenner}$ 的清晰度比率略大于 $F_{Tenengrad}$;而对 B 组样本(图像内容较少),$F_{Tenengrad}$ 的清晰度比率则大于 $F_{Brenner}$,但该类中其他函数的排序则未发生变化。这种由图像内容变化导致类内排序发生的变化在第二类函数中表现得非常明显,比如对 A 组样本,F_{SML} 在第二类函数中排在第 5 位,而对 B 组样本,该函数则排在第二类函数中的第 1 位。

2)方差函数 F_{Var} 和归一化方差函数 F_{NorVar} 的陡峭区宽度明显大于其他 10 个函数,比如对 A 组样本,F_{Var} 和 F_{NorVar} 陡峭区宽度均为 71.2,该宽度值约为其他函数陡峭区宽度的 2.5 到 3 倍。从图 2-12(a)也可观察出,当其他函数还处于平坦区时,方差函数和归一化方差函数早进入了陡峭区,这种特性对于大范围聚焦是非常有利的。分析 B 组样本数据也可得出同样的结论。

3)在所有函数中,方差函数 F_{Var} 和归一化方差函数 F_{NorVar} 的陡峭度是最小的,这种特性也可从图 2-10 和图 2-12 中观察出来,在显微镜经历从离焦到聚焦的过程中,这两个函数值的增大过程表现得较为缓和,而其他函数则首先经历"漫长"的平缓波动过程,到了陡峭区则函数值"突然"增加。另外,从表 2-1 和表 2-2 的数据对比可发现,当图像内容较丰富时,除了方差函数和归一化方差函数外,其他函数的陡峭度差距不大,但当图像内容较少时,函数的陡峭度分化较为严重。

4)清晰度比率较大的函数其平缓区波动量则相应的较小,从表 2-1 和表 2-2 可见,在结论 1 中划分为第一类的函数其平缓区波动量明显小于第二类函数,尤其注意到方差函数和归一化方差函数的平缓区波动量是所有函数中最小的,这种特性对于大范围聚焦是非常有利的。

5)局部极值因子的大小没有呈现出一定的规律性,这是由于该指标受随机噪声影响非常大,在该指标的定义中明确表明,该指标的主要用途是作为自动聚焦过程中的一个参量来防止聚焦过程陷入局部极值,一般情况下,为了得到更为鲁棒的结果,可以在该值的基础上进行适当的放大,以抵抗聚焦过程中局部极值的影响。

6)灵敏度最高的几个函数为 $F_{Brenner}$、$F_{Tenengrad}$、$F_{RbtEnergy}$、F_{EOG}、F_{SML}、F_{EOL},其中前 4 个函数灵敏度差距不大,而后 2 个灵敏度则稍低于前 4 个。其他剩余的 6 个函数灵敏度则远低于前 6 个函数,表明这几个函数不适合应用在精细聚焦中。

7)表 2-1 中最后一列给出了函数的计算时间,计算条件为 CPU:Intel Core(TM)2 E7400@2.80GHz;内存:2G;计算环境为 VC6.0;图像大小为 800 像素 × 600 像素。从计算结果可以看出:$F_{Tenengrad}$ 函数的计算时间明显大于其他函数,$F_{Brenner}$ 和 F_{Vol} 函数的计算时间略小于其他函数。由于该结果是在特定 PC 机上测试获得的,当测试条件改变时,计算结果会发生变化。更一般的函数复杂度分析需要从函数本身出发进行分析。孙杰等给出了部分聚焦函数的计算复杂度分析,读者可以参考。

表 2 - 1　A 组样本聚焦曲线的 6 个评价指标值

	R	W_S	S	V_{flat}	LEF	Sen	T
$F_{Brenner}$	23.865	26.4	5.705	0.001	0.070	1.391	47.533
$F_{Tenengrad}$	23.306	24	6.269	0.001	0.056	1.331	64.350
$F_{RbtEnergy}$	19.181	24.8	6.002	0.002	0.070	1.360	51.569
F_{NorVar}	17.942	71.2	2.423	0.001	0.032	0.102	52.173
F_{Var}	17.628	71.2	2.421	0.001	0.032	0.101	51.802
F_{EOG}	16.570	26.4	5.585	0.002	0.077	1.337	50.350
F_{Robert}	9.249	32	4.344	0.005	0.080	0.295	50.624
F_{Sobel}	9.161	33.6	4.136	0.004	0.078	0.289	51.006
F_{SMD}	9.019	32	4.330	0.005	0.080	0.295	50.264
F_{Vol}	8.620	33.6	4.095	0.005	0.090	0.337	49.157
F_{SML}	6.595	29.6	4.445	0.006	0.101	1.258	55.416
F_{EOL}	6.278	29.6	4.399	0.006	0.103	1.189	52.599

表 2 - 2　B 组样本聚焦曲线的 6 个评价指标值

	R	W_S	S	V_{flat}	LEF	Sen	T
$F_{Tenengrad}$	5.341	5.6	22.720	0.003	0.112	0.247	65.319
$F_{Brenner}$	4.779	5.6	20.091	0.003	0.098	0.287	48.061
$F_{RbtEnergy}$	4.291	4.8	24.951	0.003	0.095	0.239	52.457
F_{Var}	3.762	14.4	7.698	0.002	0.035	0.108	51.914
F_{NorVar}	3.747	14.4	7.707	0.002	0.034	0.108	52.075
F_{EOG}	3.679	4.8	23.631	0.003	0.084	0.226	51.610
F_{SML}	1.863	4	17.469	0.007	0.058	0.146	51.173
F_{EOL}	1.813	4	16.858	0.007	0.058	0.142	53.315
F_{Robert}	1.600	5.6	10.003	0.007	0.054	0.038	51.299
F_{Sobel}	1.599	5.6	10.016	0.007	0.054	0.037	51.362
F_{SMD}	1.589	5.6	9.908	0.007	0.053	0.037	51.020
F_{Vol}	1.521	5.6	9.134	0.007	0.048	0.037	49.178

2.2.2.4　图像内容对聚焦函数性能的影响

从以上数据分析结果来看,图像内容的多寡对聚焦函数性能的影响非常大,表现在以下几个方面:

1)图像内容越丰富,函数的陡峭区宽度越大,清晰度比率越高,相应地,灵敏度也会越高,这种情况下,自动聚焦的难度较小。而当图像内容减少时,相应的指标会降低,这给自动聚焦造成非常大的困难。

2)当图像内容比较少时,函数的陡峭度明显增大,这是由于函数陡峭度宽度急剧降低所致。

3)内容较少的图像其平缓区波动量明显大于内容丰富的图像,这是由于内容较少时随机噪声的影响将增加,这种情况下,为了保证大范围聚焦的成功,必须选取平缓区波动量相对小的函数,并选取合适的局部极值因子以防止自动聚焦陷入局部极值。

图 2-13(a)~(c)给出了内容丰富程度不同的图像(这里仅给出了清晰图像),图 2-13(d)为这三组样本对同一个聚焦函数的聚焦曲线,显然,当图像内容发生变化时,聚焦函数的性能及相应的指标也发生了很大变化。

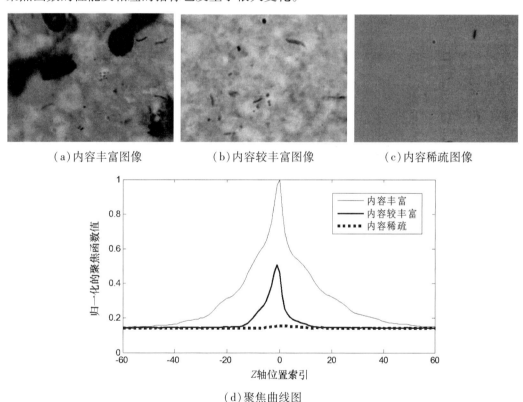

（a)内容丰富图像　　　　（b)内容较丰富图像　　　　（c)内容稀疏图像

（d)聚焦曲线图

图 2-13　内容丰富程度不同的图像及其聚焦曲线

2.2.3　最优函数选取

通过以上指标的定量分析发现,当一个聚焦函数其单项指标优于其他函数时,该函数的其他指标未必也优于其他函数。虽然在以往的研究中,有学者对聚焦函数进行综合评分得出最优函数,但认为这种方式并不可取,首先打分的标准和对应的权重不好设置,当权重设置不好时往往会得出不符合实际的结论;其次综合得分高的函数未必能取得好的聚焦效果,实际情况往往是那些综合得分不高但单项性能指标好的函数反而能取得较好的效果。

根据实际自动聚焦过程选取最优函数,在显微镜大范围自动聚焦过程中,至少要经历两个阶段,第一个阶段为粗聚焦阶段,由于显微镜载物台 Z 轴的初始位置与焦平面之间的位置关系往往是不知道的,在很多情况下载物台甚至离焦平面非常远,因此在粗聚焦阶段的关键问题就是快速靠近焦平面附近,这个过程的聚焦步长往往比较大,这就要求聚焦函数有较大的陡峭区宽度以适应大步长聚焦,同时聚焦函数的平缓区波动量不能太大以防止聚焦陷入局部极值。结合以上指标定量分析发现,方差函数和归一化方差函数均满足要求,这两个函数的各项性能基本一致,唯一的区别就是归一化方差函数的计算复杂度略高于方差函数,因此可将方差函数作为粗聚焦阶段的最优函数。当载物台靠近焦平面后,聚焦进入第二个阶段,这个阶段的关键问题是聚焦的精度,这就要求聚焦函数必须有足够高的灵敏度以找到真实的焦平面。结合指标定量分析发现,Tenengrad 函数和Brenner 函数均满足要求,这两个函数的各项性能指标也基本一致,但 Tenengrad 函数的计算复杂度略高于 Brenner 函数,因此可将 Brenner 函数作为精细聚焦阶段的最优函数。最后,需要指出的是,这里最优函数是一个相对的概念,对于不同的应用场合,最优函数可能会发生变化,需要根据实际情况灵活分析。

2.3　聚焦曲线陡峭度增强

2.3.1　问题的提出

典型的有中心取窗法、多点取窗法、非均匀采样法、基于图像边缘一阶矩的区域选取算法等,这些方法首先假设图像中感兴趣目标出现的位置是提前预知的或按照一定规律分布的,或可以通过边缘检测及图像分割的方式获取感兴趣目标在图像中的位置。

根据上节的分析可知,图像内容的多寡对聚焦函数性能的影响非常大。但在以往的研究中,很多学者都是针对特定的图像进行聚焦函数的研究及性能的评估,而忽视了图像内容的多寡对聚焦函数性能的影响,最近虽然也有学者注意到了这个问题,但是没有给出解决此问题的有效方法。实际上,聚焦函数的性能不仅取决于函数本身,还与图像内容的多寡有密切的关系,对同一个聚焦函数,当图像内容比较丰富时,聚焦函数曲线比较陡峭,最大值非常显著,这种情况下聚焦相对比较容易,而当图像内容比较少时,函数曲线会非常平坦,最大值也不显著,甚至会淹没在噪声中而无法找到真实的焦平面,最终将导致自动聚焦的失败。

目前,有学者提出通过选取图像中特定聚焦区域的方式增加聚焦曲线的陡峭程度从而提高自动聚焦的成功率并减少计算量,典型的有中心取窗法、多点取窗法、非均匀采样法、基于图像边缘一阶矩的区域选取算法等,这些方法首先假设图像中感兴趣目标出现的位置是提前预知的,或按照一定规律分布的,或可以通过边缘检测及图像分割的方式获取感兴趣目标在图像中的位置。这些方法在数码相机等大景深系统及可提前预知目标在图像中出现的区域范围的情况可以取得很好的效果,但是对小景深系统(尤其是显微镜系统中)及无法提前预知图像中目标出现范围的情况下,这种方式是无效的:首先,在显微图像获取中,我们往往无法提前预知兴趣目标出现的位置,也就无法提前预设聚焦窗口;其次,当远离焦平面时,图像一片"模糊",无法通过图像分割等手段获取目标区域,也就无法确定聚焦区域,这在显微镜等小景深系统中显得尤为突出;再次,镜头及 CCD 传感器表面附着的灰尘及噪声的影响,在高放大倍数的系统中,镜头及 CCD 传感器表面灰尘对成像的效果影响非常大,无论是清晰图像还是离焦图像,当光学系统上存在灰尘时(这在绝大多数情况下是存在的),图像中都会表现出来,这将严重破坏聚焦函数的性能。因此,以上通过选取聚焦区域来增强聚焦曲线陡峭度的办法在显微镜自动聚焦中无法应用,必须寻找其他解决办法。

2.3.2　陡峭度增强算法

2.3.2.1　算法主要思想

　　分析传统的聚焦函数可以发现,这些函数实际上是将某种聚焦算子应用到该图像中的每个像素从而获取某种聚焦测度,然后将这些聚焦测度取平均值以获取整幅图像的聚焦函数值。这意味着传统的聚焦函数将图像中的每个像素同等对待,而不管像素本身所具有的特性。而基于选取聚焦窗口的算法其本质上是将聚焦窗口内的像素同等对待,而在窗口外的像素则不予考虑,这种处理方式与传统的处理方式本质上是一致的,因而也无法从根本上解决稀疏内容情况下的自动聚焦问题。本文通过分析显微镜自动聚焦过程中不同离焦深度图像中的对应像素(即具有相同的图像平面坐标,但在不同 Z 轴位置获取的图像像素)的梯度变化规律发现:在自动聚焦过程中处于不同空间位置的像素其沿着 Z 轴的梯度变化规律存在显著差异。由于聚焦函数是基于梯度分析的,由此得出处于不同空间位置的像素对图像聚焦状态的贡献程度也是不同的:那些在聚焦过程中沿着 Z 轴梯度变化剧烈的像素对图像聚焦状态的贡献比较大,我们将这类像素称为"内容像素";而那些梯度变化比较平缓的像素对图像聚焦状态判决的意义不大,这类像素称为"无效像素"。为了表征某个特定像素对图像聚焦状态判断的重要程度,我们提出内容重要度的概念,某个像素的重要度越大,其对聚焦过程的贡献也越大,反之贡献越小。在此基础上,提出一种基于内容重要度加权的聚焦函数增强算法,该算法依据图像中像素的重要度赋予该像素相应的计算权重,重要度越大,其计算权重越大。在稀疏内容情况下,虽然"无效像素"相对于"内容像素"而言数量比较多,但是其计算权重非常小,而"内容像素"则占据了很大的计算权重,因此整幅图像的聚焦曲线仍然会有很大的陡峭度,这就从根本上解决了稀疏内容情况下传统聚焦函数无法找到焦平面的问题。

2.3.2.2　内容像素及其重要度因子

　　基于图像处理的自动聚集过程,实际上就是在一系列图像中寻找清晰度最大的图像所对应的图像获取位置的过程,这一系列图像是沿着光轴(Z 轴)每隔一定的间隔(或步长)对同一个场景(或视野)所获取的图像,这意味着不同离焦程度的图像中具有相同坐标的像素点(称为对应像素点)或对应区域间存在某种关联,当显微镜沿着光轴移动时,这些对应像素点应该表现出一定的变化规律。

　　图 2-14(a)~(d)分别给出了同一视野下离焦程度不同的图像,其中图 2-14(a)为

深度离焦图像,该图像除了部分"杂质"外,几乎看不到任何"内容",图像显得非常"平坦",这种杂质是由微观尘埃附着在镜头和相机 CCD 传感器上造成的,在很多情况下由于图像采集环境的原因"杂质"不可避免。图 2-14(b) 为轻度离焦图像,图像中"杂质"依然存在,而与深度离焦图像不同的是,图像中出现了我们感兴趣的内容,只不过这些"内容"显得比较模糊,在图 2-14(c) 中,图像内容则非常清晰,与深度离焦图像及轻微离焦图像一样,图像中"杂质"依然存在。显然,在图像经历从离焦到聚焦的过程中,产生变化的只有"内容像素",而"杂质"及其他像素几乎没有发生变化。基于此分析,我们将图像中的像素可以分为三类:"内容像素""杂质像素"及"背景像素"。显然,对图像聚焦状态判断有作用的是"内容像素",而"杂质像素"和"背景像素"对图像聚焦状态的判断意义不大,因此我们将这两类像素统称为"无效像素"。那么,如何将"内容像素"从其他两类像素中区分出来呢? 图 2-14(e) 给出了这三类像素的梯度幅值变化曲线,显然,在图像经历从离焦到聚焦再到离焦的整个过程中,"内容像素"的梯度幅值首先单调增加,然后单调减少;而"杂质像素"的梯度幅值则一直维持在一个较高的水平上;"背景像素"的梯度幅值则在较低的水平波动。也即,在聚焦过程中,只有"内容像素"的梯度幅值产生较大变化,而其他两类像素的梯度幅值则基本不变。因此,可以用像素沿着 Z 轴的梯度幅值变化量来将"内容像素"从其他两类像素中区分出来。

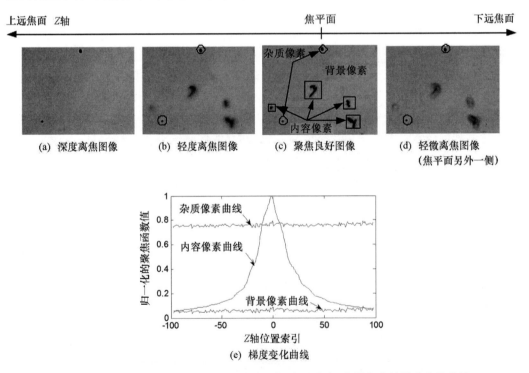

图 2-14 不同离焦深度的图像及其内容像素/杂质像素/背景像素的梯度变化曲线

设 I_c 和 I_r 分别为同一视野下离焦程度不同的两幅图像(如图 2-15 所示),为了区分,将 I_c 称为当前图像,将 I_r 称为参考图像。考虑当前图像 I_c 中任意像素点 (x,y),定义该像素点的 Z 轴梯度变化率如下:

$$r(x,y) = \frac{|G_c(x,y) - G_r(x',y')|}{\min\{G_c(x,y),G_r(x',y')\}} \tag{2.55}$$

式中，$G_c(x,y)$ 和 $G_r(x',y')$ 分别为 I_c 和 I_r 在像素点 (x,y) 及对应像素点 (x',y') 处的梯度幅值。理想情况下，像素点 (x,y) 及对应像素点 (x',y') 在图像平面具有相同的坐标值，即 $x'=x,y'=y$。实际应用中，如果显微镜 Z 轴机械传动机构的垂直度不佳，那么在聚焦过程中显微镜载物台会在水平方向发生轻微移动，从而导致图像中对应像素的位置发生轻微改变，此时 (x,y) 和 (x',y') 满足如下关系：

$$\begin{cases} x' = x + M \cdot \Delta x \\ y' = y + M \cdot \Delta y \end{cases} \tag{2.56}$$

式中：$\Delta x,\Delta y$ 为对应像素分别在 $x-,y-$ 方向的物理偏移量（即载物台在水平方向的实际偏移量）；M 为物理偏移量到图像平面像素偏移量的映射系数，也直接反映了显微镜及成像系统的放大倍数，这与显微镜物镜的放大倍数、相机 CCD 传感器单个像素的物理尺寸（取决于 CCD 靶面大小及像素分辨率），以及监视器的分辨率等参量成正比关系，在实际应用中可通过标定的方式直接测量出来。设显微镜的实际 Z 轴与理想 Z 轴间的夹角（也称为偏移角）为 θ_z，其在图像平面的投影与 $x-$ 及 $y-$ 方向的夹角分别为 θ_x 和 θ_y（如图 $2-15$ 所示），那么当显微镜沿着 Z 轴方向移动一定距离 Δz 时，偏移量 $\Delta x,\Delta y$ 由下式决定，

$$\begin{cases} \Delta x = \Delta z \cdot \tan\theta_z \cdot \cos\theta_x \\ \Delta y = \Delta z \cdot \tan\theta_z \cdot \sin\theta_x \end{cases} \tag{2.57}$$

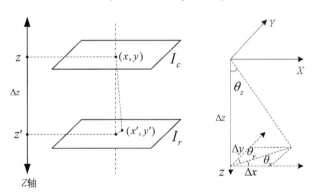

图 $2-15$　同一视野下不同 Z 轴位置的图像像素对应关系示意图

　　依据式（2.55）对 Z 轴梯度变化率定义可知，对于"杂质像素"及"背景像素"，由于 $G_c(x,y)$ 和 $G_r(x',y')$ 的差值非常小，因此这类像素的 Z 轴梯度变化率非常小，而对于"内容像素"，$G_c(x,y)$ 和 $G_r(x',y')$ 的差值则非常大，因此这类像素的 Z 轴梯度变化率一般较大。因此，可以利用像素的 Z 轴梯度变化率作为判决"内容像素"的条件。设 Ω_c 为当前图像 I_c 中所有"内容像素"所构成的集合，若 (x,y) 为"内容像素"，也即 $(x,y) \in \Omega_c \subset I_c$，当且仅当该像素点的 Z 轴梯度变化率大于判决阈值 T，也即

$$r(x,y) > T \tag{2.58}$$

　　注意到梯度计算对噪声非常敏感，因此对梯度的计算在传统计算方式基础上进行了改进：首先对图像采用标准差为 σ 的高斯核 G_σ 进行卷积运算（＊），以去除大部分随机噪

声,然后采用梯度算子∇(比如简单差分或 sobel 算子)求其梯度,获取梯度图像后,对该梯度图像再次采用高斯核 G_σ 进行平滑,因此,上式中梯度 $G_c(x,y)$ 可计算如下

$$G_c(x,y) = \nabla(I_c(x,y) * G_\sigma) * G_\sigma \qquad (2.59)$$

考虑到卷积运算是线性移不变的,因此很容易推出,上式可写为:

$$G_c(x,y) = (\nabla G_\sigma * G_\sigma) * I_c(x,y) \qquad (2.60)$$

上式表明对图像首先进行高斯平滑并求其梯度,然后对梯度图像进行高斯平滑,等同于用新的卷积核 $K = \nabla G_\sigma * G_\sigma$ 对原始图像进行单次卷积运算,即:

$$G_c(x,y) = K * I_c(x,y) \qquad (2.61)$$

对于图像聚焦状态的判断,不同的像素其相对重要程度是不同的,"杂质像素"和"背景像素"几乎没有贡献,而不同的"内容像素"其贡献也并不相等,内容像素的 Z 轴梯度变化率越大,其对图像聚焦状态判断的贡献越大,利用归一化的 Z 轴梯度变化率来表征不同像素对图像聚焦状态判断的相对重要程度,并称之为图像的内容重要度因子。对于给定像素点(x,y),若其 Z 轴梯度变化率为 $r(x,y)$,则其重要度因子 $\alpha(x,y)$ 定义为

$$\alpha(x,y) = \frac{r(x,y)}{\sum_x \sum_y r(x,y)} \qquad (2.62)$$

显然,所有像素重要度因子之和为 1,也即

$$\sum_{x=0}^{N-1} \sum_{y=0}^{M-1} \alpha(x,y) = 1 \qquad (2.63)$$

图 2-16(c)给出了利用图 2-16(a)和图 2-16(b)计算获取的图像内容重要度因子三维曲面图,从图中可以看出:重要度因子与图 2-16(a)和图 2-16(b)中像素的性质和分布位置密切相关,"杂质像素"和"背景像素"的重要度因子几乎全部为 0,而"内容像素"的重要度因子则非常大,而且不同的"内容像素"其重要度因子的值是不同的,表明不同的内容像素对图像聚焦状态判断的贡献是不同的。

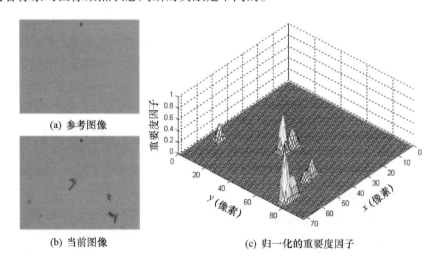

(a) 参考图像

(b) 当前图像

(c) 归一化的重要度因子

图 2-16 图像的内容重要度因子三维曲面图

根据式(2.14)和式(2.15)可知,传统的基于梯度的聚焦函数可表达为:

$$F_t = \frac{1}{MN}\sum_{x=0}^{N-1}\sum_{y=0}^{M-1} f(x,y) \tag{2.64}$$

现在,我们给每个像素根据其性质赋予不同的权值,从而得到增强后的聚焦函数表达式为:

$$F_c = \sum_{x=0}^{N-1}\sum_{y=0}^{M-1}\alpha(x,y)f(x,y) \tag{2.65}$$

式中,$f(x,y)$为(x,y)点处的聚焦测度,可采用任何一种梯度类函数进行计算。比较式(2.65)和式(2.64)可以发现,传统聚焦函数的计算方式将每个像素赋予同等的权重,而基于内容重要度加权的聚焦函数则给每个像素赋予不同的权重,显然,当每个像素的重要度因子都相同的时候,即:$\alpha(x,y)=1/WH$ 时,基于内容重要度加权的聚焦函数退化为传统聚焦函数,因此,可以认为传统聚焦函数是本文基于内容重要度加权的聚焦函数的一种特例。

2.3.2.3　图像子块重要度因子及聚焦函数陡峭度增强

以上对图像内容重要度的分析是逐个像素进行的,实际上我们还可以对组成图像的每个区域或每个子块采用同样的方式进行分析。这样做有两个优点:一个是可以降低计算的复杂度,注意到 Z 轴梯度变化率和像素重要度的计算都需要进行除法运算,当图像比较大时,整个计算比较耗时;另一个非常关键的优点是当显微镜 Z 轴传动机构垂直度不佳导致对应像素发生偏移时,当前图像与参考图像之间的对应图像区域能最大程度保持对应关系,这就降低了对机械系统的要求。

对于大小为 $W\times H$ 的图像,首先将其划分为 $P\times Q$ 个子块,如图 2-17 所示,每个子块的大小为 $w\times h$,其中 $w=\frac{W}{Q},h=\frac{H}{P}$,为了保证子块大小为整数,一般要求 W,H 各自能被 Q,P 整除。那么对于子块 $B(p,q)$,定义其 Z 轴梯度变化率 $r(p,q)$ 如下:

$$r(p,q) = \frac{|\bar{G}_c(p,q)-\bar{G}_r(p,q)|}{\min\{\bar{G}_c(p,q),\bar{G}_r(p,q)\}} \tag{2.66}$$

式中 $\bar{G}_c(p,q)$ 和 $\bar{G}_r(p,q)$ 分别为当前图像 I_c 的子块 $B_c(p,q)$ 和参考图像 I_r 的对应子块 $B_r(p,q)$ 内像素梯度幅值的均值,即:

$$\bar{G}_c(p,q) = \frac{1}{wh}\sum_{(x,y)\in B_c(p,q)} G_c(x,y) \tag{2.67}$$

$$\bar{G}_r(p,q) = \frac{1}{wh}\sum_{(x,y)\in B_r(p,q)} G_r(x,y) \tag{2.68}$$

子块 $B_c(p,q)$ 和 $B_r(p,q)$ 的对应关系如图 2-18 所示,可通过式(2.56)和式(2.57)首先求出对应像素的偏移量,而子块坐标的偏移量与像素偏移量是一致的。这里需要说明的是在实际应用中,如果子块较大,那么可以忽略这种偏移,这是由于随着子块尺寸的增大,实际对应区域 $B_c(p,q)$(或 $B_r(p,q)$)占坐标对应区域 R_c(或 R_r)的面积比例越大,那么由偏移量引起的计算误差会越小。

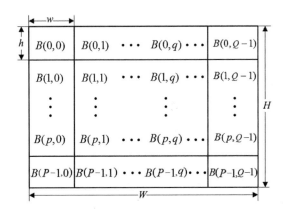

图 2-17 图像块划分示意图

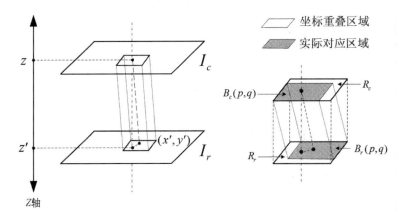

图 2-18 图像块对应关系示意图

获取子块 $B(p,q)$ 的 Z 轴梯度变化率后,其子块的重要度因子定义如下:

$$\alpha(p,q) = \frac{r(p,q)}{\sum_p \sum_q r(p,q)} \tag{2.69}$$

这些重要度因子实际上构成了重要度矩阵 $\boldsymbol{A}$,

$$\boldsymbol{A} = \left[\alpha(p,q)\right]_{P\times Q} = \frac{1}{\sum_p \sum_q r(p,q)} \cdot \begin{pmatrix} r(0,0) & \cdots & r(0,Q-1) \\ \vdots & \ddots & \vdots \\ r(P-1,0) & \cdots & r(P-1,Q-1) \end{pmatrix} \tag{2.70}$$

这样,对于每个图像子块,都有唯一一个重要度因子相对应。与式(2.65)相类似,基于重要度加权的聚焦函数可写为:

$$F_c = \sum_{p=0}^{P-1} \sum_{q=0}^{Q-1} \alpha(p,q)\bar{f}(p,q) \tag{2.71}$$

式中,$\bar{f}(p,q)$ 为子块 $B(p,q)$ 中所有像素的聚焦测度值的平均值,

$$\bar{f}(p,q) = \frac{1}{wh}\sum_{(x,y)\in B(p,q)} f(x,y) \tag{2.72}$$

图 2 - 19 给出了图像子块的划分、子块梯度幅值及子块重要度因子,其中图 2 - 19(a)、图 2 - 19(b)、图 2 - 19(c)分别为显微镜在不同的 Z 轴位置(或不同的离焦深度下)针对同一个视野采集的图像,图 2 - 19(a)为深度离焦图像,这里我们将它作为参考图像,图 2 - 19(b)为轻度离焦图像一,称为当前图像一,图 2 - 19(c)为聚焦图像,称为当前图像二,这些图像均被划分为 6×8 个子块,每个子块用黑色矩形框标识,矩形框内的数值为该子块的梯度幅值。显然,深度离焦图像中,包含"杂质像素"的子块其梯度幅值远大于其他子块,结合轻微离焦图像 2 - 19(b)和聚焦图像 2 - 19(c)可发现:当显微镜沿着 Z 轴移动时,这些包含"杂质像素"的子块梯度幅值几乎没有发生变化,而包含"内容像素"的子块其梯度幅值则发生了剧烈变化,包含"背景像素"的子块梯度幅值则在较低的数值水平上几乎维持不变。图 2 - 19(d)和 2 - 19(e)分别为当前图像一和当前图像二的子块重要度因子,分析这些数值可以发现,包含"杂质像素"和包含"背景像素"的子块其重要度因子非常小,这类子块其重要度因子大多为 0,除了个别子块受噪声影响而略大于 0,而包含"内容像素"的子块其重要度因子则远大于以上这两类子块的重要度因子,而且子块包含的内容像素越多,内容像素的梯度变化越剧烈,这类子块的重要度因子就越大。

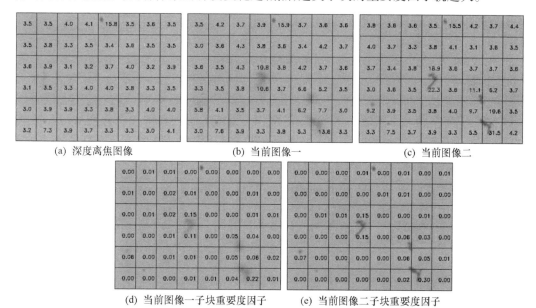

(a) 深度离焦图像　　　　(b) 当前图像一　　　　(c) 当前图像二

(d) 当前图像一子块重要度因子　　　(e) 当前图像二子块重要度因子

图 2 - 19　子块梯度及重要度因子

2.3.2.4　参考图像的选取

从式(2.66)和式(2.69)可知,参考图像的选取对 Z 轴梯度变化率和重要度因子的计算有很大影响,对同一幅当前图像,选取不同的参考图像,其像素或子块的 Z 轴梯度变化率和重要度因子都会不同。根据实际的聚焦过程,给出两种参考图像的选取方式:

第一种为固定选取模式,这种模式下,所有待分析图像的参考图像是相同的,均为提前选好的同一幅图像,一般选取深度离焦图像作为参考图像,图 2 - 19 就采用这种模式。这种模式下,随着显微镜从远离焦平面的位置向焦平面靠近,内容像素或区域的重要度会急剧增加,从而使得聚焦函数的陡峭度急剧增加,这极大地方便了函数极大值的搜索。这种模式唯一的缺点就是在聚焦前必须获取深度离焦图像作为参考图像,但考虑到在实际应用中,只要显微镜参数、相机参数及光照参数没有变化,那么不同的视野其深度离焦图像差异非常小,因此在显微镜标定过程中即可获取参考图像,当开始自动聚焦时,对任何当前图像其参考图像是已知的,这就避免了对每一个视野获取参考图像的麻烦,这在多视野自动扫描显微镜的聚焦中是非常有效的。

第二种为动态选取模式,这种模式下,不同的当前图像其参考图像是不一样的,参考图像随着聚焦过程的进行而不断地更新,设 $I_i(i=0,1,2,\cdots)$ 为显微镜自动聚焦过程中按照一定的搜索策略采集的一系列图像,那么对当前图像 I_n 来说,可以选取其前一幅图像 I_{n-1} 作为其参考图像,因此在这种模式下,参考图像的概念是相对的,同一幅图像,对于其前一幅图像来说是当前图像,而对于其后一幅图像来说则是参考图像。这种模式的优点是无须提前获取参考图像,参考图像的选取非常灵活,缺点是图像中内容像素或区域的重要度因子相对于固定选取模式而言比较小,算法对聚焦曲线陡峭度的增强能力不如固定选取模式。因此,在实际应用中,推荐采用固定选取模式选取参考图像。

2.3.3　算法性能评估

采用 2.2.2.1 小节所述显微镜系统采集图像,标本同样为肺结核病人的痰涂片样本,为了更具一般性,在大量标本中选取了三组非常典型的样本,样本按照所观察图像中内容的多寡分别以 A、B、C 标记,其中 A 样本图像内容非常丰富,B 样本具有一定的图像内容,而 C 样本图像内容非常稀疏。这样,获取了三组图像数据,每组有 197 幅图像,为了计算方便,将所有图像的大小统一为 800 像素×600 像素。图 2 − 20 中第一行给出 A 组样本中几幅典型的图像,第二行和第三行分别给出了 B 组和 C 组样本中几幅典型图像。

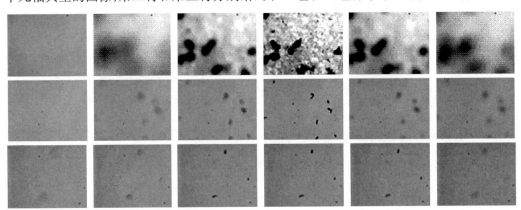

图 2 − 20　样本图像集中的部分图像

选取深度离焦图像作为参考图像,采用式(2.71)分别计算 A、B、C 三组样本中每个采样点(即每幅图像)的聚焦函数值,其中图像块的长宽均取 10 像素(即 $w=h=10$),这样每幅图像子块的数量为 $80×60$ 个(即 $Q=80,P=60$),单个像素点聚焦测度 f 采用 Tenengrad 函数(见式(2.24))。为了比较,分别采用本文算法和传统非加权算法获取聚焦曲线,并将它们绘制在同一个图像中,结果如图2-21(a)~(f)所示。

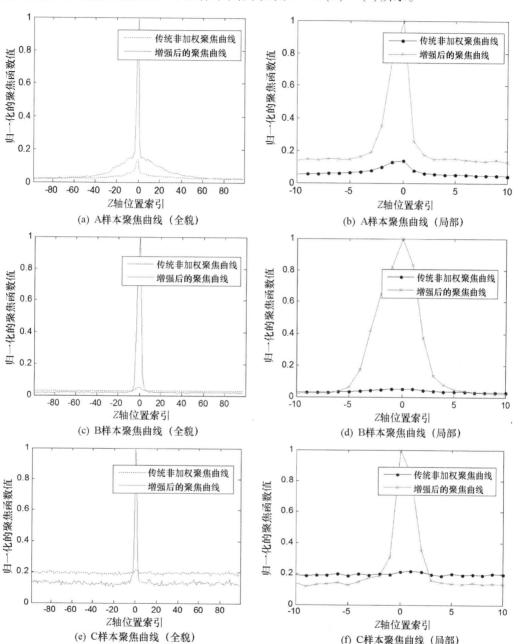

图2-21　采用本文算法对聚焦曲线进行陡峭度增强的效果

其中,图2-21(a)、图2-21(c)、图2-21(e)为聚焦曲线的全貌,图中虚线代表采用传统非加权算法获取的聚焦曲线,实线代表采用本文算法对聚焦函数进行增强后获取的聚焦曲线,为了便于观察,图2-21(b)、图2-21(d)、图2-21(f)给出了聚焦曲线的局部图。分析图中曲线可知:对于内容比较丰富的图像(样本A),传统非加权聚焦函数的最大值比较显著,采用本文算法对聚焦函数增强后,聚焦曲线的陡峭度进一步增大(如图 2－21(a)和图 2－21(b)所示),在最大值附近曲线非常陡峭,这非常有利于曲线最大值的搜索;对于内容比较稀疏的图像(样本 B)和内容极少的图像(样本 C),传统非加权聚焦函数的最大值是不显著的,尤其是图 2－21(e)和图 2－21(f)中传统非加权聚焦曲线一直在较低的水平上波动,函数的最大值淹没在噪声中而无法辨识,这种情况下是不可能找到焦平面的,注意到这里采用了性能非常优异的 Tenengrad 函数进行计算得出这种结果,如果采用其他传统非加权聚焦函数则性能更差,当采用本文算法对聚焦函数增强后,聚焦曲线的陡峭度急剧增加,函数的最大值也非常显著,这将极大提高自动聚焦的成功率。因此,本文算法无论对内容丰富的图像还是内容稀疏的图像都有效,考虑到当聚焦曲线陡峭度增大到一定程度后如果继续增加的话对自动聚焦性能的提高影响不大,因此,本文算法尤其适合于图像内容比较稀疏情况下的自动聚焦,而当图像内容比较丰富时可以考虑采用传统非加权聚焦函数。另外,这里我们仅以 Tenengrad 函数为例进行了增强,实际上,本算法还可以对其他任何基于梯度的聚焦函数进行增强,比如 SMD 函数、SML 函数、Brenner 函数等。

以上仅给出了当图像块大小为 10 个像素时聚焦曲线的性能,实际上,当采用分块方式对聚焦函数进行增强时,图像块的大小对算法性能有很大影响,当图像块长宽均取 1 个像素时,分块方式等同于逐像素分析方式,因此,我们将这两种方式一起进行分析。图 2－22(见附录彩图 4)给出了当图像块的大小变化时,聚焦曲线的变化情况(其中左图曲线以样本 A 为测试对象,右图曲线以样本 B 为测试对象)。从图中可以看出,当图像块长宽均为 1 时,增强后的聚焦曲线有最大的陡峭度,随着图像块大小的增加,聚焦曲线的陡峭度随之减小,但无论图像块有多大,增强后的聚焦曲线的陡峭度始终大于传统非加权聚焦曲线的陡峭度,当图像块大小等于图像大小时,由于整个图像只有一个子块,此时,本文算法退化为传统非加权聚焦函数算法,这两种算法的聚焦曲线将具有相同的形态。

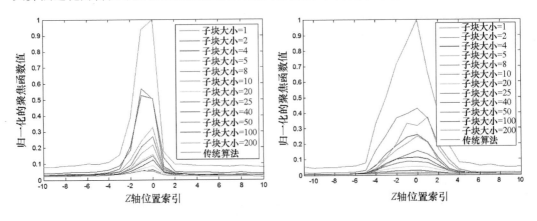

图 2－22　图像子块尺寸对算法性能的影响

2.3.4　算法复杂度分析

根据式(2.66)和式(2.62)可知,重要度因子的计算需要大量的除法运算,因此这部分计算比较耗时,另外无论对图像是否分块也无论分块的大小是多少,均需计算整幅图像中每个像素点的聚焦测度值,这部分计算也比较耗时。除了这两部分,还有一些额外的计算开销 T_e,但这部分计算时间相对于前两部分而言小得多。因此,算法总的耗时为:

$$T = T_f + T_{if} + T_e \tag{2.73}$$

式中: T_f 代表图像中每个像素点聚焦测度计算时间的总和,这部分时间主要由整幅图像的大小及采取何种聚焦函数 f 决定,当图像大小及聚焦函数 f 确定时,其计算时间确定,这部分时间也可以看成是传统聚焦算法总的计算时间; T_{if} 代表图像子块重要度因子的计算时间的总和,这部分计算时间主要由图像子块的数量决定,忽略一些额外的时间消耗,可以认为 T_{if} 与图像子块的数量成正比,即:

$$T_{if} \propto P \times Q \tag{2.74}$$

将 $P = N/h, Q = M/w$ 带入上式,取 $w = h$,若图像大小一定,可得:

$$T_{if} \propto 1/w^2 \tag{2.75}$$

也即 T_{if} 与图像块的长宽成平方反比关系。因此,算法总耗时 T 可进一步写为:

$$T = (T_f + T_e) + k/w^2 \tag{2.76}$$

式中,k 为一常数。显然,当 $k/w^2 \gg (T_f + T_e)$ 时,即当图像子块尺寸很小时,算法总耗时 T 主要取决于图像子块重要度计算时间 T_{if},且对图像子块的大小非常敏感;当 $k/w^2 \ll (T_f + T_e)$ 时,即当图像子块尺寸较大时,算法总耗时 T 主要取决于图像大小及聚焦函数 f 的选择,此时,图像子块尺寸的增加并不会导致总计算时间 T 的显著减少。根据上一小节的分析可知:图像子块尺寸的增加意味着聚焦曲线陡峭度的降低,因此,在保证计算时间不显著增加的情况下,要尽可能选取较小的图像块尺寸,以确保算法性能。

在 PC 机上对算法耗时进行测试,仍然采用样本 A、B、C,单像素点聚焦测度采用 Tenengrad 函数进行计算。测试条件如下,CPU:Intel Core(TM)2 E7400@2.80GHz,内存:2G;算法采用 VC6.0 编程实现。结果如表 2-3(图 2-23 给出了算法耗时随图像子块大小的变化曲线)所示,表中第一行为图像块大小,时间单位为毫秒(ms)。从测试结果来看,当图像块尺寸非常小时,算法非常耗时,比如长宽均取 1 像素时,每个样本中每幅图像的耗时均在 3000 毫秒以上,随着图像块尺寸的增大,算法耗时急剧减少,当图像块长宽均为 10 像素时,所有样本中每幅图像的耗时均小于 100 毫秒,当图像块尺寸继续增加时,算法耗时将基本维持不变。为了便于比较,表中最后一列给出了采用传统非加权算法时所消耗的时间,显然,随着图像块尺寸的增大,本文算法的耗时将逐渐接近传统非加权算法的耗时。尤其注意到,当图像块大小取 10 像素时,每幅图像 100 毫秒的计算时间也完全满足自动聚焦实时性的要求。

表 2-3　算法耗时随图像子块大小变化情况　　　　　　　　　ms

	1	2	4	5	8	10	20	25	40	50	100	200	传统算法
A	3281	961	260	209	119	96	86	83	80	79	76	74	67
B	3309	950	269	210	116	97	84	81	80	77	75	74	69
C	3308	976	271	212	115	99	89	82	81	79	78	76	70

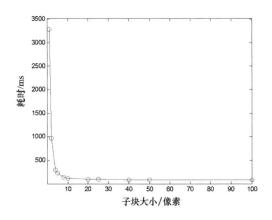

图 2 - 23　算法耗时随图像子块大小的变化曲线

2.3.5　自动聚焦实验

将本算法应用于我们自行研发的全自动显微镜中。需要指出的是,显微镜自动聚焦除了聚焦函数外,还必须考虑极大值搜索策略,聚焦函数决定了聚焦的可靠性和精度,而搜索策略则决定了聚焦的速度,同时,搜索策略还要考虑防止搜索陷入局部极值。目前提出的搜索策略非常多,典型的有盲人爬山搜索算法,曲线拟合搜索算法,Fibonacci 搜索算法等。其中曲线拟合法和 Fibonacci 法均对聚焦曲线的形态有一定的要求,虽然在一定情况下可以提高搜索速度,但是当噪声影响比较大使得聚焦曲线形态发生一定变化时,这些算法变得非常不稳定,盲人爬山搜索算法虽然速度较慢,但其性能非常稳定。由于搜索策略不是本章研究重点,这里我们仅以常用的盲人爬山搜索策略为例,来测试本章算法在实际自动聚焦系统中的性能,盲人爬山算法的具体细节可参考第三章,这里不作介绍。

具体实验配置为:显微镜及相机参数与 2.2.2.1 小节一致,图像子块的长宽均取 10 个像素,单像素聚焦测度采用 Tenengrad 函数。从大量肺结核病人的痰涂片样本中选取 3 个典型玻片样本,由于进行了一定的物理化学处理,这 3 个玻片中图像内容丰富程度有很大区别,分别以 H(high content)、M(median content)、L(low content)标识,利用全自动显微镜系统对玻片沿着一定的路径进行扫描,每个玻片扫描 300 个视野,由于显微镜系统景深非常小(约 0.69 微米),显微镜载物台沿着 X 方向或 Y 方向每移动一个视野,对应视野中图像将发生离焦模糊,这时需要进行自动聚焦。分别利用传统非加权聚焦算法和本文基于内容重要度加权的聚焦算法进行聚焦测试,聚焦效果采用聚焦成功率来表示,定义为成功聚焦的视野数量除以所有扫描的视野数量,结果如表 2 - 4 所示,从表中数据可知,当玻片中图像内容非常丰富时,无论是传统非加权聚焦算法还是本文算法,其聚焦成功率都非常高,随着玻片中图像内容的减少,传统非加权聚焦算法的成功率明显降低,尤其在内容非常稀疏的情况下,传统聚焦算法的成功率仅为 24%(意味着 300 个视野中,仅有 72 个视野聚焦成功),相比之下,本文算法的聚焦成功率高达 90%,远高于传统算法的成功率。

表 2 - 4　所提算法与传统算法聚焦成功率比较

	H	M	L
本文算法	98%	93%	90%
传统非加权算法	95%	86%	24%

2.4　本章小结

　　本章围绕聚焦函数的设计、性能评估及聚焦曲线的性能优化问题展开论述。首先设计了陡峭区宽度、平缓区波动量等 6 个定量评价指标,为聚焦函数的设计及选取提供了定量标准。以此为依据对典型的 12 种函数的聚焦性能进行了评估,依据评估结果并结合实际聚焦过程给出了最优函数。为了解决稀疏图像内容情况下传统聚焦方法聚焦成功率低的问题,介绍了一种基于图像内容重要度的聚焦算法,该算法打破了传统聚焦算法仅考虑当前图像且对图像中每个像素同等对待的思想局限,极大地增强了聚焦曲线的陡峭度及抗噪性能,从根本上解决了传统聚焦算法无法成功找到焦平面的问题。在基于图像处理的自动聚焦中,聚焦函数设计是一项基础性的工作,同时面对目前提出的很多聚焦函数,因此必须从理论和实验两个方面来进行精心设计,并结合具体应用确定最优函数。

第三章　焦平面搜索算法

上一章讨论了聚焦函数的设计及性能优化问题,本章讨论极值搜索(即焦平面搜索)及多视野扫描问题。在显微图像获取中,自动聚焦在两个阶段发挥着作用:一个是在显微镜开始扫描前的自动聚焦,这种聚焦的特点是聚焦范围非常大,聚焦初始位置与焦平面之间的方向关系未知,因此系统必须在很大的范围内搜索焦平面,我们称这种聚焦为大范围聚焦;另外一种是在扫描过程中的聚焦,由于显微镜系统的景深非常小,加之标本表面平整度不够等因素的影响,使得显微镜每移动一个视野,图像将有可能发生离焦模糊,为了获取清晰图像,系统必须重新聚焦,这种聚焦的特点是聚焦范围较小,但是对聚焦的速度及可靠性要求非常高,我们称这种聚焦为多视野扫描聚焦。本章针对上述两个阶段自动聚焦的特点展开研究,重点研究了显微镜大范围聚焦中的极值搜索问题及多视野扫描中的快速聚焦问题。

3.1　显微镜大范围聚焦

本节首先给出聚焦相对范围数的概念,从而阐明显微镜大范围聚焦的数学意义;然后依据离焦距离、搜索范围等参量与聚焦曲线陡峭区半宽度间的制约关系,将聚焦中可能遇到的情况划分为六种不同的类型,其中两个为基本型,也是传统聚焦算法所考虑的情况,其他几种类型较为复杂,聚焦过程中需要将这些复杂类型转化为基本型才能实现正确聚焦。本文结合聚焦函数值的历史变化信息并通过启发式方式将这些复杂类型转化为基本型,从而实现大范围聚焦到小范围聚焦的转换。

3.1.1　聚焦相对范围数

显微镜不同于其他光学系统的显著特点是其系统景深非常小,比如采用 100 倍物镜(油镜)时,其景深一般小于 1 微米,相应地,其聚焦函数曲线的陡峭区宽度也非常小。而相比较而言,此时显微镜的工作距离的典型值约为 190 微米,该值远大于系统景深和聚焦曲线的陡峭区宽度。在自动聚焦过程中,即使将聚焦范围限制在工作距离范围内,聚焦曲线的陡峭区宽度相对于聚焦范围而言还是非常小的,这就导致聚焦过程大部分在聚焦曲线的平缓区进行。我们将这种情况下的聚焦称为大范围聚焦,下面给出更为严格的定义。

若在某次自动聚焦行为中,聚焦起始点 S 与显微镜系统焦平面间的距离为 D(称为离焦距离),如图 3-1 所示,将该距离与聚焦函数陡峭区半宽度 $W_{0.5}$ 的比值定义为聚焦相对范围数 N_F:

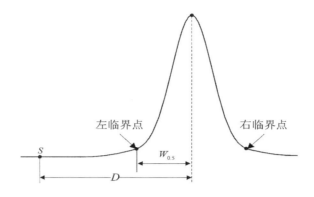

图 3 - 1　聚焦相对范围数定义示意图

$$N_F = \frac{D}{W_{0.5}} = 2\frac{D}{W_S} \tag{3.1}$$

根据此定义,当聚焦起始点位于焦平面时,由于 $D=0$,因此 $N_F=0$;当聚焦起始点位于陡峭区时,$0 < D \leqslant W_{0.5}$,因此 $0 < N_F \leqslant 1$;当聚焦起始点位于平缓区时,$D > W_{0.5}$,因此 $N_F > 1$;随着聚焦起始点逐渐远离焦平面,N_F 也逐渐增大。另一方面,当离焦距离 D 给定时,聚焦函数陡峭区宽度 W_S 越小(往往意味着显微镜系统的景深很小、图像内容非常稀疏),聚焦相对范围数 N_F 越大。因此所谓的大范围聚焦实际上指的是聚焦的相对范围数较大,而不仅仅是离焦距离较大。在此意义下,一般的数码相机在对焦过程中虽然其离焦量可能非常大,但由于其景深也非常大,聚焦曲线的陡峭区宽度也相对较大,因此其聚焦相对范围数反而较小,可称为小范围聚焦;而在显微镜聚焦中,尤其当物镜的数值孔径较大(意味着放大倍率越大,景深越小)时,即使离焦量非常小,也往往有较大的聚焦相对范围数,也即往往是大范围聚焦。

3.1.2　聚焦类型分析

在显微镜自动聚焦中,聚焦起始点 S 与焦平面间的相对方向关系是未知的,因此初始搜索方向只能随机选取,可能选对(朝靠近焦平面的方向搜索),也可能选错(朝远离焦平面的方向搜索)。同时,离焦距离 D 与聚焦函数陡峭区半宽度 $W_{0.5}$ 间的关系也是未知的,从而聚焦相对范围数 N_F 也未知,聚焦范围可能很大,也可能很小。在聚焦过程中,搜索不能无限进行,还必须给定合理的初始搜索范围 R。为了尽可能确保初次搜索即可找到焦平面,初始搜索范围必须大于陡峭区半宽度的 2 倍,也即

$$R > 2W_{0.5} \tag{3.2}$$

归纳初始搜索方向、离焦距离 D、陡峭区半宽度 $W_{0.5}$ 以及初始搜索范围 R 之间的关系,聚焦中可能出现的情况有如下六种情况,如图 3 - 2 所示。

1)初始搜索方向朝焦平面靠近,且 $D \leqslant W_{0.5} < \frac{1}{2}R$;

2)初始搜索方向朝焦平面靠近,且 $W_{0.5} < D < R$;

3)初始搜索方向朝焦平面靠近,且 $R \leqslant D < R + W_{0.5}$;

4)初始搜索方向远离焦平面,且 $D < W_{0.5}$,即 $N_F < 1$;

5）初始搜索方向远离焦平面，且 $D \geqslant W_{0.5}$，即 $N_F \geqslant 1$；

6）初始搜索方向朝焦平面靠近，且 $D \geqslant R + W_{0.5}$。

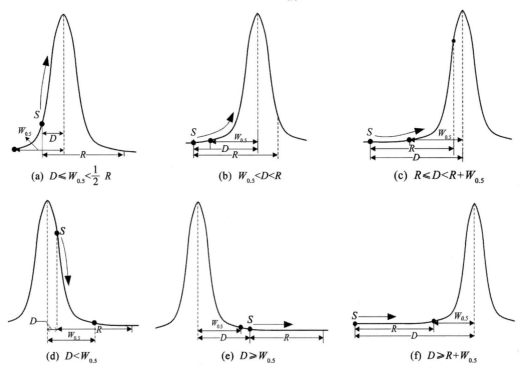

$$(a)\ D \leqslant W_{0.5} < \frac{1}{2}R \qquad (b)\ W_{0.5} < D < R \qquad (c)\ R \leqslant D < R + W_{0.5}$$

$$(d)\ D < W_{0.5} \qquad (e)\ D \geqslant W_{0.5} \qquad (f)\ D \geqslant R + W_{0.5}$$

图 3 - 2　大范围聚焦中可能出现的六种情况

以上第一种和第二种类型是最为简单的两种类型，焦平面在初始搜索范围 R 内，聚焦函数值 F 首先增加，然后减小，因此初次搜索即可找到焦平面，我们称这两种为基本型。实际上，在基于聚焦函数分析原理的自动聚焦中，极值搜索都必须经历 F 值先增加后减小的过程才能表明搜索过程已经"跨越"了焦平面，然后或采取小步长反向搜索或曲线拟合方式找到焦平面。因此，在自动聚焦过程中，无论初始搜索方向与其他参量之间的关系符合以上六种类型中的哪一种，最终都必须转化为基本型才能成功找到焦平面。因此，搜索算法设计的关键是准确判断当前聚焦过程的类型，并采取有效的方法将当前聚焦类型转化为基本型。

3.1.3　F 值变化的有效性

在正确判断聚焦类型前，首先给出 F 值变化有效性的概念。设 F_{n-1}，F_n 为搜索范围 R 内相邻采样点的聚焦函数值，定义聚焦函数 F_n 的变化有效性因子如下：

$$Cf_n = \begin{cases} \dfrac{F_n - F_{n-1}}{\min(F_n, F_{n-1})}, & \text{if} \quad n \geqslant 1 \\ 0, & \text{if} \quad n = 0 \end{cases} \tag{3.3}$$

并规定：若 $Cf_n > \varepsilon$，说明聚焦函数值 F_n"有效增加"，并将当前搜索过程中 F 值连续"有效增加"的次数记为 I_{cnt}，F 值每"有效增加"1 次，I_{cnt} 便增加 1；若 $-\varepsilon \leqslant Cf_n \leqslant \varepsilon$，说明聚

焦函数值 F_n 无明显变化,并将当前搜索过程中 F 值连续无明显变化的次数记为 U_{cnt},F 值每"无明显变化"1 次,U_{cnt} 便增加 1;若 $Cf_n < -\varepsilon$,说明聚焦函数值 F_n "有效减小",搜索过程一旦遇到这种情况,说明正在远离焦平面,必须停止继续前进,因此 F 值"有效减小"的次数只能为 1,故不予定义。前述 ε 称为局部极值因子,其定义可参见第二章第 2.2 节,局部极值因子 ε 的大小主要取决于噪声因素,另外与聚焦函数、图像内容的丰富程度也有一定关系,在实际聚焦过程中可通过实验的方式测定。

F 值变化的有效性概念实际上是将"凹凸不平"的聚焦曲线人为的进行了"平滑",尤其是在聚焦曲线的平缓区,当图像受噪声影响非常大时,虽然图像的清晰度没有任何变化,但是聚焦曲线却显得"坑坑洼洼",其 F 值一直处于波动状态。引入 F 值变化的有效性后,这些 F 值的波动都会被忽略,认为 F 值"无明显变化",从而克服了噪声对 F 值变化判决的影响。

3.1.4　聚焦类型判决及转换

在基于聚焦函数分析的自动聚焦中,不同采样点处聚焦函数值 F 的相对变化情况反映了系统当前的聚焦状态:若 F 值持续有效增加,说明搜索过程正在靠近焦平面;若 F 值持续有效减小,说明正在远离焦平面;若 F 值无明显变化,说明搜索过程正在平缓区进行,无法判明聚焦方向。分析前述六种类型的聚焦函数 F 值变化情况可发现,在整个初始搜索范围内,不同类型其 F 值的变化情况是不同的,因此可以根据 F 的变化情况对聚焦过程的类型做出判断,具体为:

1)若 F 首先持续有效增加,然后持续有效减小,则为第一种类型;

2)若 F 首先在小范围内波动,然后持续有效增加,最后持续有效减小,则为第二种类型;

3)若 F 首先在小范围波动,然后持续有效增加,则为第三种类型;

4)若 F 持续有效减小,则为第四种类型;

5)若 F 一直在小范围波动,没有明显增大或减少的趋势,则为第五种或第六种类型。

明确聚焦类型后,可采取不同的策略将它们转化为基本型。对于第三种类型,只需将搜索范围扩大,保持搜索方向不变即可转化为基本型;对于第四种类型,只需改变搜索方向即可转化为基本型。而第五种类和第六种类型较为复杂,这也是大范围聚焦中经常遇到的情况,而传统的聚焦算法对此则没有考虑。这两种类型虽然搜索方向一个朝焦平面靠近(第六种类型),而另一个远离焦平面(第五种类型),但由于搜索过程一直在平缓区进行,导致它们的聚焦函数值 F 的变化情况没有显著差异,因而无法通过 F 的变化情况对当前聚焦过程的类型做出判断。对这两种类型,本文进行统一处理,通过不断扩展搜索范围和反复改变搜索方向的方式,直至转化为基本型。具体可采用以下两种实现方式。

方式一:反向扩展搜索范围法(反向扩展法)。如图 3-3(a)所示,从当前搜索终点 E 开始,转换搜索方向,以大步长快速返回至原聚焦起始点 S(图中虚线箭头①所示),在实际聚焦中,由于电机存在回程误差,因此实际返回步长 S_b 略大于初始聚焦范围 R,若电机回程误差为 ΔD,则实际返回步长为:

$$S_b = R + \Delta D \tag{3.4}$$

然后,从 S 点开始,将搜索范围扩展为原范围的 2 倍,保持当前搜索方向不变,开始搜索(图中虚线箭头②所示)。若在此搜索过程中,F 值出现"有效增加"的状态,说明搜索过程正在朝焦平面靠近,聚焦过程会转化为基本型或第三种类型,而第三种类型很容易转化为基本型;若在整个 $2R$ 搜索范围内,F 值仍然"无明显变化",那么从当前搜索终点 E' 开始,转换搜索方向,以大步长快速返回至上一个搜索终点 E,保持当前搜索方向,并将搜索范围扩展为 $4R$,继续搜索,如此反复,直至转化为基本型。

方式二:同向扩展搜索范围法(同向扩展法)。该方式与反向扩展法类似,区别在于同向扩展法首先不转换搜索方向,而是保持原始方向不变,仅将搜索范围扩展为原范围的 2 倍,进行搜索(如图 3 - 3(b)所示)。若在扩展搜索范围内,F 值"无明显变化",则采取与反向扩展法类似的方式快速返回至上一个搜索终点 E,保持当前方向,继续搜索,如此反复,直至转化为基本型。

一般而言,对于类型五,反向扩展法较同向扩展法效率要高,尤其是当初始搜索范围 R 较大的时候,而对于类型六,同向扩展法效率要高于反向扩展法。但在实际聚焦中,无法提前预知聚焦类型,若假设聚焦中类型五与类型六出现的概率相同的话,那么无论采取反向扩展法还是同向扩展法,总体效率应该是相当的。

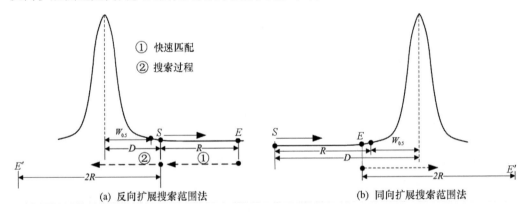

图 3 - 3 反向扩展搜索范围法和同向扩展搜索范围法示意图

最后,给出基于 F 值分析的聚焦类型判决及转换的算法步骤,见算法 3 - 1。

算法 3 - 1 基于聚焦函数值分析的聚焦类型判决及转换算法步骤

Step 1:系统标定. 测定 ε 及 ΔAD,给定 R 及 ΔS:

Step 2:初始化. $n \leftarrow 0, I_{cnt} \leftarrow 0, U_{cnt} \leftarrow -1$;

Step 3:获取图像,计算 F_n 和 Cf_n;

Step 4:判决:

    if $Cf_n > \varepsilon$

        if $n \cdot \Delta S < R$

            then $l_{cnt} + +$,跳转至 Step5

        else

            做出判决:当前类型为第三种类型,跳转至 Step 6

算法 3 – 1(续)

else if $-\varepsilon \leqslant Cf_n \leqslant \varepsilon$

if $n \cdot \Delta S < R$

then $U_{cnt}++$,跳转至 Step5

else

做出判决:当前类型为第五种类型或第六种类型.跳转至 Step 8

else

if $l_{cnt} == 0 \ \&\&U_{cnt} == 0$

then 做出判决:当前类型为第四种类型.跳转至 Step 7

else if $I_{cnt} \geqslant 1 \& \& U_{cnt} == 0$

then 做出判决:当前类型为第一种类型

else

做出判决:当前类型为第二种类型

Step 5:移动步长 $\Delta S, n \leftarrow n+1$,跳转至 Step 3;

Step 6:保持当前搜索方向不变,将搜索范围扩展为半前搜索范围的 2 倍,转化为基本型;

Step 7:转换搜索方向,搜索范围大小不变,转化为基本型;

Step 8:采用反向扩展搜索范围法,直至转化为基本型。

3.2　陡峭区极值搜索

当搜索过程转化为基本型后,聚焦将在陡峭区进行。这也是传统极值搜索算法所考虑的搜索区间,在此区间,一般的极值搜索算法均可成功找到焦平面,不同算法之间的差异主要表现为搜索速度和抗噪性能的好坏。本节主要介绍两种典型的极值搜索算法:盲人爬山算法和曲线拟合算法,并重点对曲线拟合法的适用范围进行探讨。

3.2.1　盲人爬山算法

盲人爬山算法是目前应用最为广泛的极值搜索方法,由于其算法原理非常简单,且对聚焦曲线的具体形态没有特殊要求,因此适用范围非常广。该方法基本原理如图 3 – 4 所示,首先给定初始搜索范围 $[a_1, a_2]$,在该范围内设定一个初始位置 $P_0 \in [a_1, a_2]$,获取图像并计算该位置的聚焦函数值 $F(P_0)$,然后任意选择一个初始搜索方向使电机驱动调焦机构沿着 Z 轴运动一定的步长 ΔS 到达位置 P_1 并计算该位置的聚焦函数值 $F(P_1)$,比较 $F(P_0)$ 与 $F(P_1)$ 的大小,若 $F(P_0) < F(P_1)$,则保持方向不变继续搜索直至 $F(P_{n-1}) > F(P_n)$,此时意味着搜索过程已经"越顶"需要停止正向搜索;接下来进行反向搜索,搜索过程与正向搜索过程一样,不过反向步长 $\Delta S'$ 要小于正向搜索步长 ΔS,一般取正向步长的一半或更小,如此反复搜索直至相邻采样点 P_i 和 P_{i+1} 间的聚焦函数值满足 $|F(P_i) - F(P_{i+1})| \leqslant \varepsilon$,此时可取 P_{i+1} 为最佳聚焦位置。

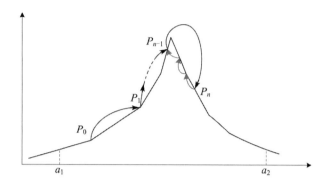

图 3 - 4　盲人爬山搜索算法示意图

3.2.2　曲线拟合算法

曲线拟合算法用一个解析函数来近似聚焦函数曲线,由于函数的解析式是已知的,因此可通过很少的采样点获取最佳焦平面位置。目前最常用的是高斯曲线拟合算法。设 z 代表当前采样点与焦平面之间的距离,则聚焦函数值 $F(z)$ 用高斯模型表示如下:

$$F(z) = m \cdot \mathrm{e}^{-\frac{(z-\mu)^2}{2\sigma^2}} \qquad (3.5)$$

其中,m 表示聚焦函数的最大值,μ 为模型均值(代表焦平面的位置),σ 为模型标准差。现在需要根据具体采样点的聚焦函数值来求取模型参数 m、μ 和 σ,从而确定焦平面的位置及聚焦曲线的形态。根据实际求解过程中所需采样点的多少,我们可采样两种不同的方法:三点法和最小二乘拟合法。

3.2.2.1　三点法

由于高斯模型参数中仅含三个未知参数,因此只需三组方程即可求得全部模型参数,即在聚焦中只需三个采样点即可。需要注意的是由于聚焦曲线只有在陡峭区才能用高斯模型很好地近似,因此这三个采样点必须位于陡峭区且最好分布在焦平面两侧,如图 3 - 5 所示,设 z_{i-1}、z_i 和 z_{i+1} 为三个采样点,采样步长为 ΔS,对应的聚焦函数值分别为 $F(z_{i-1})$、$F(z_i)$ 和 $F(z_{i+1})$,分别简记为 F_{i-1}、F_i 和 F_{i+1}。为了计算方便,我们首先对式(3.5)两侧取自然对数:

$$\ln(F(z)) = \ln m - \frac{1}{2}\left(\frac{z-\mu}{\sigma}\right)^2 \qquad (3.6)$$

然后将以上这三个采样点的值代入式 (3.6),可得以下方程组:

$$\begin{cases} \ln F_{i-1} = \ln m - \frac{1}{2}\left(\frac{z_{i-1}-\mu}{\sigma}\right)^2 \\ \ln F_i = \ln m - \frac{1}{2}\left(\frac{z_i-\mu}{\sigma}\right)^2 \\ \ln F_{i+1} = \ln m - \frac{1}{2}\left(\frac{z_{i+1}-\mu}{\sigma}\right)^2 \end{cases} \qquad (3.7)$$

求解以上方程组,并令

$$z_{i+1} - z_i = z_i - z_{i-1} = \Delta S \qquad (3.8)$$

即可得到模型参数：

$$\mu = \frac{(\ln F_i - \ln F_{i-1})(z_i^2 - z_{i+1}^2) - (\ln F_{i+1} - \ln F_i)(z_{i-1}^2 - z_i^2)}{2\Delta S[(\ln F_{i+1} - \ln F_i) - (\ln F_i - \ln F_{i-1})]} \tag{3.9}$$

$$\sigma = \sqrt{\frac{(z_i^2 - z_{i-1}^2) + (z_i^2 - z_{i+1}^2)}{2[(\ln F_{i+1} - \ln F_i) + (\ln F_{i-1} - \ln F_i)]}} \tag{3.10}$$

$$m = F_i / \exp\left\{ -\frac{(z_i - \mu)^2}{2\sigma^2} \right\} \tag{3.11}$$

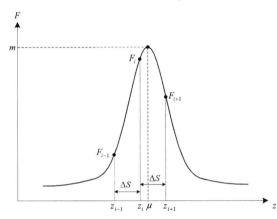

图 3 – 5　基于高斯曲线的三点搜索法

3.2.2.2　最小二乘法

当采样点数多于三个点时,可采用最小二乘法进行曲线拟合,从而获取模型参数。为了表示方便,将搜索中采用的聚焦函数形式记为 F_X,这里下标 X 代表具体的聚焦函数,比如 Tenengrad 函数、Brenner 函数等,则在第 i 个采样点 z_i 获取的图像其聚焦函数值为 $F_X(z_i)$,其中 i 也称为图像索引号,在焦平面左侧其值取负,右侧取正,若采样步长为 ΔS,则：

$$z_i = i \cdot \Delta S \tag{3.12}$$

然后求解以下最小二乘问题

$$\min\left(\sum_{i=N_L}^{N_R} \| F(z) - F_X(z_i) \|^2 \right) \tag{3.13}$$

式中,N_L 和 N_R 确定了参与拟合的数据范围,分别称为拟合的左右限。

为了验证高斯曲线最小二乘法寻找焦平面的能力,本文采用第二章 2.3.3 节中的 C 组图像数据(即内容较稀疏的图像数据)进行仿真实验,该组数据由 197 个采样点组成,分布在焦平面两侧,焦平面位置 $\mu = 0$,采样步长 $\Delta S = 0.4$ 微米,由于该步长略小于显微镜系统的景深,因此由这些点形成的聚焦曲线是比较精细的,可作为实际聚焦曲线,仿真前对聚焦函数值进行了归一化。仿真中,分别令 $F_X = F_{\text{Tenengrad}}$、$F_X = F_{\text{Brenner}}$,并取 $N_L = -6$,$N_R = 6$,拟合曲线如图 3 – 6 所示,同时表 3 – 1 给出了拟合结果。表中 SSE、RMSE、R-Square 分别代表拟合的误差平方和、误差均方根及方程的决定系数,它们是衡量拟合效果的最常用的三个性能评价指标,其中 SSE 及 RMSE 取值范围为 0 到 1,这两个值越接近 0

说明拟合误差越小。R-Square 的取值范围也为 0 到 1,该值越接近 1 说明拟合曲线与原始数据的逼近程度越好。从拟合评价指标来看,无论是 Tenengrad 函数还是 Brenner 函数,在 $i \in [-6,6]$ 范围内它们的实测数据与高斯模型的拟合误差都非常小,均方根误差(Root Mean Square Error, RMSE)均小于 0.04,而方程的决定系数(R-Square)这一重要指标也均大于 0.97,表示高斯模型与原始数据的逼近程度非常好。从模型参数来看,模型均值 μ(代表最优焦平面的位置)与实际数据误差最大为 $-0.038\,8$ 微米,非常接近焦平面,说明拟合效果比较理想。

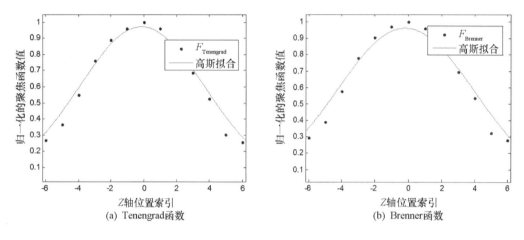

(a) Tenengrad函数　　　　　　　　(b) Brenner函数

图 3 - 6　高斯拟合法

表 3 - 1　陡峭区聚焦曲线高斯拟合结果

聚焦函数形式	模型参数			评价指标		
	m	μ	σ	SSE	RMSE	R-Square
$F_{\text{Tenengrad}}$	1.011	$-0.031\,6$	5.003	0.006\,563	0.025\,62	0.993\,1
F_{Brenner}	0.992\,2	$-0.038\,8$	5.332	0.009\,625	0.037\,56	0.972

3.2.2.3　曲线拟合法的局限

高斯曲线拟合法虽然在一些情况下能取得较好的效果,但在实际应用中受到很多因素的影响和制约,这些因素主要包括:聚焦函数本身、图像内容的多寡以及搜索范围的大小等,尤其是搜索范围(拟合范围)的大小对曲线拟合法影响非常大。

图 3 - 7(a) ~ (d) 分别给出了拟合范围分别为 $[-3,3]$,$[-7,7]$,$[-12,12]$ 以及 $[-97,97]$ 时 Tenengrad 函数的拟合曲线,从这些曲线来看,随着拟合范围的逐步扩大,实际采样点与高斯曲线的拟合程度越来越差,尤其是当拟合范围为 $[-97,97]$ 时方程的决定系数(R-Square)仅为 0.083\,79,意味着实测数据与高斯曲线相去甚远。图 3 - 8 给出了方程的决定系数(R-Square)和误差平方和(Sum of Squared Error, SSE)随着拟合范围不断增大的变化曲线(横坐标数值为 $N_{\text{R}} - N_{\text{L}}$,且 $N_{\text{R}} = -N_{\text{L}}$),显然,在聚焦曲线陡峭区内,拟合范围对 R-Square 和 SSE 数值无明显的影响,随着拟合范围的增大,尤其当进入到平缓区后,R-Square 几乎呈线性减小,而 SSE 则几乎呈线性增加,意味着实测数据与高斯模型

的拟合程度越来越差。因此,在聚焦过程中,必须确保聚焦过程进入陡峭区后方可采用高斯拟合方式寻找焦平面,越靠近焦平面拟合效果越好。

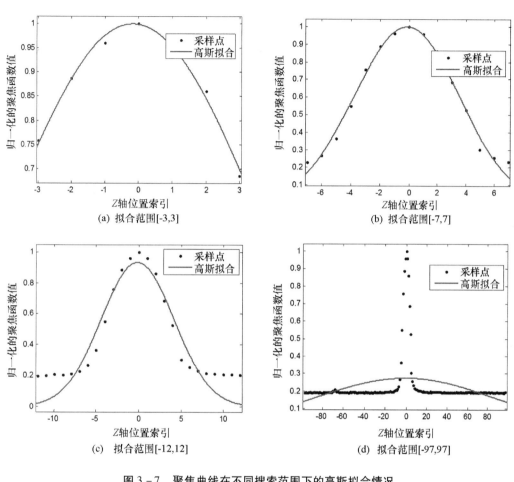

图 3 - 7　聚焦曲线在不同搜索范围下的高斯拟合情况

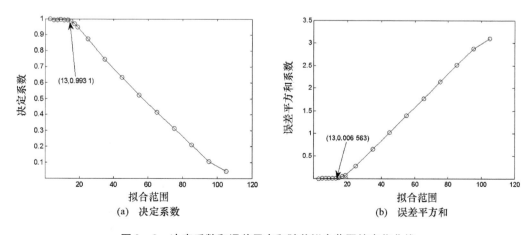

图 3 - 8　决定系数和误差平方和随着拟合范围的变化曲线

综合以上分析,高斯拟合法的适用范围是非常窄的,一方面不是所有情况下聚焦曲线都可以用高斯模型来表征的,另外一方面对搜索范围有严格要求,只有当搜索过程靠近焦平面时高斯拟合法才能取得较好的效果。

3.3　基于视频连续反馈的显微镜自动聚焦算法

自动聚焦的实现离不开电机等执行机构的配合,目前最常用的实现方式是"走停式"的方式,即电机每移动一定距离后停止运动,待载物台稳定后启动相机曝光以获取图像并计算聚焦函数值,然后根据聚焦函数值并结合搜索策略来决定电机下一步的运动方向及步长,并驱动载物台沿着 Z 轴移动至下一个采样位置,如此反复直至找到焦平面。这种方式控制流程单一,实现起来非常简单,因此得到了广泛应用,目前大多数自动聚焦系统都采用了这种实现方式。但这种方式的缺点也是显而易见的,由于载物台在每个采样位置都必须停止,而且由于受载物台运动惯性的影响,从发出停止信号到载物台真正停止并稳定需要一定的时间,这就使得聚焦过程大部分时间浪费在电机的"走走停停"上,聚焦速度受到很大的限制。为了克服这种实现方式的缺陷,本文提出一种基于视频连续反馈的自动聚焦实现方法(简称为连续聚焦法),该方法中载物台的移动与视频的获取是同步进行的,在载物台移动过程中,系统不停地获取实时视频并进行处理以获取反馈信号,系统根据这些反馈信号来实时校正载物台的运动方向及速度,这种聚焦方式成功运行的关键是对电机运动的实时控制,本文通过分析建立了相机帧率、电机运动速度、搜索范围等参量之间的函数约束关系,利用电机运动速度的快慢来控制聚焦的精度。采用这种聚焦方式一方面提高了聚焦的速度,另一方面也使得电机的运动更为平稳,从而保护了电机和传动机构。

3.3.1　连续聚焦模型的建立

为了描述方便,我们假设聚焦的初始搜索方向朝靠近焦平面的方向前进,且聚焦类型为 3.1.2 小节中的第 1 种类或第 2 种类型,离焦距离为 D,如果实际情况与假设条件不符合,则首先采用 3.1 节中大范围聚焦算法将实际情况转化为符合假设条件的情况即可。现在假设载物台在电机的驱动下从聚焦起始点开始以速度 v_z 匀速朝焦平面靠近,同时启动相机获取视频并计算每帧图像的聚焦函数值,那么随着时间的推移,离焦距离会越来越小,在时刻 t 的离焦距离 $d(t)$ 为:

$$d(t) = D - v_z \cdot t \qquad (3.14)$$

注意到聚焦函数值的计算与载物台的运动是并行进行的,随着离焦距离的减小,图像越来越清晰,聚焦函数值也越来越大,如图 3 - 9 所示(该图非常重要,以下推导过程均以该图为参考),当载物台运动至 P_i 点时,意味着它已进入显微镜景深范围 d_f 内,在此范围内任意 Z 轴位置可近似看作焦平面,但此时由于没有检测到聚焦函数值的有效减少,还无法判明 P_i 点即为全局极大值点,因此载物台必须继续前进,直至到达采样点 P_{i+1} 并检测到聚焦函数值出现有效减小状态。此时,发出信号使电机停止运动,注意到从到达采样

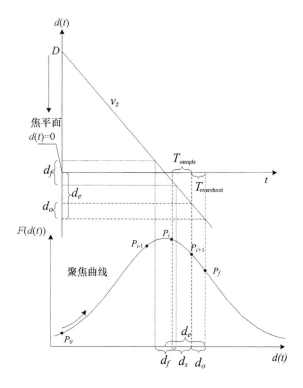

图 3 - 9 显微镜连续聚焦模型

点 P_{i+1} 开始到检测出聚焦函数值出现有效减小状态的这段时间,正好是一帧图像聚焦函数值的计算时间,这里我们用 T_{fm} 表示,在此时间段内,载物台仍然以速度 v_z 前进,同时由于机械惯性的影响,从电机接收到停止信号到载物台真正停止并稳定,载物台会继续向前缓冲一段距离,我们将这段距离称为机械惯性距离,用 d_{mech} 表示。因此,载物台最终的停止位置不是点 P_i,而是另外一点 P_f,我们将点 P_{i+1} 与点 P_f 间的距离称为过冲距离,用 d_o 表示,其大小可近似表示为:

$$d_o = v_z \cdot T_{fm} + d_{mech} \tag{3.15}$$

上述机械惯性距离 d_{mech} 的大小与具体的机械传动机构密切相关,同时也与载物台运动速度有关,在机械设计良好,载物台运动速度不是很快的情况下,可以忽略不计。

在载物台运行的同时,相机连续获取图像,并将图像传输至处理器以计算聚焦函数值,若相机的曝光时间为 T_{exp},数据传输时间为 $T_{transfer}$,聚焦函数值的计算时间为 T_{fm},则这三者之和构成了一个采样周期 T_{sample},即

$$T_{sample} = T_{exp} + T_{transfer} + T_{fm} \tag{3.16}$$

在一般的相机参数中,帧率比曝光时间更为常用,因此,我们将以上曝光及数据传输时间用相机帧率 f_{camera} 的倒数近似代替,即

$$T_{exp} + T_{transfer} \approx 1/f_{camera} \tag{3.17}$$

在一个采样周期内,载物台会运动一段距离,我们将这段距离称为采样距离,用 d_s 表示,即

$$d_s = v_z \cdot T_{sample} \tag{3.18}$$

采样距离的存在也说明,即使相机在连续采集视频,但从微观上来看,采样点仍然是离散的。因此,从本质上来讲,连续聚焦法与传统的"走停式"实现方式是一致的,只不过传统的"走停式"更像是一种"串行"实现方式,载物台每移动一步,需要等待相机获取图像并计算聚焦函数值,而连续聚焦法则更像是一种"并行"实现方式,这种方式将载物台运动与图像获取及聚焦函数值的计算并行处理,因此能获得更高的聚焦速度。

3.3.2 适用范围及运动速度控制

注意到连续聚焦法在相机曝光的同时载物台沿着 Z 轴在运动,则在一个曝光周期内,载物台移动距离为:

$$d_{exp} = v_z \cdot T_{exp} \tag{3.19}$$

若相机采用逐行曝光的方式,则图像中不同行可能代表着不同 Z 轴位置的图像,显然这对图像处理是极为不利的,为了避免这种情况的发生,就要求 d_{exp} 尽可能的小,这可以从两个方面入手:①尽量减小载物台的运动速度;②尽可能减少相机曝光时间,即尽可能选取高速相机。因此,连续聚焦法可能适用于以下两种情况:

1)相机具有很高的帧率,此时载物台运动速度大小对 d_{exp} 的影响可以忽略;

2)聚焦范围比较小,此时可以使载物台以较低的速度运行,一方面确保 d_{exp} 足够小,另一方面也不会影响聚焦速度。这种情况下,若用传统的"走停式"聚焦方式,由于采样步长非常小,载物台要反复执行"运动、停止"动作,虽然聚焦范围较小,但执行时间却非常长,而且超短距离的反复走停,对机械系统的撞击非常严重,不利用显微镜硬件系统的维护。因此,相比较而言,连续聚焦法则具有明显的优势。

下面进一步分析对载物台的运动速度控制问题,在分析过程中,假设相机具有很高的帧率,即不考虑载物台运动速度对 d_{exp} 的影响。由式(3.18)可知,采样距离与载物台的运动速度成正比,速度越大,采样距离越大,也意味着采样点越稀疏,从而聚焦的精度也相应降低,反之,运动速度越小,则聚焦精度越高,因此可以通过控制载物台的运动速度达到控制聚焦精度目的。

在传统的"走停式"的聚焦实现方式中,直接通过控制采样步长来控制聚焦的精度,在粗聚焦阶段,设置大的步长以快速靠近焦平面,然后用小步长在焦平面附近进行更为精细的搜索。在连续聚焦模型中,我们也可以仿照这种"由粗至精"的聚焦方式,不同的是,在连续聚焦方式中是通过控制载物台的运动速度来控制聚焦的精度。下面以两阶段聚焦过程为例,给出载物台运动速度必须满足的条件。

在两阶段聚焦过程中,载物台首先以较快的速度靠近焦平面,根据第二章式(2.44)可知,为了保证在任何情况下聚焦过程都能到达陡峭区从而找到焦平面,聚焦的最大步长必须小于陡峭区宽度,在连续聚焦模型中,意味着采样距离必须小于陡峭区宽度,即

$$d_s < W_S \tag{3.20}$$

结合式(3.16)、式(3.17)、式(3.18)和式(3.20)可推出

$$v_z < \frac{W_S}{1/f_{camera} + T_{fm}} \tag{3.21}$$

在粗聚焦阶段,载物台运动速度必须小于上式右边的值,才能确保在任何情况下聚焦

过程都能到达陡峭区。

在精细聚焦此阶段,为了能获取到清晰图像,必须确保在显微镜景深范围内至少获取一幅图像,这就要求采样距离必须小于显微镜的景深 d_f,

$$d_s < d_f \tag{3.22}$$

上式是一个非常重要的不等式,它是确保能获取到清晰图像的必要条件。结合式(3.16)、式(3.17)、式(3.18)和式(3.22)可推出

$$v_z < v_{th} \tag{3.23}$$

其中

$$v_{th} = \frac{d_f}{1/f_{camera} + T_{fm}} \tag{3.24}$$

为了确保能获取到清晰图像,载物台运动速度必须小于某一个上限值 v_{th},该值由显微镜的景深 d_f、相机帧率 f_{camera} 和聚焦函数计算时间 T_{fm} 决定。显微镜的景深越大,v_{th} 越大,电机可以以更高的速度运行,这也意味着聚焦速度的提升,因此在低倍物镜下往往能取得更快的聚焦速度。另外一方面,当显微镜系统给定时,其景深也随之确定,此时 v_{th} 决定于相机帧率与聚焦函数计算时间,帧率越高,v_{th} 越大,聚焦函数计算时间越小,v_{th} 越大,因此,为了提高载物台运动速度,必须选取帧率较高的相机,同时还要求选取计算复杂度较小的聚焦函数。

现在考虑载物台最终停止的位置 P_f,它与焦平面之间的距离用 d_e 表示,称为聚焦误差,由图3-9可知,d_e 可用下式表示,

$$d_e = d_s + d_o + \gamma d_f \tag{3.25}$$

其中 $-0.5 \leqslant \gamma \leqslant 0.5$,其具体取值取决于采样点 P_i 与焦平面间的位置关系,若 P_i 正好在焦平面上,则 $\gamma = 0$;若 P_i 正好位于前景深的边缘,则 $\gamma = -0.5$;若 P_i 正好位于后景深的边缘,则 $\gamma = 0.5$。获取聚焦误差 d_e 的值后,若需要将载物台移动到焦平面处,可直接按照相反的方向移动载物台,移动距离为:

$$d_b = d_e + \Delta D \tag{3.26}$$

其中,ΔD 为载物台传动系统的回程误差,可通过系统标定获取。

3.3.3　聚焦初始方向的选取

聚焦初始方向的选取对聚焦速度影响非常大,一般情况下由于没有可用的先验信息,因此聚焦的初始方向是随机选取的,当要扫描的视野数量较多时对整个聚焦系统的速度影响非常大。注意到在上述基于视频的聚焦过程中,当载物台跨越焦平面并最终停止在 P_f 点时,由于清晰图像已经获取,因此若没有特殊需要,可不将载物台再次移动到焦平面,这样做除了能节省返回焦平面的时间外,更重要的是在多视野扫描中为下一个视野聚焦初始方向的选取提供线索。

图3-10给出了多视野扫描过程中初始聚焦方向选取示意图(该示意图平面可以看成是垂直于载物台的一个横截面),图中曲线代表玻片焦平面的一个截面,由于玻片表面是不平整的,因此焦平面是一个曲面而不是平面,图中圆圈与曲线的交点代表每个视野区域的焦平面。现在假设聚焦从第1个视野(field 1)开始,而且初始聚焦方向正确(方向用

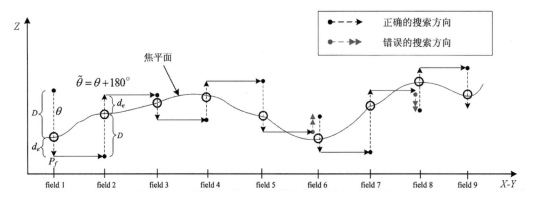

图 3 - 10　多视野扫描中初始聚焦方向选取示意图

θ 表示),采用连续聚焦法,载物台最终将停止在 P_f 点,此时驱动载物台直接运动到下一个视野(field 2)而无须返回第 1 个视野的焦平面。在第 2 个视野处,将上一个视野的初始聚焦方向进行反向,也即 $\tilde{\theta} = \theta + 180°$,那么方向 $\tilde{\theta}$ 即为当前视野的正确聚焦方向,对于其他视野采用同样的方式选取初始聚焦方向即可。在相邻视野间焦平面没有发生剧烈变化的情况下,这种方式是非常有效的。但是在某些极端情况下,相邻或相近的视野焦平面如果发生剧烈变化,采用这种方向有可能选取到错误的聚焦方向,比如在第 6 个视野(field 6)和第 8 个视野(field 8),这种情况下可以采用第 3.1 节的聚焦类型转换算法调整聚焦方向。在本章实验部分我们将看到采用这种方式选取初始聚焦方向效果非常显著。

3.4　自动聚焦系统及实验

本节首先介绍我们自行设计的全自动显微镜系统,然后基于该系统进行聚焦实验以验证本文自动聚焦算法的性能。

3.4.1　全自动显微镜系统

图 3 - 11 为我们自行设计的全自动显微镜系统实物图,该系统由光学显微镜、CCD 相机、控制盒、PC 机 4 部分构成。

(1)光学显微镜

光学显微镜的光学部分采用 Olympus CX31。其光学主体由柯勒照明系统、阿贝聚光镜、物镜、孔径光阑、目镜等组成。其中物镜包括 $4 \times$、$10 \times$、$40 \times$、$100 \times$ 四种镜头。根据实际需求,本系统重点利用 100 倍的油镜,该镜头为平场消色差物镜,其数值孔径(Numerical Aperture,NA)为 1.25,整个光学系统的景深约为 0.69 微米,工作距离 WD 约为 190 微米。

显微镜的其他机械及控制部分按照需要进行了改装,将其载物台置换为我们自行设计的 XYZ 三轴全自动运动平台,该平台在电机的驱动下可沿 XYZ 三轴运动,其中 Z 轴传动系统采用高精度步进电机及滚珠丝杠,电机步进角 1.8°,丝杠导程为 1 毫米,为了克服机械噪声并获取更高的分辨率,电机驱动器进行了 256 细分,因此整个 Z 轴传动机构的步进分辨率为 0.02 微米。

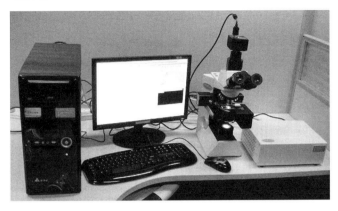

图 3 - 11　自行研发的全自动显微镜系统

(2)CCD 相机

该相机采用北京大恒公司的 DH-SV1410FC。其传感器规格为 2/3inch,靶面大小为 88 微米 ×66 微米,像素尺寸为 6.45 微米 ×6.45 微米,相机分辨率为 1392 像素 ×1040 像素,采用 IEEE - 1394 接口,相机曝光时间的典型值为 60 毫米,帧率约为 15 帧每秒,该帧率为实测数据,考虑了数据传输时间。

(3)控制盒

控制盒主要封装了系统的控制及通信部分,包括电机驱动器、控制卡、微控制单元(Micro-Controller Unit, MCU)、串口及 IEEE - 1394 接口等。控制盒主要负责 PC 机与三轴运动平台之间的通信以及图像数据的转发。

(4)PC 机

PC 机负责整个系统的控制、资源调度、算法流程控制以及图像的处理等,其 CPU 为 Intel Core2 E7400 @ 2.80GHz, 内存 2G, 操作系统为 WindowsXP - SP3。软件采用 Visual C ++6.0编写,并采用 OpenCV 1.0 图像处理库。

3.4.2　Z 轴回程误差标定

显微镜载物台 Z 轴为自动聚焦的执行机构,其精度直接影响自动聚焦精度,在自动聚焦中我们重点关注其回程误差。

借鉴 Boddeke 论文中的方法进行 Z 轴回程误差的标定。首先将载物台置于显微镜焦平面一侧适当位置(比如焦平面上侧适当位置),启动相机获取图像,并计算当前图像的聚焦函数值,然后开始朝焦平面方向运动,每移动步长 ΔS,获取图像并计算聚焦函数值,如此继续,直至载物台"跨越"了焦平面适当距离,我们将当前载物台的位置称为参考位置。然后从参考位置开始,按照同样的方式反向移动载物台,获取图像并计算聚焦函数值,直至再次"跨越"焦平面适当距离。若以上两次测试聚焦函数最大值对应的 Z 轴计数位置(注意计数位置并不是实际位置,而是通过运动步长与步数计算出的 Z 轴位置)分别

用 z_1, z_2 表示(如图 3 – 12 所示),那么 Z 轴传动系统回程误差可用以下公式近似计算:

$$\Delta D = |z_1 - z_2| \times \Delta S \tag{3.27}$$

测试中,取 $\Delta S = 0.06$ 微米,即三个步进分辨率,按照以上方式反复测试 10 次并求平均值,得出本系统回程误差 $\Delta D \approx 0.29$ 微米。

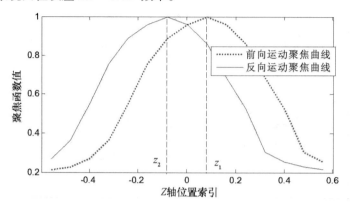

图 3 – 12　基于聚焦函数值的 Z 轴回程误差标定

3.4.3　自动聚焦实验及讨论

为了验证本文自动聚焦算法性能,设计以下两组实验。

3.4.3.1　显微镜大范围聚焦实验

该实验主要验证在大范围聚焦的情况下,采用第 3.1 节算法能否将大范围聚焦成功转换为小范围聚焦,由于小范围聚焦相对较简单,因此该测试以聚焦类型成功转换为基本型即为算法成功。

（1）参数计算

在实验进行之前首先估计聚焦相对范围数 N_F 及局部极值因子 ε,测试图像采用第 2.2.2 节中的图像数据 Sample A 以及 Sample B,其中 Sample A 图像内容丰富,Sample B 图像内容比较稀疏。考虑到显微镜系统工作距离 WD 约为 190 微米,在实际聚焦过程中离焦距离 D 一般小于工作聚焦(通过限位开关,比如光电开关进行限位),这里为了使得实验过程中尽可能测试到各种情况,我们取离焦距离约为显微镜工作距离的 1/3,即 $D \approx 63$ 微米。根据式(3.1)估计不同聚焦函数的聚焦相对范围数 N_F,其中陡峭区宽度及局部极值因子 ε 采用第二章中的实验数据(为了方便,将这些数据也列在表格中),估计结果如表 3 – 2 所示。

表 3 - 2　大范围聚焦参数估算结果

参数	样本	$F_{\text{Tenengrad}}$	F_{Brenner}	F_{SMD}	F_{SML}	F_{Var}
W_S	Sample A	24	26.4	32	29.6	71.2
	Sample B	5.6	5.6	5.6	4	14.4
N_F	Sample A	5.277 7	4.798 0	3.958 4	4.279 3	1.779 0
	Sample B	22.619 1	22.619 1	22.619 1	31.666 7	8.796 3
ε	Sample A	0.056	0.060	0.078	0.076	0.032
	Sample B	0.062	0.068	0.053	0.058	0.035

分析以上数据,可得出如下结论:①图像内容的丰富程度直接影响聚焦函数陡峭区宽度 W_S 和聚焦相对范围数 N_F,对同一个聚焦函数,图像内容越丰富,W_S 越大,相应的 N_F 越小(离焦距离 D 相同的情况下);②不同的聚焦函数其陡峭区宽度也不同,相应地,其 N_F 也不同,其中方差函数的陡峭区宽度远大于其他函数,相应地,当离焦距离 D 相同时,方差函数具有最小的 N_F;③无论取哪种聚焦函数,图像内容丰富程度如何,当离焦距离 D 取显微镜工作距离 WD 的一半时 N_F 均远大于1,说明了在极小景深条件下,显微镜自动聚焦往往是大范围聚焦;④局部极值因子 ε 的大小没有呈现出一定的规律性,这主要是由于该值受图像噪声影响非常大,考虑到以上所有函数的局部极值因子均小于0.08,因此在实际聚焦中选取 $\varepsilon = 0.08$ 即可。

(2)实验及讨论

实验中,本文设置了以下四种情况(为了简洁,聚焦初始方向用 InitDir 表示):

1)离焦距离 D 较小,InitDir 随机选取;

2)离焦距离 D 较大,InitDir 朝焦平面靠近;

3)离焦距离 D 较大,InitDir 远离焦平面;

4)离焦距离 D 随机选取,InitDir 也随机选取。

以上第一种情况为小范围聚焦的情况,离焦距离较小,约为工作距离的1/10,即 $D \approx$ 19 微米,聚焦初始方向随机选取;第二种和第三种情况离焦距离均设置得比较大,约为工作距离的1/3,即 $D \approx 63$ 微米,根据前述分析在这种情况下显微镜聚焦均为大范围聚焦;第四种情况中无论离焦距离还是聚焦初始方向都随机选取,这也是实际聚焦中最为一般的情况。

对以上每种情况,本文各进行20次实验,聚焦实现方式采用"走停式"。为了便于跟传统算法比较,本文也给出采用典型盲人爬山算法进行搜索的实验结果。在这些实验中,为了排除图像内容的干扰,均选取内容较为丰富的玻片进行实验,聚焦函数均选用方差函数,实验结果见表 3 - 3。

表 3-3　大范围聚焦实验结果

实验编号		一	二	三	四
本文算法	成功次数	20	20	18	19
	成功率	100%	100%	90%	95%
传统算法	成功次数	20	10	3	14
	成功率	100%	50%	15%	70%

从以上结果可见,在第一种情况下,无论是本文算法还是传统的盲人爬山算法,聚焦类型全部转换成功;而第二和三种情况下传统的盲人爬山算法成功率仅分别为50%和15%,而本文算法成功率则高达90%以上,尤其是第三种情况下传统算法的成功率极低,这是由于传统算法没有考虑聚焦曲线"平缓区"的搜索策略,而这种情况下聚焦往往是在"平缓区"进行的,因此导致搜索失败;第四种情况是一种随机的情况,包括了小范围聚焦和大范围聚焦,也是实际聚焦中最为一般的情况,在这种情况下本文算法仍能很好地将聚焦类型转换为基本型,成功率高达95%,而传统算法成功率仅为70%;在第三种和第四种两种情况中本文算法分别有 2 次和 1 次实验失败,分析其原因主要是受噪声影响,导致算法误判,进一步分析发现这三组实验相对其他实验而言其标本的图像内容明显偏稀疏,这说明在图像内容较为稀疏的情况下本文算法会受到噪声的影响。

通过分析以上实验结果,可得出如下结论:①在小范围聚焦的情况下,无论是经典盲人爬山算法还是本文算法均能成功靠近焦平面,这也说明经典盲人爬山算法在小范围聚焦的情况下性能是非常优异的;②当聚焦范围较大时,尤其是搜索过程大部分在"平缓区"进行,而且初始搜索方向错误时,传统盲人爬山算法成功率非常低,几乎不能应用到实际的自动聚焦系统中,而相比较而言,本文所提算法则能很好地适应大范围聚焦的情况,算法成功率远远高于传统盲人爬山算法,可应用于实际的自动聚焦系统;③虽然在算法设计中我们考虑了局部极值的影响,并提出了 F 值变化有效因子的概念,但该值也无法完全克服噪声的影响,因为如果将 F 值变化有效性因子的阈值设置过高,虽然防止聚焦局部极值的功能会增强,但是也可能会导致错过真实的全局极值,这种情况经常在图像内容非常稀疏的情况下出现。对于这种情况可以考虑采用本文第二章中的稀疏内容情况下聚焦曲线陡峭区增强算法来增强聚焦曲线陡峭度从而克服噪声影响。

3.4.3.2　基于视频连续反馈的自动聚焦实验

该实验主要验证本文提出的基于视频连续反馈的聚焦实现算法的性能。

(1)速度参数计算

首先根据聚焦系统的配置计算连续聚焦过程中的速度参数。已知显微镜系统景深 $d_f \approx 0.69$ 微米,相机帧率 $f_{camera} \approx 15$ 帧每秒;聚焦函数选用 Brenner 函数,根据第二章计算结果,该函数平均计算时间 $T_{fm} \approx 48$ 毫秒(对于大小为 800 像素 × 600 像素图像),其陡峭区宽度在图像内容丰富的情况下 $W_S \approx 26.4$ 微米,在内容稀疏的情况下 $W_S \approx 5.6$ 微米,当图像内容密度变化时,陡峭区宽度也会随之变化,这里考虑内容稀疏情况,取 $W_S \approx 5.6$ 微米。

将以上相关参数代入式(3.21)可得粗聚焦情况下载物台 Z 轴运动速度的上限：

$$v_z < \frac{W_s}{1/f_{\text{camera}} + T_{fm}} = \frac{5.6\,\mu\text{m}}{(1/15 + 0.048)\,\text{s}} = 48.8\,\mu\text{m/s} \tag{3.28}$$

用同样的方式可计算精细聚焦阶段载物台 Z 轴运动速度的上限，将相关参数代入式(3.24)可得：

$$v_{th} = \frac{d_f}{1/f_{\text{camera}} + T_{fm}} = \frac{0.69\,\mu\text{m}}{(1/15 + 0.048)\,\text{s}} = 6.016\,8\,\mu\text{m/s} \tag{3.29}$$

（2）实验及讨论

由于连续聚焦算法主要应用于多视野扫描过程中，因此重点验证该算法在多视野扫描过程中的可靠性及速度。实验过程为：对第一个视野采用"走停"式进行大范围聚焦，使得载物台回到焦平面附近，然后改用基于视频连续反馈的聚焦算法进行精细聚焦，在第一个视野由于没有可用的先验知识因此连续聚焦的初始方向随机选取；从第二个视野开始，按照第 3.3.3 节初始方向选取方法（这里简称启发式方向选取方法）选取每个视野的初始聚焦方向。为了与传统算法进行对比，除了以上实验外，本文还分别进行了两次对比试验：①采用传统"走停"式进行多视野扫描聚焦；②采用基于视频连续反馈的聚焦，但是初始搜索方向随机选取。

本文选取了 20 个结核杆菌玻片样本，每个玻片扫描 300 个视野，共进行了 60 组实验，分别统计采用不同算法所获取的成功率及聚焦时间，结果如表 3-4 所示，表中将聚焦成功率分为三个级别（分别为大于 96.7%，意味着 300 个视野中至少有 290 个视野聚焦成功；大于 85%；小于 85%），然后分别统计 20 个玻片中每个级别玻片数量及占的百分比。

表 3-4 多视野扫描聚焦实验结果

		聚焦成功率			扫描时间
		>96.7%	85% ~96.7%	<85%	
传统"走停"式	玻片数量	16	3	1	689s/300fields
	百分比	80%	15%	10%	
连续聚焦 + 随机选取方向	玻片数量	18	2	0	420s/300fields
	百分比	90%	10%	0	
连续聚焦 + 启发式方向选取	玻片数量	18	2	0	310s/300fields
	百分比	90%	10%	0	

从结果来看，无论是聚焦成功率还是扫描时间，采用本文连续聚焦及启发式方向选取算法的性能明显优于随机方向选取方法以及传统"走停"式算法。尤其是采用连续聚焦算法后，20 个实验玻片中有 18 个玻片聚焦成功率大于 96.7%，有两个玻片聚焦成功率在 85% ~96.7% 之间；而采样传统"走停"式算法，20 个玻片中有 16 个聚焦成功率大于 96.7%，3 个玻片在 85% ~96.7% 之间，1 个玻片聚焦成功率小于 85%，这意味着 300 个视野中至少有 45 个视野聚焦失败，一旦聚焦失败，这些视野的图像将是不可用的。从扫

描时间来看,传统"走停"式算法耗时最多,扫描 300 个视野的耗时为 689 秒(约 11.5 分),而采用连续聚焦算法后,扫描时间降低为 420 秒(约 7 分),如果再加入本文的启发式聚焦方向选取算法,扫描时间将进一步下降为 310 秒(约 5.2 分,平均每个视野 1.03 秒),速度约是传统"走停"式算法的 2.2 倍,这说明本文的连续聚焦算法及启发式方向选取算法在提高聚焦速度方面是非常有效的。尤其是随着扫描视野数量的增加,本文算法的优势将进一步凸显出来。

这里需要指出的是,如果不考虑载物台 XY 方向的运动时间,那么以上耗时指标会继续降低。在多视野扫描中,载物台离焦距离一般都较小,在几倍的景深范围内(这里以 5 倍景深为例),根据式(3.29)的计算结果,多视野扫描中载物台 Z 轴最大运动速度约为 6 微米/秒,那么理论上平均每个视野的聚焦时间约为 $5 \times (0.69/6) \approx 0.575$ 秒,如果扫描过程中有极个别视野初始聚焦方向选错,则耗时会相应增加,但由于这种情况很少发生,因此平均耗时不会增加太多。而根据以上实验结果发现采用连续聚焦并加入启发式方向选取算法后平均每个视野耗时为 1.03 秒,约为理论时间的 2 倍。这是由于在多视野扫描中,整个流程所耗费的时间除了每个视野的自动聚焦时间外,还包括载物台 XY 方向的移动时间,这个时间取决于相邻视野之间的距离、载物台 XY 方向的运动速度以及整个平台的稳固性。这里尤其要强调的是平台的稳固性,当载物台从一个视野移动到另外一个视野之后载物台并不是立即静止并稳固的,而是会存在由于惯性而导致的机械震动,这点微小的震动经显微镜放大会造成图像的严重模糊,因此在多视野扫描中,载物台每移动一个视野后必须静止一段时间以确保整个平台的稳固,而这个静止过程会耗费一定的时间(本文采用的系统大概需要 200 毫秒),外加上 XY 方向的运动时间,导致多视野扫描中整个流程时间的增加。

因此,自动聚焦不仅与算法相关,其性能还在很大程度上取决于所采用的硬件,尤其是载物台机械传动系统的精度、稳定性、电机控制精度以及 CCD 相机性能(尤其是帧率),甚至所采用的玻片的质量等因素都会对自动聚焦系统的整体性能造成影响。因此在设计自动聚焦系统时要将软件算法与硬件进行综合考虑,同时还要考虑具体的应用背景及应用对象。一方面要选取精度高、稳定性好的机械及控制系统,反过来,也要根据硬件特性来选取最合适的聚焦算法,这是一个不断试验、改进,逐步达到最优的过程。

3.5　本章小结

本章围绕显微镜自动聚焦中的焦平面搜索策略及多视野快速扫描问题展开研究。全面分析了极小景深条件下显微镜大范围聚焦的特点,给出了大范围聚焦向小范围聚焦的转换策略,以提高显微镜自动聚焦的可靠性。并重点介绍了一种基于视频连续反馈的显微镜自动聚焦实现算法,算法建立了显微镜连续聚焦模型以及相关参量之间的函数约束关系,并给出了一种多视野扫描中聚焦初始方向的启发式选取方法。最后基于自行研发的全自动显微镜系统进行了大量实验验证。

第二部分　结核杆菌显微图像的增强、分割与识别

　　结核病是由结核分枝杆菌（简称为结核杆菌）感染引起的慢性传染疾病。根据世界卫生组织（World Health Organization，WHO）2009年统计数据显示，全球现有1370多万结核病患者，每年新增病例927万，死亡177万例。我国是全球22个结核病流行严重的国家之一，发病率仅次于印度，居世界第二位，发病人数约占全球结核病例的14.3%。根据国家卫生部2016年2月发布的全国法定传染病疫情显示，2015年全国结核病发病人数为86万，其中2200余人因病死亡，位居传染病死亡人数的第二位，已经成为仅次于艾滋病的人类健康头号杀手。

　　近年来，随着计算机技术，尤其是图像处理、模式识别等技术的快速发展，计算机辅助医疗诊断方法应运而生。针对结核病的诊断，可以利用先进的图像处理及模式识别等技术，快速准确地从光学显微图像中分割并识别出结核杆菌目标，并通过统计视野中结核杆菌的数量确诊病人的病情，从而可以将检验医师从繁重的检验工作中解放出来，降低了人的主观因素对检测结果的影响，有效提高结核病检测的准确率。针对结核病的计算机辅助诊断方法成了近年来医学图像处理、模式识别领域中的研究热点。

　　本部分介绍结核杆菌显微图像处理的相关技术，包括：结核杆菌显微图像的增强技术（第四章）、结核杆菌显微图像的分割技术（第五章）以及结核杆菌目标的识别技术（第六章、第七章）。

第四章 结核杆菌显微图像增强技术

从本章开始研究结核杆菌显微图像的增强、分割及识别问题。利用光学显微系统自动采集的结核杆菌图像中,往往会出现有的目标边缘较弱、与背景对比度低、目标颜色特性不明显的现象。这是由于在图像采集过程中受到自动聚焦算法、光照强度、相机参数等因素的影响。因此,在对结核杆菌图像采用分割算法提取目标之前,可以先对其进行对比度增强,以避免分割后目标丢失。

根据结核杆菌显微图像的特点,本章重点研究了直方图均衡化类的增强算法,首先介绍了直方图均衡化增强(Histogram Equalization,HE)的原理、存在的问题及改进方法,接着重点介绍了一种基于加权阈值直方图均衡化(Weighted Thresholded Histogram Equalization,WTHE)的彩色图像增强算法,该算法对边缘不清晰、颜色特性不明显的结核杆菌目标进行对比度增强,以避免出现过增强的现象;同时在统计灰度直方图方面引入像素点的邻域信息,以降低背景噪声对增强结果的影响。

4.1 基于直方图均衡化的增强算法概述

4.1.1 直方图均衡化增强算法原理

考虑二维图像 $F(i,j)$,它的灰度级取值 $\{W_0,W_1,\cdots,W_k,\cdots,W_{V-1}\}$。那么图像中 W_k 的概率密度函数(Probability Density Function,PDF)可以表示为

$$P(W_k) = n_k/n \qquad (4.1)$$

其中:$k=0,1,\cdots,V-1$;n_k 表示第 k 个灰度级的像素个数;n 表示图像总的像素个数。通过概率密度函数 $P(\cdot)$ 我们可以得到累积分布函数(Cumulative Distribution Function,CDF)

$$C(W_k) = \sum_{j=0}^{k} P(W_j) \qquad (4.2)$$

其中 $k=0,1,\cdots,V-1$,并且 $C(W_{V-1})=1$。利用式(4.2)对输入图像的灰度级进行变换得到新的灰度值

$$H(W_k) = W_0 + (W_{V-1} - W_0) \times C(W_k) \qquad (4.3)$$

通过上述变换可将输入图像的灰度级拉伸到 $[W_0,W_{V-1}]$ 的范围,并且变换后的图像直方图接近均匀分布,使一定灰度范围内的像素数量大致相同,从而达到对比度增强的效果。图 4-1 所示为对 lena 图像进行 HE 增强的结果。

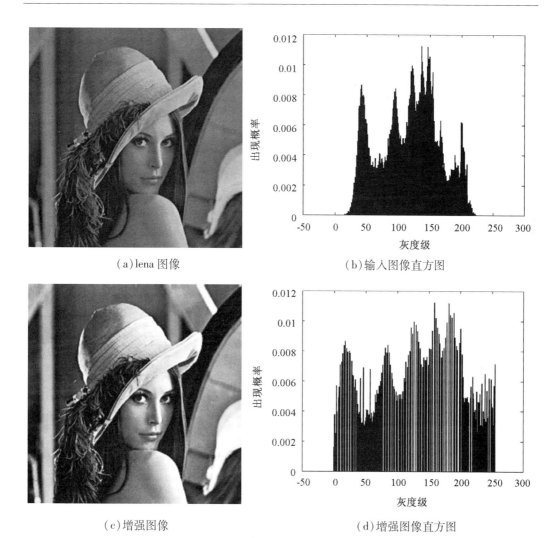

（a）lena 图像　　　　　　（b）输入图像直方图

（c）增强图像　　　　　　（d）增强图像直方图

图 4 - 1　直方图均衡化增强结果

从上述增强过程中可以看出,HE 算法存在一定的不足。首先,该算法对输入图像中所有像素都进行灰度变换,是一种全局性的对比度拓展,使得在某些图像细节上增强效果不明显;其次,会出现过增强现象,图像中灰度级增强前后的增量可由下式推出

$$\Delta H(W_k) = H(W_k) - H(W_{k-1}) = (W_{V-1} - W_0) \cdot P(W_k) \tag{4.4}$$

因此,灰度级 W_k 的增量与输入图像中该灰度级的概率成正比。由于二维图像 $F(i,j)$ 的灰度级 W_k 和概率密度函数 $P(\cdot)$ 是离散的,HE 算法会使得 $P(\cdot)$ 较高的灰度级出现过增强,而 $P(\cdot)$ 较高的往往对应图像的背景像素,使得增强后的图像引入部分背景噪声;而且增强后图像亮度发生改变,为了方便推算假设灰度 w 是一连续的随机变量 $w \in [W_0, W_{V-1}]$,且增强后的图像灰度服从均匀分布

$$P(w) = 1/(W_{V-1} - W_0) \tag{4.5}$$

则增强后图像的平均亮度为

$$E(F) = \int_{W_0}^{W_{V-1}} w \cdot P(w)\,\mathrm{d}w = \frac{(W_{V-1} + W_0)}{2} \qquad (4.6)$$

由此可以看出增强后图像的平均亮度与输入图像的平均亮度无关,而是基本处在中间灰度级附近。HE 增强后图像平均亮度的改变,将会在视觉上影响图像的整体效果,同时也会影响后面的图像分割与目标识别的精度。HE 算法在对比度增强方面存在一定的局限性,对于灰度分布相对平均的输入图像来说增强效果理想,而对于灰度分布相对集中的输入图像来说则增强效果不理想,因此有许多学者提出了基于 HE 的改进算法。

4.1.2 直方图均衡化的改进算法描述

为了减少增强图像平均亮度的变化,Kim 等提出了一种基于亮度保持的双直方图均衡化(Brightness preserving Bi-Histogram Equalization, BBHE)算法,该算法首先根据输入图像的亮度均值将原灰度直方图分割成两个子直方图,然后再分别对这两个子直方图采用传统的 HE 变换,该方法对增强图像的亮度保持起到了一定的作用。Wang 等提出了一种基于等面积双子图像的直方图均衡化(Dualistic Sub-Image Histogram Equalization, DSIHE)算法,该算法与 BBHE 算法类似,不同的是根据亮度中值分割灰度直方图,结果表明 DSIHE 算法在亮度保持方面优于 BBHE 算法。基于递归均值分割的直方图均衡化(Recursive Mean-Separate Histogram Equalization, RMSHE)算法和基于递归中值子图像的直方图均衡化(Recursive Sub-Image Histogram Equalization, RSIHE)算法则分别是 BBHE 和 DSIHE 的改进算法,它们将原灰度直方图分割成 2^r 个子直方图(r 表示迭代次数),以此来进一步降低传统 HE 算法对图像亮度的影响。它们的缺点则是很难找出最优的 r 值,r 越大亮度保持效果越好,但图像增强效果越差,并且所得子直方图个数只能限定在 2 的倍数。

为了克服上述缺点,部分学者通过分析灰度直方图的形状特点来确定直方图的分割点。Wongsritong 等提出了一种基于亮度保持多峰分割的直方图均衡化(MultiPeak Histogram Equalization with Brightness Preserving, MPHEBP)算法,在对直方图进行一维滤波平滑之后,根据直方图的局部极大值对其进行分割得到子直方图,然后再对各子直方图采用传统的 HE 变换。Ibrahim 等提出了一种动态直方图均衡化(Dynamic Histogram Equalization, DHE)算法,该算法选取直方图的局部极小值分割直方图,并且在对各子直方图进行 HE 变换之前,重新划分子直方图增强后的动态范围,以减少对图像细节的丢失。基于亮度保持的动态直方图均衡化(Brightness Preserving Dynamic Histogram Equalization, BPDHE)算法则是融合了 MPHEBP 和 DHE 算法,并且在直方图均衡化后增加了亮度规范化以加强对原有图像亮度的保持,但此类通过分析直方图的形状特点动态确定直方图分割点的方法较为烦琐,若输入直方图形状不平滑,则会产生较多的子直方图,影响图像的增强效果。

Yang 等提出了一种基于直方图修改的 BUBO(bin underflow and bin overflow)算法,通过参数设定输入图像灰度直方图的上下限,并基于此修改输入图像的概率密度函数,然后进行传统的 HE 变换。该算法简单有效,并且可以通过调整参数的大小控制图像增强的程度。Wang 等对 BUBO 算法进行了拓展与完善,提出了 WTHE 算法。该算法将变换

$\Omega(\cdot)$作用于输入图像的概率密度函数上,如式(4.7)所示,其中$P(\cdot)$和$P_T(\cdot)$分别表示变换前后的概率密度函数;P_u和P_l分别是变换$\Omega(\cdot)$的阈值上限和下限,概率密度高于P_u的灰度级在 HE 变换之后的灰度增量等于$\Delta H(W_k) = (W_{V-1} - W_0) \cdot P_u$,这样可以避免概率密度较高的灰度级产生过增强,$P_u$取值满足$P_u = v \cdot P_{max}, v \in [0,1]$,$P_{max}$是概率密度函数(Probability Density Function, PDF)的最大值;P_l用于消除对应概率密度极小的灰度级,便于更好地利用全局动态范围,P_l一般取极小的常数;参数r是幂律函数的指数,用于控制增强算法的强度,当$r<1$时,低概率密度的灰度级被赋予较高的权重,也从一定概率上降低了过增强的产生。传统的 HE 算法是当 WTHE 算法取$r=1, P_u=1, P_l=0$时的特例,而 BUBO 算法则是当 WTHE 算法取$r=1$,P_u和P_l满足其阈值机制时的一种情况。

$$P_T(W_k) = \Omega(P(W_k)) = \begin{cases} P_u, & P(W_k) > P_u \\ \left(\dfrac{P(W_k) - P_l}{P_u - P_l} \right)^r, & P_l \leqslant P(W_k) \leqslant P_u \\ 0, & P(W_k) < P_l \end{cases} \qquad (4.7)$$

WTHE 算法在灰度映射时引入均值调整因子,用来补偿传统 HE 变换给图像的平均亮度带来的变化,如下面公式所示。

$$H(W_k) = M_{adj} + W_{out} \times C(W_k) \qquad (4.8)$$

其中W_{out}是输出图像的动态范围,一般取$W_{out} = \min(255, G_{max} \times W_{in})$,$W_{in}$是输入图像的动态范围,$G_{max}$是预设的动态范围最大增益,$M_{adj}$是均值调整因子。当$W_{out} = W_{V-1} - W_0$,$M_{adj} = W_0$时,该过程转换成传统的 HE 算法。

WTHE 算法实现了对图像增强强度的控制,有效避免了过增强的出现,并且维持了增强后图像的平均亮度。但是该算法对于结核杆菌图像来说仍然存在一定的问题:首先,结核杆菌图像的灰度取值范围较窄、相对集中,并且背景像素占图像的主要部分,这使得在增强过后容易产生一定的噪声;其次,同一幅结核杆菌图像中会出现有的目标对比度明显,有的目标对比度较弱,若都进行对比度增强则会使原本对比度明显的目标出现过增强。因此,针对上述结核杆菌图像的特点,我们对 WTHE 算法进行了改进,4.2 节对此进行了详细的阐述。

4.2　基于 WTHE 的彩色图像增强算法

算法流程如图 4-2 所示,为了在增强图像对比度的同时不改变图像的彩色信息,首先将输入图像从 RGB 颜色空间转换到 YCbCr 颜色空间,然后只对其中的 Y(即亮度)通道进行对比度增强,并将增强后的 Y 通道与 CbCr 通道合并,最后再将其转换成 RGB 图像输出,下面详细介绍 Y 通道增强的关键步骤。

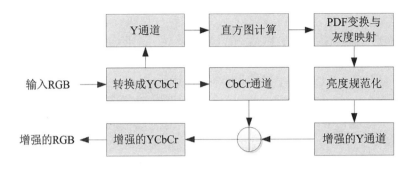

图 4 - 2　增强算法流程图

4.2.1　直方图计算

灰度直方图中的"尖峰"是由大量灰度相同的像素造成的,这些像素主要来自于输入图像中的平坦区域,这些区域在增强后的图像中往往夹杂着噪声,为了避免出现上述现象,在统计直方图时统计那些与领域像素具有一定对比度的像素;其次,对于结核杆菌图像来说,结核杆菌目标的个体较小,背景像素占据了图像的大部分区域,故背景像素的平均灰度接近图像的平均灰度,而对比度较弱的目标灰度往往与背景像素的灰度比较接近,因此可以通过统计与图像平均灰度比较接近的像素找出弱对比度目标的灰度范围。

为了降低算法的复杂度,我们通过计算像素在水平方向上的灰度差值来表征一个像素是否在其邻域内具有充分的对比度,如式(4.9)所示。

$$|F(i,j) - F(i,j+d)| > T_1 \tag{4.9}$$

$$|F(i,j) - \bar{F}| < T_2 \tag{4.10}$$

其中,$F(i,j)$ 表示第 i 行第 j 列的像素值,d 表示水平方向像素点之间的距离,当 $d=2$ 时式(4.9)可表示为带通滤波器,可以有效减弱高频噪声,因而我们取 $d=2$,而 T_1 表示像素邻域对比度阈值;式(4.10)中 $\bar{F}$ 表示图像的平均灰度,利用阈值 T_2 确定与图像平均灰度相近的像素。

计算直方图时统计同时满足上面两个公式的图像像素,可以得到针对对比度较弱的目标像素的灰度直方图,从而可以更加有效地增强对比度较弱的像素区域,并且还能减少对平坦区域增强后产生的噪声。

图 4 - 3 所示是所提算法统计的直方图结果。图 4 - 3(a)(见附录彩图 5)是输入图像(图中粉红色区域是目标,蓝色区域是杂质,面积最大的区域是背景。图中有的目标对比度强,有的目标对比度弱。图 4 - 3(b)是对应的 Y 通道图像,图中所标记的白色点是找到的满足条件的像素点,其中背景的平坦区域中所涵盖的像素点并不多。图 4 - 3(c)中白色区域是图 4 - 3(b)中满足条件的像素点的灰度级所覆盖的区域,从中也可以看出这些区域中不包含与图像平均灰度相差较大的区域,图 4 - 3(d)是计算得到的直方图。

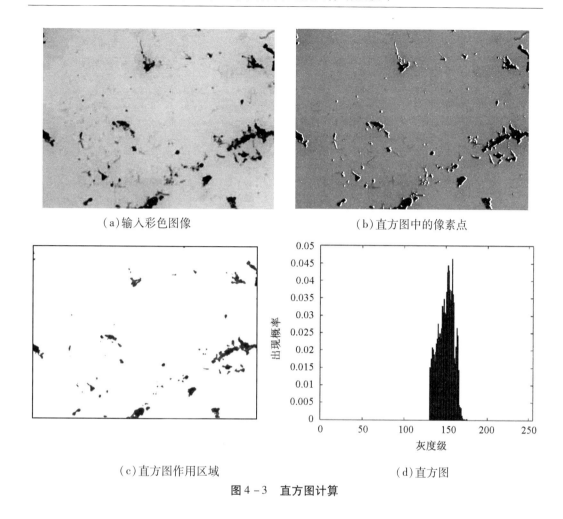

　　　　（a）输入彩色图像　　　　　　　　　　　　（b）直方图中的像素点

　　　　（c）直方图作用区域　　　　　　　　　　　（d）直方图

图 4 - 3　直方图计算

4.2.2　PDF 变换与灰度映射

　　根据上述方法得到统计直方图 h 后,首先,确定该直方图的动态范围,即 $W_{in} = W_{max} - W_{min}$,其中 W_{max} 和 W_{min} 是直方图 h 所对应灰度级的最大值和最小值;然后,计算出各灰度级对应的概率 $P(\cdot)$,利用 WTHE 算法中的变换 $\Omega(\cdot)$ 得到修改后的概率密度函数 $P_T(\cdot)$,并计算出累积分布函数 $C(\cdot)$;最后,采用如下方法进行灰度映射

$$H(W_k) = W_{start} + W_{out} \times C(W_k) \tag{4.11}$$

其中,W_{out} 表示输出直方图的动态范围,其取值与式(4.8)一致;W_{start} 表示映射的灰度起始值,我们取 $W_{start} = W_r \times W_{min}$,其中参数 $W_r \in [0,1]$。

4.2.3　亮度规范化

　　WTHE 算法利用均值调整因子 M_{adj} 保持图像的亮度,首先假设 $M_{adj} = 0$ 得到增强后的图像 $\tilde{F}(i,j)$,然后令 M_{adj} 等于增强后图像平均亮度与输入图像平均亮度的差值,利用式(4.8)对增强后的图像进行亮度调整。根据输入图像的平均亮度与增强后图像的平均

亮度之比来调整增强后图像的亮度

$$F_o(i,j) = (M_i/M_o)\tilde{F}(i,j) \tag{4.12}$$

式中,M_i 和 M_o 分别是输入图像和增强图像的平均亮度,$\tilde{F}(i,j)$ 表示增强后的图像,$F_o(i,j)$ 为最终输出图像。

4.3　实验结果与讨论

4.3.1　实验平台与参数设置

采用本团队自主研发的一套结核病计算机辅助诊断系统采集结核杆菌图像,如图 1-1 所示。该系统采用 Olympus 显微镜光路系统以及 SONY CCD 相机,其中物镜放大率为 100 倍,CCD 相机分辨率为 1360 像素×1024 像素。实验环境采用 MATLAB R2015a,电脑 CPU 为 AMD Athlon™ II X4,内存为 8GB。

根据所提算法所用到的参数,将其设置如下:直方图计算时采用的两个阈值分别取 $T_1 = 4, T_2 = 30$;在 PDF 变换时,控制 P_u 取值的参数 $v = 0.4$,P_l 参照 WTHE 算法取 $P_l = 0.000\,1$,幂律函数的指数 $r = 0.5$;在灰度映射时,动态范围的增益 $G_{max} = 4$,起始值参数 $W_r = 0.9$。对比实验中 WTHE 算法所用的参数设置为 $v = 0.1, r = 0.5, G_{max} = 2$。

4.3.2　图像增强结果

分别从对比度增强、平均亮度保持和峰值信噪比三个方面评价图像增强后的质量:

增强评价(Measure of Enhancement,EME)用于度量图像的对比度,其表达式如下

$$EME = \frac{1}{k_1 k_2} \sum_{l=1}^{k_2} \sum_{k=1}^{k_1} 20\lg_{10} \frac{I_{\max;k,l}^w}{I_{\min;k,l}^w + c} \tag{4.13}$$

它是将图像分成不重叠的个块,然后基于区域中的最大值 $I_{\max;k,l}^w$ 和最小值 $I_{\min;k,l}^w$ 度量每一块区域的对比度(c 是大于 0 的极小常数),最后再计算它们的平均值。EME 值越大表明图像对比度越强,根据图像的大小取 $k_1 = k_2 = 8$,即每一块大小为 170×128。

绝对平均亮度误差(Absolute Mean Brightness Error,AMBE)用于计算增强前后图像平均亮度的误差,其表达式为

$$AMBE = |\bar{F} - \bar{F}_o| \tag{4.14}$$

其中,$\bar{F}$ 和 $\bar{F}_o$ 分别表示增强前后图像的平均亮度。

峰值信噪比(Peak Signal to Noise Ratio,PSNR)用于表示增强前后图像之间的峰值信噪比(单位 dB)

$$PSNR = 10 \times \lg_{10}\left(\frac{l^2}{MSE}\right) \tag{4.15}$$

$$MSE = \frac{1}{MN} \sum_{i=1}^{M} \sum_{j=1}^{N} (F(i,j) - F_o(i,j))^2 \tag{4.16}$$

其中,MSE 表示增强图像 $F_o(i,j)$ 与输入图像 $F(i,j)$ 的均方误差,l 表示图像所能取到的

最大值，M 和 N 分别表示图像的高和宽。

　　图 4-4 所示是不同算法对某一幅图像的 Y 通道增强得到的结果，表 4-1 是各算法所对应的评价结果。结合两者结果可以看出，HE 算法虽然 EME 值最高，但是其 $AMBE$ 最高、$PSNR$ 最低，表明增强后图像的平均亮度也发生了变化，并且出现了大量的噪声，从视觉角度也可以直观地看出 HE 算法得到的图像质量最差，出现了严重的过增强现象；WTHE 算法的 EME 和 $AMBE$ 值均低于 HE 算法，$PSNR$ 高于 HE 算法，表明该算法在一定程度上避免了过增强，维持了图像的平均亮度，并降低了噪声对图像的干扰；而所提算法所得结果的 EME 和 $PSNR$ 高于 WTHE 算法，$AMBE$ 值低于 WTHE 算法，表明所提算法在对比度增强、亮度保持和噪声抑制这三个方面都优于 WTHE 算法。

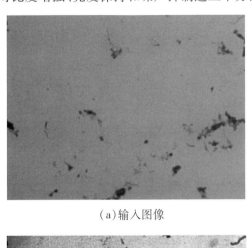

（a）输入图像　　　　　　　　　　　　　　（b）HE 增强结果

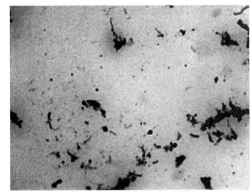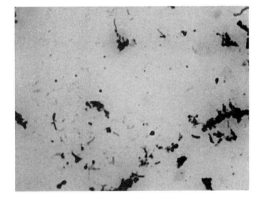

　　（c）WTHE 增强结果　　　　　　　　　　（d）所提算法增强结果

图 4-4　Y 通道图像增强结果对比

表 4-1　对应评价结果

方法	EME	$AMBE$	$PSNR/dB$
HE	47.34	20.202 6	27.21
WTHE	12.96	0.044 1	33.38
所提算法	15.55	0.000 2	39.15

图 4-5 所示是图 4-4 中的图像所对应的直方图。从图中看出,结核杆菌图像的直方图动态范围较窄,并且分布相对集中,若直接对其进行 HE 变换,则会在很大程度上改变直方图的形状,由图可知,这样在图像对比度增强的同时改变了图像的平均亮度,并引入了大量噪声降低了图像的质量;WTHE 增强结果的直方图形状与 HE 算法的相比则比较接近输入图像的直方图形状,在对比度增强的同时保持图像平均亮度、降低噪声的影响,而所提算法的结果所对应的直方图形状则更加接近输入图像的直方图形状。

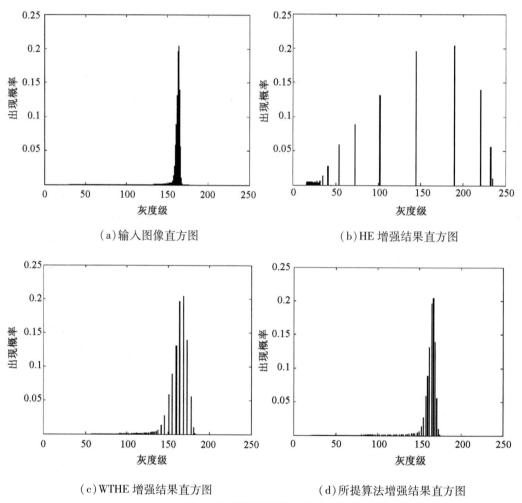

（a）输入图像直方图   （b）HE 增强结果直方图

（c）WTHE 增强结果直方图   （d）所提算法增强结果直方图

图 4-5　增强结果直方图对比

图 4-6 所示是各增强算法得到的彩色图像增强结果,分别为 HE 增强结果(见附录彩图6),WTHE 增强结果(见附录彩图7),所提算法增强结果(见附录彩图8)。从图中我们也可以看出所提算法所得到的结果从整体上更接近输入彩色图像,在增强对比度较弱的目标区域的同时,没有引入过多的噪声。HE 算法则引入了大量的噪声并且出现了严重的过增强,WTHE 算法虽有所改善,但在背景区域仍存在一些噪声。

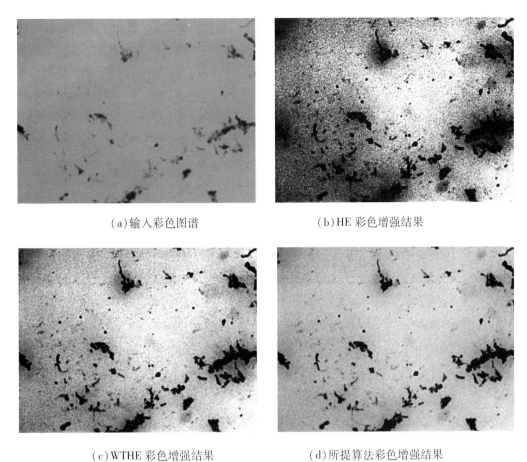

（a）输入彩色图谱　　　　　　　　（b）HE 彩色增强结果

（c）WTHE 彩色增强结果　　　　　（d）所提算法彩色增强结果

图 4 - 6　彩色图像增强结果对比

　　图 4 - 7 所示是所提算法对其他彩色图像的增强结果，其中图 4 - 7(a)中各行是不同的彩色图像，图 4 - 7(b)是各图像对应的增强结果。

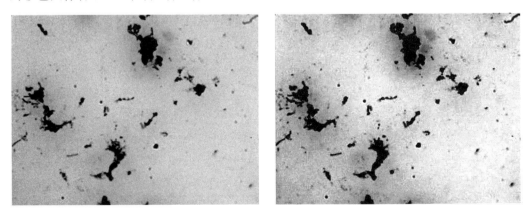

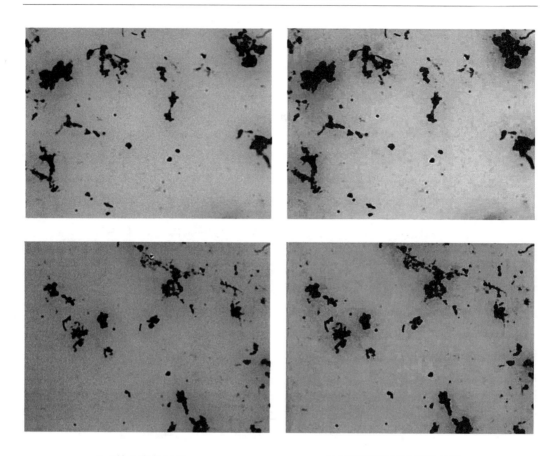

(a)输入彩色图像   (b)所提算法彩色增强结果

图4-7 本文算法彩色图像增强结果

本书选取了50幅结核杆菌图像,采用上面所述的 *EME*、*AMBE*、*PSNR* 指标定量评价各算法在 Y 通道的增强结果,表4-2所示是这50幅图像的平均结果。所提算法所得的 *AMBE* = 0.09,*PSNR* = 40.93dB,说明从亮度保持和噪声抑制两个方面所提出的算法均占有明显的优势,同时在对比度增强方面,所提算法与 WTHE 相比也有所提高,虽然 HE 算法的 *EME* 值最高,但是由于出现了过增强,导致其图像的增强效果并不理想。

表4-2 增强算法的定量评价

方法	*EME*	*AMBE*	*PSNR*/dB
HE	45.11	16.69	27.31
WTHE	11.07	0.51	34.26
所提算法	13.25	0.09	40.93

4.4 本章小结

　　本章主要介绍了结核杆菌彩色图像在增强方面的研究结果,具体包括如下两个方面。①介绍了传统 HE 增强算法的基本原理,概述了一些有关 HE 增强的改进算法,并分析了相关算法所存在的问题;②针对结核杆菌图像的特点,介绍了一种基于 WTHE 的彩色图像增强算法。实验结果表明,该算法所得到的增强结果在增强对比度的同时,还降低了噪声的干扰,更好地保持了图像的平均亮度,为后续的图像分割和目标识别提供了基础。

第五章　结核杆菌显微图像分割技术

结核杆菌图像分割的目的是将疑似结核杆菌的目标从图像中提取出来,为下一步的目标识别提供依据,分割质量的高低是目标识别成功与否的关键,良好的图像分割结果可以提高目标识别的准确率,增强医学显微图像处理系统的可靠性和实用性。

本章主要介绍两种分割方法:基于颜色特征的分割方法和基于分水岭算法的分割方法。在抗酸染色方法中,结核杆菌目标的颜色是典型的红色(或红紫色)(见附录彩图9),因此颜色特征是结核杆菌目标最基本的特征。与其他特征相比,颜色特征对图像的尺度缩放、旋转等空间几何变化不敏感,具有很好的稳健性,因此常常用于彩色图像的分割及目标识别等领域。分水岭变换是一种基于区域的图像分割算法,它对微弱边缘具有良好的响应,并且分割精度高、可以获得闭合的连通区域,因此被广泛地应用于自然图像、医学图像分割等领域。这两种方法各有所长,互为补充,可以较好地解决结核杆菌显微图像分割问题。

5.1　基于颜色特征的分割

5.1.1　多阶段多层次图像分割框架

由于抗酸染色结核杆菌显微图像的采集是一个比较复杂的过程,从标本获取、玻片制作到显微镜光路系统成像至电子目镜中的 CCD 或 CMOS 传感器并最终将图像传输至计算机,这整个过程中,每个环节都影响着显微图像的质量和效果,当其中某个环节有所变化时,图像中结核杆菌目标的颜色会发生一定范围的变化。尤其应该注意到上一章中建立的颜色模型是针对总体样本而言的,对于某个给定样本,其颜色分布在总体样本范围内,但分布范围没有总体样本广,目标及背景颜色均会在总体样本范围内发生一定的变化,这就要求图像分割算法能适应这些变化,既不因为目标颜色偏蓝而漏检,也不能因为背景颜色偏红而误检。

针对以上情况,一种最直接的方式就是首先以最宽泛的阈值对图像进行分割,以确保无论图像发生什么变化均不会造成目标漏检,然后利用各种信息对分割结果进行细化,逐步剔除伪目标。本节正是基于此思路设计图像分割算法,采取由粗到精、逐步细化、层层筛选的多阶段、多层次分割策略。具体来说,分割算法由两个阶段、三个层次组成,如图 5-1 所示。

粗分割(第一级分割)由两个并行步骤组成,首先以目标的颜色分布模型为先验知识

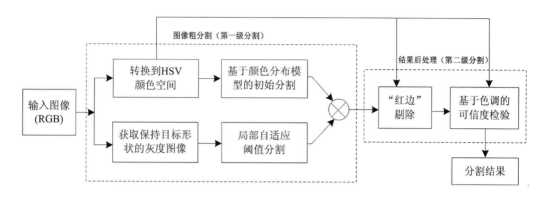

图 5 - 1　多阶段多层次图像分割框架流程

在 HSV 颜色空间对图像进行初始分割,这个阶段分割的主要目的是剔除大部分的背景和杂质,尽可能保留所有的疑似目标,以确保无论标本、染色及背景情况怎么变化,结核杆菌目标都不会被遗漏;考虑到目标形状信息的大部分由图像的亮度分量(也即灰度图像)表征,因此在进行初始分割的同时,将彩色图像转换为灰度图像,并利用基于高斯加权的局部自适应阈值方法提取目标的形状并分离粘连目标和背景,对灰度图像的获取本书采用基于彩色图像梯度重建的方法,以保证所获取的灰度图像严格保持了原始彩色图像的目标形状信息。待以上两个并行步骤完成后,将两次分割结果进行融合,即可得到粗分割结果。

结果后处理(第二级分割)主要是对粗分割结果进行细化,剔除粗分割阶段出现的大部分伪目标,这个阶段的分割由两个串行步骤组成:"红边"剔除和基于色调的可信度检验。所谓"红边"是指出现在一些杂质外围的与结核杆菌目标颜色非常相似的红色背景,这类背景无论是颜色还是形态都与结核杆菌目标非常相似,因此对图像分割结果影响很大。本书主要利用"红边"外包围区域的灰度差异对"红边"进行剔除。基于色调的可信度检验是为了剔除粗分割阶段由于阈值范围过宽而出现的伪目标,这实际上是一个层层筛选、逐步细化的过程。

以上两个分割阶段可以划分为三个层次:第一个层次是利用目标颜色特征的分割,颜色特征是结核杆菌目标最重要的特征,基于目标颜色特征的初始分割是后续分割的基础;第二个层次是利用目标灰度特征的分割,这个层次的分割主要是为了使分割结果保持目标原有的形状,同时分离一些粘连的背景和目标,以方便后续的形态分析;第三个层次是利用结核杆菌显微图像一些特殊特点的分割,这些特点是基于对大量结核杆菌显微图像观察得出的经验性结论,比如"红边"现象,同一标本结核杆菌目标颜色一致性现象等,在分割结果后处理中正是利用这些结论进行伪目标的剔除。

5.1.2　颜色空间分析及选取

对彩色图像进行处理,选取合适的颜色空间至关重要。同一种颜色在不同的颜色空间中具有不同的表达方式,因而也有不同的产生及应用背景。有些颜色空间很适合图像的显示(比如 RGB 颜色空间),有些颜色空间则具有很好的色差均匀性(比如 CIE $L^* a^* b^*$ 颜色空间),而有些颜色空间很好地模拟了人类感觉颜色的方式,具有很好的视觉一致性,比如 HSV(hue, saturation, value)颜色空间。不同的颜色空间可以看成是同一种颜色在不同坐标体系下的分量值,因此,颜色空间的转换过程可以看成是坐标的变换过程,这种变换有线性的,也有非线性的。王泽兵等将颜色空间分为三类:第一类主要应用于图像的显示及传输领域,如在彩色监视器上常采用的 RGB 颜色空间,在印刷业中广泛应用的 CYM(cyan,magenta,yellow)颜色空间,以及计算机中常用的 YC_bC_r 颜色空间;第二类是由国际照明委员会(Coherent Infrared Energy,CIE)推荐的一系列颜色空间,其中典型的有 CIE 在 1931 年推荐的 XYZ 颜色空间,然而该颜色空间色差表示不均匀,因此 CIE 于 1976 年推荐了 LCS 体系,其中代表性的是 $L^*a^*b^*$ 颜色空间和 $L^*u^*v^*$ 颜色空间;第三类为视觉一致性颜色空间,具有代表性的是 HSV 颜色空间。下面我们介绍几种典型的颜色空间,并给出这些颜色空间与 RGB 颜色空间之间的转换关系,然后分析这些颜色空间的优缺点,并选出适合结核杆菌特征表示的颜色空间。

5.1.2.1 典型颜色空间分析

(1)RGB 颜色空间

RGB 颜色空间用 R(Red)、G(Green)、B(Blue)三种基本颜色分量来表征图像的颜色,是一种常见的颜色空间,广泛应用于图像的显示及存储领域。大多其他的颜色空间也是在 RGB 颜色空间的基础上进行线性或非线性的坐标变换得到的。RGB 颜色空间可以用三维空间中的立方体进行表示,空间中的三个坐标轴分别与 R、G、B 三基色相对应,坐标原点对应黑色,距离坐标原点最远的顶点对应白色,其他颜色则位于立方体内。图 5-2(a)给出了一幅典型的结核杆菌显微图像(见附录彩图 9 右图),图 5-2(b)~(d)分别给出了该图像在 RGB 颜色空间中单通道图像。从图像中可以看出,这三个通道对目标概貌(或形态)的保持能力是不同的,绿色分量(G 通道)相比其他两个分量(R 通道和 B 通道)更能反映图像的基本概貌,R 通道次之,B 通道最差。这种现象可以从物理原理得到解释,人眼对绿色分量最敏感,红色分量次之,蓝色分量最差。

RGB 颜色空间虽然应用非常广泛,但在图像处理及分析中很少直接应用,这是由于 RGB 颜色空间中三个分量间是高度相关的,对任何一个分量进行处理都会影响其他分量,该颜色空间的另外一个缺点是其色差不均匀,两个颜色之间的直接差异不能用它们间的欧氏距离进行刻画,这给不同目标的颜色比较及匹配造成困难。因此,在图像处理中往往需要将图像从 RGB 颜色空间转换到其他颜色空间,待处理完毕后,再转换到 RGB 颜色空间进行图像的存储和显示。

(2)归一化 RGB 颜色空间(Normalized RGB,NRGB)

该颜色空间对 RGB 颜色空间中的每一个颜色分量进行了归一化处理,从而克服了光强变化对图像颜色的影响。用小写字母 r、g、b 分别表示 NRGB 颜色空间中的三个分量值,则其与 RGB 颜色空间的转化关系如下:

$$\begin{cases} r = R/(R+G+B) \\ g = G/(R+G+B) \\ b = B/(R+G+B) \end{cases} \tag{5.1}$$

(3)YC_bC_r 颜色空间

YC_bC_r 颜色空间主要用于彩色图像及视频信号的编码及传输,如 JPEG 图像编码标准和 MPEG 视频编码标准中正是采用了该颜色空间。YC_bC_r 颜色空间中,Y 代表亮度分量,

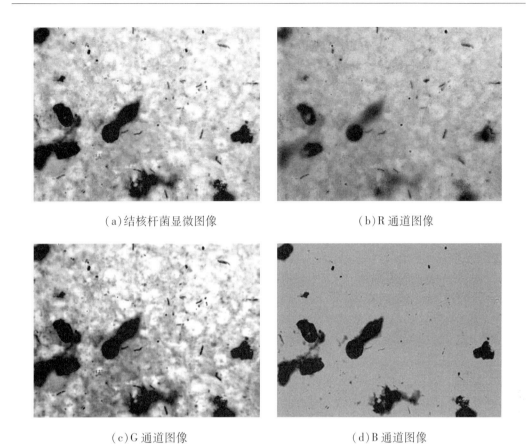

(a)结核杆菌显微图像　　　　　　　　　　　　(b)R 通道图像

(c)G 通道图像　　　　　　　　　　　　(d)B 通道图像

图 5 - 2　彩色图像及其 RGB 单通道图像

C_b 和 C_r 分别代表两个色差分量。它与 RGB 颜色空间的转换关系如下:

$$\begin{bmatrix} Y \\ C_b \\ C_r \end{bmatrix} = \frac{1}{256} \begin{bmatrix} 65.738 & 129.057 & 25.064 \\ -37.945 & -74.494 & 112.439 \\ 112.439 & -94.154 & -18.285 \end{bmatrix} \begin{bmatrix} R \\ G \\ B \end{bmatrix} + \begin{bmatrix} 16 \\ 128 \\ 128 \end{bmatrix} \tag{5.2}$$

(4)CIE 感知均匀颜色空间

CIE 感知均匀颜色空间是在 CIE XYZ 颜色空间的基础上发展而来的,这里所谓的"感知均匀(perceptually uniform)"是指颜色空间中色差的变化是"均匀的""近似线性的",即该颜色空间中任意两种颜色差异的大小与人眼所能感受到的颜色的差异大小是一致的,从而是"感知均匀"的。在感知均匀的颜色空间中,可以直接用欧氏距离进行颜色的比较及匹配。目前典型的感知均匀颜色空间有两种:CIE $L^*a^*b^*$ 颜色空间和 CIE $L^*u^*v^*$ 颜色空间。这两个颜色空间也实现了色度(用两个色差分量来表示)和亮度(L^* 分量)的分离,其中 a^*(或 u^*)表示红绿色差,b^*(或 v^*)表示黄蓝色差。要将图像从 RGB 颜色空间转换到这两种颜色空间,则首先需要转换到 CIE XYZ 颜色空间作为过渡:

$$\begin{bmatrix} X \\ Y \\ Z \end{bmatrix} = \begin{bmatrix} 0.607 & 0.174 & 0.200 \\ 0.299 & 0.587 & 0.114 \\ 0.000 & 0.066 & 1.116 \end{bmatrix} \begin{bmatrix} R \\ G \\ B \end{bmatrix} \tag{5.3}$$

然后再分别转换到 CIE $L^*a^*b^*$ 颜色空间和 CIE $L^*u^*v^*$ 颜色空间,需要注意的是这两种颜色空间中亮度分量 L^* 是一样的,而色差分量的定义则不同。亮度分量 L^* 定义为:

$$L^* = 116f\left(\frac{Y}{Y_w}\right) - 16 \tag{5.4}$$

其中,Y_w 为标准白光对应的 Y 值,函数 $f(x)$ 定义如下:

$$f(x) = \begin{cases} x^{\frac{1}{3}}, x > 0.008\ 856 \\ 7.787x + \dfrac{16}{116}, x \leqslant 0.008\ 856 \end{cases} \tag{5.5}$$

对 CIE $L^*a^*b^*$ 颜色空间,其色差分量 a^* 和 b^* 定义为:

$$\begin{cases} a^* = 500\left[f\left(\dfrac{X}{X_w}\right) - f\left(\dfrac{Y}{Y_w}\right)\right] \\ b^* = 200\left[f\left(\dfrac{Y}{Y_w}\right) - f\left(\dfrac{Z}{Z_w}\right)\right] \end{cases} \tag{5.6}$$

其中,函数 $f(x)$ 的定义同式(5.1)。对 CIE $L^*u^*v^*$ 颜色空间,其色差分量 u^* 和 v^* 定义为:

$$\begin{cases} u^* = 13L^*(u' - u'_w) \\ v^* = 13L^*(v' - v'_w) \end{cases} \tag{5.7}$$

其中

$$\begin{cases} u' = \dfrac{4X}{X + 15Y + 3Z} \\ v' = \dfrac{9Y}{X + 15Y + 3Z} \end{cases} \tag{5.8}$$

而 u'_w 和 v'_w 则是标准白光对应的 u^* 和 v^* 值。

(5)HSV 颜色空间

HSV 颜色空间以人类观察颜色的视觉特征为基础,采用色调(Hue,H)、饱和度(Saturation,S)和亮度(Value,V)三种属性来表示颜色。其中色调描述基本颜色,比如我们一般意义上说的红色、蓝色等概念,饱和度描述颜色的纯度或深浅程度,比如红色有深红色和浅红色之分,而亮度则表征图像的明暗程度。与其他颜色空间相比,HSV 颜色空间将图像的色彩信息和亮度信息分开表示,更加符合人类对颜色的感知心理。另外,该颜色空间中各个分量间是相互独立的,对一个分量的处理不会影响其他分量,因此在图像处理中得到了广泛应用。HSV 颜色空间有很多变种,比如 HSI(hue-saturation-intensity)、HLS(hue-lightness-saturation)以及 HSB(hue-saturation-brightness)颜色空间等。

HSV 颜色空间可采用三维空间中倒圆锥体进行表示,如图 5-3(见附录彩图 10(a)~(b))所示,圆锥底面代表色调值,其取值范围为 0° 到 360°,代表着颜色从红色过渡至黄色、绿色、蓝色,最后又回到红色,圆锥任一截面的半径大小代表饱和度值,因此在圆锥体中轴上任何一点的饱和度值为 0,越靠近圆周,饱和度值越大,在圆周上饱和度达到 100%(为了统一,一般转化为 255,见式 5.9),圆锥体的中轴高度代表亮度值,顶点处亮度值为 0,圆锥底面上任何一点的亮度值达到 100%(同样为了统一,一般转化为 255)。RGB 到

HSV 颜色空间的转化关系如下:

$$\begin{cases} V = \max(R,G,B) \\ S = \begin{cases} (V - \min(R,G,B)) \times 255/V, \text{if } V \neq 0 \\ 0, \text{if } V = 0 \end{cases} \\ H = \begin{cases} (G - B) \times 60/S, \text{if } V = R \\ 180° + (B - R) \times 60°/S, \text{if } V = G \\ 240° + (R - G) \times 60°/S, \text{if } V = B \end{cases} \\ \text{if } H < 0°, \quad \text{then} \quad H = H + 360° \end{cases} \tag{5.9}$$

根据以上公式,将图 5-2(a)中的彩色图像从 RGB 颜色空间转换到 HSV 颜色空间,其 H、S、V 三个通道的图像分别如图 5-4(a)~(c)所示。

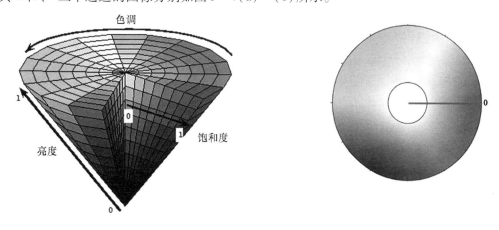

（a）倒圆锥体表示法　　　　　　　　　　（b）圆锥底面代表的色调值

图 5-3　HSV 颜色空间的倒圆锥体表示法

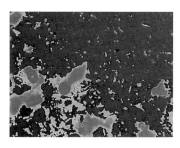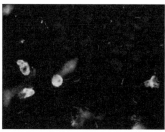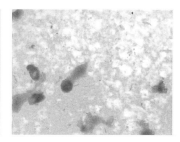

（a）H 通道图像　　　　　　　（b）S 通道图像　　　　　　　（c）V 通道图像

图 5-4　图像的 HSV 单通道图像

5.1.2.2　颜色空间选取

为了选取合适的颜色空间,需要考察该颜色空间对特定目标的表征特性,我们将这种特性分为两个方面:①特定目标在该颜色空间的颜色分布是否紧凑,若颜色分布范围较小,则意味着该颜色空间对于给定目标而言是紧凑的,否则,是不紧凑的。显然,颜色分布越紧凑,颜色空间对于给定目标的表征能力越强;②对于给定目标而言,其颜色分布状态与图像中的背景(包括我们不感兴趣的目标及图像背景,为了叙述方便统称为背景)的颜色分布状态的差异程度。显然,这种差异越大,我们感兴趣的目标与背景之间的可区分性能越好,越容易将目标与背景区分开来。

为了分析不同颜色空间对结核杆菌目标表征及区分能力,我们采用半手工方式选取来自不同病人标本、在不同染色条件下的 9600 个结核杆菌目标共 9.92×10^5 个像素,同时选取典型背景及杂质区域 5.58×10^7 个像素,然后分析这些像素在不同颜色空间的颜色分布规律。图 5 - 5 给出部分典型的结核杆菌目标(见附录彩图 11),图 5 - 6 为部分典型的背景及杂质(见附录彩图 12)。图 5 - 7 给出了结核杆菌目标在不同颜色空间中颜色分布的二维点云图和三维直方图(三维直方图的 Z 轴数值是未归一化的概率值,也代表每个颜色子块的绝对数量)。从这些图中可以看出,目标在 CIE $L^*a^*b^*$ 和 CIE $L^*u^*v^*$ 颜色空间中分布最为紧凑,在 YC_bC_r 颜色空间中分布较为松散,而在 HSV 颜色空间分布最为松散,因此,从颜色分布的紧凑程度而言,CIE $L^*a^*b^*$ 和 CIE $L^*u^*v^*$ 颜色空间优于其他颜色空间。

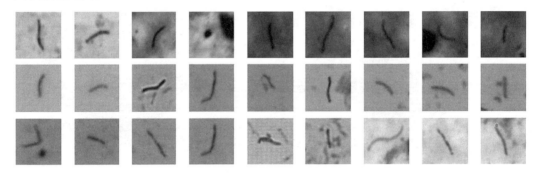

图 5 - 5　部分典型的结核杆菌目标

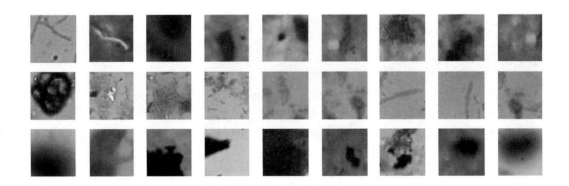

图 5 - 6　结核杆菌显微图像中的典型背景及杂质

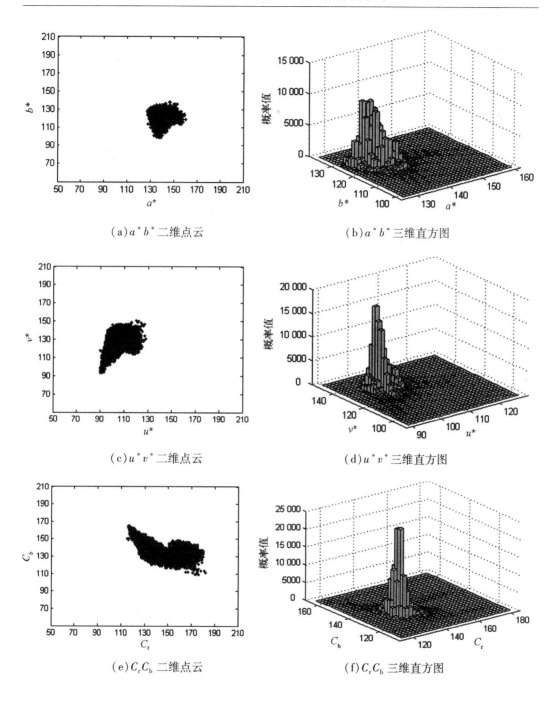

（a）a^*b^* 二维点云

（b）a^*b^* 三维直方图

（c）u^*v^* 二维点云

（d）u^*v^* 三维直方图

（e）C_rC_b 二维点云

（f）C_rC_b 三维直方图

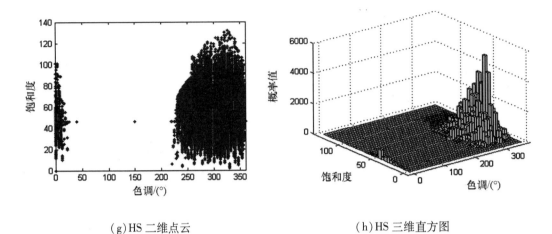

（g）HS 二维点云   （h）HS 三维直方图

图 5-7 结核杆菌目标在不同颜色空间中的二维点云图和三维直方图

现在我们考察不同颜色空间对目标及背景的区分能力,图 5-8 给出了目标及背景在不同颜色空间的归一化一维直方图,为了比较方便,将目标及背景的直方图显示在一个图像中,目标直方图的峰值及分布范围与背景直方图的峰值及分布范围之间的分离程度显示了不同颜色空间对目标及背景的区分能力,从这些直方图可以看出,HSV 颜色空间中,色调分量对目标及背景的区分能力远强于其他颜色空间中任何一个分量,同时其饱和度分量也具有一定的区分能力。因此,从对结核杆菌目标和背景的区分能力角度而言,HSV 颜色空间远优于其他三个颜色空间。

综合以上分析可知,颜色分布的紧凑程度和颜色空间对目标及背景的区分能力是一对矛盾,不能同时兼得,在实际应用中必须根据具体需求选取合适的颜色空间。就结核杆菌目标检测而言,我们更注重颜色空间对目标和背景的区分能力,这样能尽可能减少目标的误检率,同时考虑到 HSV 颜色空间实现了色度(包括色调和饱和度)和亮度的分离,对任何一个通道的操作不会影响其他通道,当光照变化时,可以保持目标色调的一致性。综合考虑以上因素,本书选取 HSV 颜色空间进行目标颜色的建模及分析。

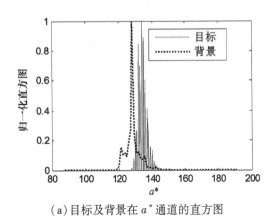

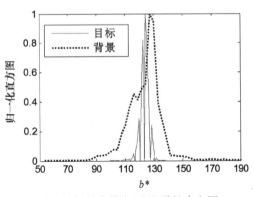

（a）目标及背景在 a^* 通道的直方图   （b）目标及背景在 b^* 通道的直方图

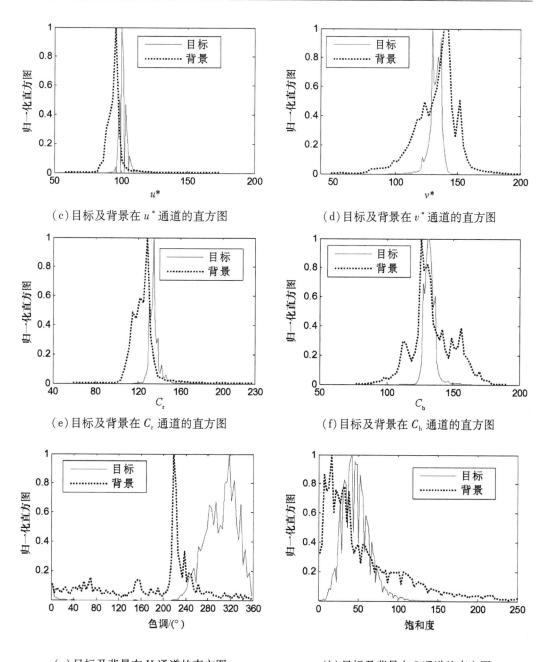

(c)目标及背景在 u^* 通道的直方图　　　(d)目标及背景在 v^* 通道的直方图

(e)目标及背景在 C_r 通道的直方图　　　(f)目标及背景在 C_b 通道的直方图

(g)目标及背景在 H 通道的直方图　　　(h)目标及背景在 S 通道的直方图

图 5-8　结核杆菌目标及背景在不同颜色空间的归一化一维直方图

5.1.3　结核杆菌目标颜色特征建模

图 5-9 给出了两幅典型的抗酸染色结核杆菌显微图像(见附录彩图 9),从图像中可以看出,结核菌目标(图像中用箭头标注出了部分目标)区别于背景及其他我们不感兴趣

目标(称为杂质)的一个显著特征是其颜色一般呈红色,而杂质一般呈蓝色(也存在部分红色杂质),背景根据光源情况呈灰白、浅蓝或浅黄色,即颜色特征是结核杆菌目标的一个显著特征。但我们也注意到由于抗酸染色结核杆菌显微图像的采集是一个比较复杂的过程,从标本获取、玻片制作到显微镜光路系统成像至电子目镜中的 CCD 或 CMOS 传感器并最终将图像传输至计算机,这整个过程中,每个环节都影响着显微图像的质量和效果,当其中某个环节有所变化时,图像中结核杆菌的颜色会发生一定范围的变化。为了客观认识结核杆菌目标的颜色分布及变化规律,本书从分析大量样本入手,在 HSV 颜色空间建立了结核杆菌目标的颜色分布模型,该模型反映了结核杆菌目标总体的颜色分布范围及规律。在建模过程中,考虑到高斯混合模型(Gaussian Mixture Model, GMM)可以用多个简单的单模态高斯分布的线性组合来逼近任意的概率分布,因此,为了不失一般性,本书采用 GMM 模型对结核杆菌目标的颜色分布状态进行建模。

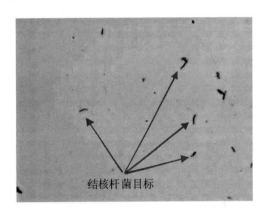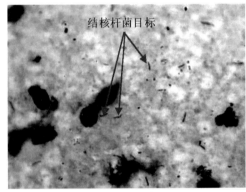

图 5 - 9　典型抗酸染色结核杆菌显微图像

下面我们首先介绍 GMM 模型,然后采用期望最大化算法(Expectation Maximization, EM)求解模型参数,最后基于求解结果对模型进行简化。

5.1.3.1　GMM 模型

给定一组 N 维空间中的样本集 $X = \{x_1, x_2, \dots x_n\}$,则对于该样本集中的任意 N 维观测数据 $\boldsymbol{x}_i \in R^N$,其概率密度函数可由 K 个单模态高斯分布的加权和给出:

$$p(\boldsymbol{x}_i \mid \boldsymbol{\Theta}) = \sum_{j=1}^{K} w_j \cdot p_j(\boldsymbol{x}_i \mid \boldsymbol{\theta}_j) \qquad (5.10)$$

上式即为 GMM 模型。其中 w_j 为混合权重系数,也可看成是单个高斯分布的先验概率,且满足 $\sum_{j=1}^{K} w_j = 1$。$\boldsymbol{\Theta} = (w_1, w_2, \cdots, w_K, \theta_1, \theta_2, \cdots, \theta_K)$ 为混合模型参数矢量,$\boldsymbol{\theta}_j = (\boldsymbol{\mu}_j, \sum_j)$ 是由均值矢量 $\boldsymbol{\mu}_j$ 的 N 个分量和协方差矩阵 $\sum_j$ 的 $N(N+1)/2$ 个阵元组成的参数矢量。$p(\boldsymbol{x}_i, \theta_j)$ 为第 j 个高斯分布的概率密度函数,由下式给出:

$$p(\boldsymbol{x}_i \mid \theta_j) = \frac{1}{(2\pi)^{N/2} \left| \sum_i \right|^{1/2}} \exp\left\{ -\frac{1}{2} (\boldsymbol{x} - \boldsymbol{\mu}_j)^{\mathrm{T}} \left[\sum_j (\boldsymbol{x} - \boldsymbol{\mu}_j) \right]^{-1} \right\} \quad (5.11)$$

显然 GMM 模型完全由其参数 $\boldsymbol{\Theta} = (w_1, w_2, \cdots, w_K, \theta_1, \theta_2, \cdots, \theta_K)$ 确定,因此,问题转

化为已知模型形式(或概率分布函数),利用已知样本集 $X = \{x_1, x_2, \cdots, x_n\}$ 来估计模型的参数问题,即经典的"参数估计"问题。

5.1.3.2 模型参数估计

对于参数估计问题,一般采用极大似然(maximum likehood)方法,也即对于样本 $X = \{x_1, x_2, \cdots, x_n\}$,在参数空间选取使样本的似然函数 $L(X|\boldsymbol{\Theta})$ 达到最大的参数 $\hat{\boldsymbol{\Theta}}$,作为参数 $\boldsymbol{\Theta}$ 的估计值。即取 $\hat{\boldsymbol{\Theta}}$,使得

$$L(X|\hat{\boldsymbol{\Theta}}) = \max L(X|\boldsymbol{\Theta}) \tag{5.12}$$

则称 $\hat{\boldsymbol{\Theta}}$ 即为参数 $\boldsymbol{\Theta}$ 的极大似然估计值。对于样本 $X = \{x_1, x_2, \cdots, x_n\}$,其似然函数为样本集的联合分布函数:

$$L(X|\boldsymbol{\Theta}) = \prod_{i=1}^{n} p(\boldsymbol{x}_i|\boldsymbol{\Theta}) \tag{5.13}$$

对上式取自然对数,并结合式(5.10)和式(5.11)即可得到其对数似然函数:

$$\ln(L(X|\boldsymbol{\Theta})) = \ln \prod_{i=1}^{n} p(\boldsymbol{x}_i|\boldsymbol{\Theta}) = \sum_{i=1}^{n} \ln\left(\sum_{j=1}^{K} w_j p(\boldsymbol{x}_i|\boldsymbol{\theta}_j)\right) \tag{5.14}$$

由于上式中存在求"和的对数"的运算,因此直接采用解析方式求解是很困难的。对上述问题一般采用期望最大化算法进行求解。EM 算法是一种从"不完全数据"(incomplete data)中估计模型参数的极大似然方法,这里所谓的"不完全数据"一般包括两种情况:一种是由于观测过程的错误或限制,导致观测数据存在错误或遗漏,从而成为"不完全数据";另外一种情况是观测数据本身是"完全的",但是由于模型本身的求解比较困难,如果引入额外的参数则易于优化,那么如果考虑这些额外引入的参数,原始数据可认为是"不完全的"。GMM 模型中已知量为观测数据,但该观测数据所属的模式或类别(即数据是由哪个高斯函数生成的)是未知的,如果将观测数据所属类别看成是"丢失数据",那么具有类别标识的数据将成为"完全数据"。

对观测数据 x,引入类别标识(也称为隐含变量)y,构成完全数据,该完全数据的概率密度为:

$$p(x,y|\boldsymbol{\Theta}) = p(x|y,\boldsymbol{\Theta})p(y|\boldsymbol{\Theta}) = p(x|y,\theta_y)w_y \tag{5.15}$$

相应地,对于数据集 $X = \{x_1, x_2, \cdots, x_n\}$,对应一个标号集 $Y = \{y_1, y_2, \cdots, y_n\}$,这两组数据构成了完全数据集,其对数似然函数为:

$$\ln L(X,Y|\boldsymbol{\Theta}) = \ln \prod_{i=1}^{n} p(x_i|y,\theta_y)w_y = \sum_{i=1}^{n} \ln[w_y p(x_i|y,\theta_y)] \tag{5.16}$$

对比式(5.14)和式(5.16)可以发现,引入隐含变量后,完全数据的对数似然函数中不再存在"和的对数",从而更易于求解。但注意到以上是假设隐含变量是已知的,但实际上这些变量未知,因此上述对数似然函数仍然难以求解,在 EM 算法中,通过对数似然函数的条件数学期望的反复迭代,不断逼近其最大值,从而完成参数估计。令 EM 算法中第 t 次迭代已得到的参数的估计值记为 $\boldsymbol{\Theta}^{(t)}$,定义辅助函数如下:

$$Q(\boldsymbol{\Theta};\boldsymbol{\Theta}^{(t)}) = E[\ln L(X,Y|\boldsymbol{\Theta});\boldsymbol{\Theta}^{(t)}] \tag{5.17}$$

上式可理解为已知估计参数的第 t 次迭代值 $\boldsymbol{\Theta}^{(t)}$ 情况下,对数似然函数的条件数学

期望值。根据条件数学期望的计算公式并结合式(5.16),上式可以进一步写为:

$$Q(\boldsymbol{\Theta};\boldsymbol{\Theta}^{(t)}) = \sum_{i=1}^{n} \sum_{k=1}^{K} p(k|x_i,\boldsymbol{\Theta}^{(t)}) \ln[w_k p(x_i|k,\theta_k)] \tag{5.18}$$

则第$(t+1)$次迭代时待估参数的取值可通过最大化上述辅助函数获取:

$$\boldsymbol{\Theta}^{(t+1)} = \arg \max_{\boldsymbol{\Theta}} Q(\boldsymbol{\Theta};\boldsymbol{\Theta}^{(t)}) \tag{5.19}$$

通过以上分析,下面给出 EM 算法的迭代公式:

$$w_k^{(t+1)} = \frac{1}{n} \sum_{i=1}^{n} p(k|x_i,\boldsymbol{\Theta}^{(t)}) \tag{5.20}$$

$$\mu_k^{(t+1)} = \frac{\sum_{i=1}^{n} x_i \cdot p(k|x_i,\boldsymbol{\Theta}^{(t)})}{\sum_{i=1}^{n} p(k|x_i,\boldsymbol{\Theta}^{(t)})} \tag{5.21}$$

$$\sum_k^{(t+1)} = \frac{\sum_{i=1}^{n} p(k|x_i,\boldsymbol{\Theta}^{(t)}) \cdot (x_i - \mu_k^{(t+1)}) \cdot (x_i - \mu_k^{(t+1)})^{\mathrm{T}}}{\sum_{i=1}^{n} p(k|x_i,\boldsymbol{\Theta}^{(t)})} \tag{5.22}$$

其中后验概率$p(k|x_i,\boldsymbol{\Theta}^{(t)})$可根据贝叶斯公式进行计算:

$$p(k|\boldsymbol{x}_i,\boldsymbol{\Theta}^{(t)}) = \frac{p(\boldsymbol{x}_i,\boldsymbol{\Theta}^{(t)}|k)p(k)}{\sum_{j=1}^{K} p_j(k)p_j(\boldsymbol{x}_i;\boldsymbol{\Theta}^{(t)})} = \frac{w_k^{(t)}p(\boldsymbol{x}_i;\boldsymbol{\theta}_j^{(t)})}{\sum_{j=1}^{K} w_j^{(t)}p(\boldsymbol{x}_i;\boldsymbol{\theta}_j^{(t)})} \tag{5.23}$$

EM 算法对初值比较敏感,好的初值不但能减少算法收敛所需的迭代次数,更能避免算法陷入局部极值。在应用中,一般首先采用 K 均值聚类算法对数据进行聚类,从而获取均值矢量和协方差矩阵的初值,然后再运行以上迭代算法。

5.1.3.3　简化模型

当 GMM 模型中仅有一个混合成分时(即 $K=1$),GMM 模型退化为单模态高斯模型。注意到在结核杆菌目标的颜色直方图中(如图 5-10 所示),虽然 H 及 S 直方图呈现多峰值分布状态,但是峰与峰之间间隔较小,而且主峰分布在次锋的近似中部位置,越远离主峰,次峰的峰值越小,对于这种分布,完全可以用单模态高斯模型进行近似。当 GMM 模型退化为单模态高斯模型时,由于数据的类别标签是已知的,因此无须引入隐含变量,模型参数估计问题采用极大似然方法即可解决,这就极大地降低了算法的复杂度。

若用 $\boldsymbol{x}$ 代表目标像素的色度信息,即 $\boldsymbol{x}=(h,s)^{\mathrm{T}}$,则其概率密度函数可由如下二元高斯模型给出:

$$p(\boldsymbol{x}|\boldsymbol{\theta}) = \frac{1}{2\pi|\sum_i|^{1/2}} \exp\left\{-\frac{1}{2}(\boldsymbol{x}-\boldsymbol{\mu})^{\mathrm{T}}[\sum(\boldsymbol{x}-\boldsymbol{\mu})]^{-1}\right\} \tag{5.24}$$

其中 $\boldsymbol{\theta}=(\boldsymbol{\mu},\sum)$ 为模型参数矢量,它由均值矢量 $\boldsymbol{\mu}$

$$\boldsymbol{\mu} = (h_0,s_0) \tag{5.25}$$

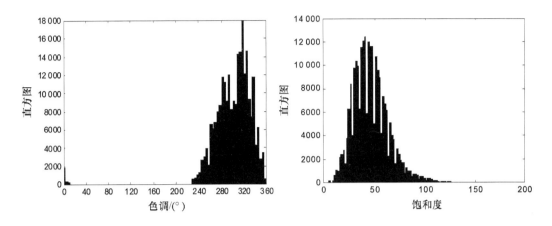

图 5 - 10 结核杆菌目标的色调和饱和度的一维直方图

和协方差矩阵 $\sum$

$$\sum = \begin{bmatrix} \sigma_h^2 & \rho\sigma_h\sigma_s \\ \rho\sigma_h\sigma_s & \sigma_s^2 \end{bmatrix} \tag{5.26}$$

组成。式(5.25)中 h_0, s_0 分别表示色调和饱和度均值;式(5.26)中, σ_h 和 σ_s 分别表示色调和饱和度标准差; ρ 为相关系数。

由二元单模态高斯模型(5.24)导出的对数似然函数为:

$$\ln(L(X|\boldsymbol{\theta})) = \ln\prod_{i=1}^{n} p(\boldsymbol{x}_i|\boldsymbol{\theta}) = \sum_{i=1}^{n}\ln(p(\boldsymbol{x}_i|\boldsymbol{\theta})) \tag{5.27}$$

由于上式中不存在"和的对数",因此采用求偏导数的方式直接最大化以上对数似然函数,即可获取最优模型参数。

5.1.3.4 实验结果

实验数据与 5.1.2 小节中的相同,即采用半手工方式选取来自不同病人的标本,在不同染色条件下的 9600 个结核杆菌目标共 9.92×10^5 个像素。为了提高数据的准确性,剔除了一些不必要的噪声点,然后绘出这些像素的色调和饱和度直方图(如图 5 - 10 所示),为了进一步消除数据的随机噪声,对直方图柱值进行了适当的高斯平滑。分别采用 GMM 模型和简化的二元单模态高斯模型进行实验。

(1)GMM 模型实验

从图 5 - 10 中可以看出,色调直方图存在三个较明显的峰值,除了这三个峰值,还存在一些局部极值,但考虑到模型中混合分量个数越多算法越复杂、运算量越大,因此,这里仅考虑这三个较明显的峰值,即混合分量的个数 $K = 3$。确定分量个数后,首先对数据采用 K 均值算法进行聚类,然后采用式(5.20)~(5.23)进行迭代,直至算法收敛。具体步骤如下:

1)模型参数初始化。确定混合分量个数 $K = 3$,迭代停止阈值 $\varepsilon = 10^{-5}$ 以及混合系数 $w^0 = [1/3, 1/3, 1/3]$,然后采用 K 均值算法对数据进行聚类以确定模型初始参数。

2)以上述聚类结果为初始参数。利用式(5.20)~(5.23)进行迭代计算,直至

$\|\boldsymbol{\Theta}^{(t+1)} - \boldsymbol{\Theta}^{(t)}\| < \varepsilon$，最终结果列入表 5 – 1。

表 5 – 1　GMM 模型参数估计结果

分量索引	混合系数	均值矢量	协方差矩阵
1	0.390 4	$\boldsymbol{\mu}_1 = \begin{bmatrix} 315.538\ 6 & 40.050\ 8 \end{bmatrix}^{\mathrm{T}}$	$\boldsymbol{\Sigma}_1 = \begin{bmatrix} 240.519\ 3 & 47.639\ 5 \\ 47.639\ 5 & 110.367\ 1 \end{bmatrix}$
2	0.070 3	$\boldsymbol{\mu}_2 = \begin{bmatrix} 270.089\ 0 & 72.590\ 7 \end{bmatrix}^{\mathrm{T}}$	$\boldsymbol{\Sigma}_2 = \begin{bmatrix} 2686.8 & 561.9 \\ 561.9 & 520.4 \end{bmatrix}$
3	0.539 3	$\boldsymbol{\mu}_3 = \begin{bmatrix} 295.824\ 6 & 48.356\ 2 \end{bmatrix}^{\mathrm{T}}$	$\boldsymbol{\Sigma}_3 = \begin{bmatrix} 541.321\ 1 & 86.955\ 3 \\ 86.955\ 3 & 172.556\ 4 \end{bmatrix}$

从表中实验结果来看，第二个混合分量所占的比重远小于其他两个分量，而且其协方差矩阵元素远大于其他两个分量对应的量，即该分量是极其不稳定的，可以忽略；另外，第一个和第三个混合分量的均值矢量虽然存在差距，但是差距较小，在一定条件下这两个分量可以近似看成是一个分量。这也说明，对结核杆菌目标而言，虽然其颜色呈现多模态分布态势，但是这种态势不明显，当对精度要求不高时，可以用单模态高斯模型进行近似。

（2）简化模型实验

当混合分量的个数 $K = 1$ 时，GMM 模型退化为单模态高斯模型。实验数据同上，采用极大似然方法估计模型参数，估计结果如下：

均值矢量为：

$$\boldsymbol{\mu} = \begin{bmatrix} 301.712\ 4 & 46.817\ 2 \end{bmatrix}^{\mathrm{T}} \tag{5.28}$$

协方差矩阵为：

$$\boldsymbol{\Sigma} = \begin{bmatrix} 569.415\ 7 & 5.769\ 7 \\ 5.769\ 7 & 238.582\ 7 \end{bmatrix} \tag{5.29}$$

即：

$$\begin{cases} h_0 = 301.712\ 4 \\ s_0 = 46.817\ 2 \end{cases} \tag{5.30}$$

$$\begin{cases} \sigma_h = 23.86 \\ \sigma_s = 15.45 \end{cases} \tag{5.31}$$

上述式（5.30）和式（5.31）中的估计数据非常重要，在后面的图像分割中将用到该数据。图 5 – 11 左图中给出了估计出的颜色分布的概率密度函数曲线，图 5 – 11 右图为概率密度函数在 HS 平面上的投影，该投影范围决定了结核杆菌目标颜色的分布范围。下一节，我们将基于该模型实现结核杆菌显微图像的初始分割。

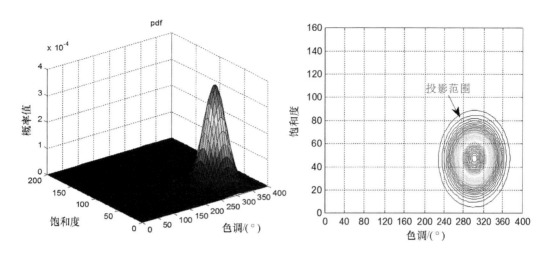

图 5 - 11 结核杆菌目标的概率密度函数曲线及其在 HS 平面的投影

5.1.4 基于 HSV 颜色空间的图像初始分割

上一章节通过分析在 HSV 颜色空间建立了结核杆菌目标的颜色分布模型,在简化情况下,该模型为二维高斯模型。根据高斯函数的性质,其在 HS 平面的投影范围 Ω 为一椭圆区域(见图 5 - 11),满足如下不等式:

$$\left(\frac{h-h_0}{\delta_h}\right)^2 + \left(\frac{s-s_0}{\delta_s}\right)^2 \leqslant 1 \tag{5.32}$$

其中,δ_h 和 δ_s 分别为 H 和 S 轴的半径,在模型参数给定的情况下,δ_h 和 δ_s 越大,区域 Ω 越大,但同时该区域中属于结核杆菌目标颜色的概率也越小。因此,一般情况下取 δ_h 和 δ_s 分别为 H 和 S 的三个标准差即可,即:

$$\begin{cases} \delta_h = 3\sigma_h \\ \delta_s = 3\sigma_s \end{cases} \tag{5.33}$$

需要注意的是,在利用式(5.32)之前,首先要对 H 分量的数值作适当处理,以防止 H 值较小时出现漏判。这是由于在 HSV 颜色空间 H 分量是用圆盘的形式来表示的,即 H 分量在 0°到 360°之间循环,一旦色调分量达到 360°后,其值会从 0°开始重新计算。这意味着虽然 H 分量在 360°左右两侧的数值差异可能会很大,但实际上其颜色差异却很小,反映在图像中就是人眼看起来几乎接近的红色目标,其 H 分量值可能会存在非常大的差异。为了克服这种缺陷,在利用式(5.32)作判决前,首先对 H 分量作如下转换:

$$\begin{cases} h' = h + 360°, \ if \ h \in [0°, \theta) \\ h' = h, \ if \ h \in [\theta, 360°) \end{cases} \tag{5.34}$$

以上转换实际上是对 $[0°, \theta)$ 范围内的色调值作为一个简单的循环移位,而保持其他色调值不变。其中 θ 为满足如下不等式的一个常数:

$$0° \leqslant \theta < h_0 - \delta_h \tag{5.35}$$

式中,h_0 为结核杆菌目标颜色模型均值矢量中的 H 分量(见式(5.25))。

另外,注意到 HSV 颜色空间存在奇异值,即当饱和度分量 $s = 0$ 或亮度分量 $v = 0$ 时,色调无定义。这就导致当亮度分量或饱和度分量值很小时,色调分量的计算变得非常不稳定,反映在图像中就是黑色的杂质可能同红色目标具有相同的色调值,这在结核杆菌检测中是不允许的。解决办法是:给亮度分量 v 和饱和度分量 s 分别设置一个较小的阈值 vTh 和 sTh,若像素点亮度分量或饱和度分量小于该阈值,那么可以将该像素点直接剔除,以免造成误判。

综合以上分析,在 HSV 颜色空间,对于结核杆菌显微图像 I 中的任意像素点 $(h,s,v) \in I$,该像素点属于结核杆菌目标的必要条件为:

$$\begin{cases} (h,s) \in \Omega \\ v > vTh \\ s > sTh \end{cases} \tag{5.36}$$

结合以上公式及式(5.30)和式(5.31)中的模型参数即可实现结核杆菌显微图像的初始分割。

为了验证算法性能,选取四组典型结核杆菌图像进行初始分割实验,分别为:

1)染色良好、背景简单的图像,如图 5 - 12(a)所示(见附录彩图 9 左图),这类图像目标非常明显,分割难度不大;

2)背景复杂、存在各种杂质的图像,如图 5 - 12(c)所示(见附录彩图 9 右图),这类图像中背景及杂质情况较为复杂,蓝色杂质的外围存在与结核杆菌目标颜色相近的杂质;

3)染色偏蓝的图像,如图 5 - 12(e)所示(见附录彩图 13),这类图像染色严重偏蓝,结核杆菌目标几乎"淹没"在背景中,相应地,目标的颜色也向蓝色偏移;

4)轻微离焦图像,如图 5 - 12(g)所示(见附录彩图 14),这类图像在显微镜聚焦不好的情况下出现,除了目标比较模糊外,还会导致目标颜色发生漂移。

分割参数依据上一节结核杆菌目标的颜色模型确定(见式(5.30)~(5.31))。具体为:$h_0 = 301.712\ 4, s_0 = 46.817\ 2, \sigma_h = 23.86, \sigma_s = 15.45$。另外亮度分量和饱和度分量的阈值分别为:$vTh = 20, sTh = 20$。分割结果分别如图 5 - 12(b)、图 5 - 12(d)、图 5 - 12(f)、图 5 - 12(h)所示,图像中黑色像素点是不满足条件式(5.36)的点,其他像素点代表满足条件式(5.36)的点,即疑似目标点。

观察分割结果,我们发现无论是背景简单的图像还是背景复杂的图像,甚至是染色严重偏蓝的图像和轻微离焦的图像,采用所提算法均可以将疑似结核杆菌目标分割出来,之所以能达到这种效果,是与算法设计思路密切相关的,前面提到:在初始分割阶段,算法设计的目标是尽可能适应各种背景变化,尽可能将疑似目标分割出来。为了达到此目的,在目标颜色建模阶段我们采集了各种各样的样本,使得目标颜色模型尽可能接近真实情况,同时依据高斯函数的性质将图像分割阈值扩展至正负三个标准差的范围,较宽的阈值范围最大限度地确保了目标不被漏检。但是这也直接导致了分割结果中存在大量的伪目标(尤其是图 5 - 12(d)中),这些伪目标可以分为两类:第一类是由"红边"现象引起的,所谓"红边"是指在一些杂质的外围往往会出现一些与结核杆菌目标颜色非常相似的背景,"红边"现象出现的原因目前还不清楚,但是由于其出现在杂质边缘,因此,可以利用它与杂质的位置关系进行剔除;第二类是由于阈值范围过宽而出现的伪目标,这些伪目标其颜色与当前图像中的结核杆菌目标存在一定差异,利用这些差异可以将其剔除。

除了出现伪目标外,粗分割结果中还存在一个问题:位置靠近的目标之间,或目标与杂质之间出现粘连现象(如图 5 – 12(d)所示),部分目标的形状也出现"变粗"的现象。由于目标的最终确认要依据形态特征,因此要求分割结果必须足够精细,下一节我们讨论保持目标形态的图像分割问题。

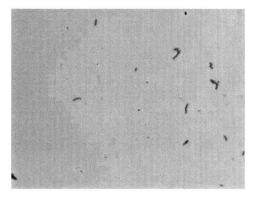

(a)染色良好,背景简单的图像

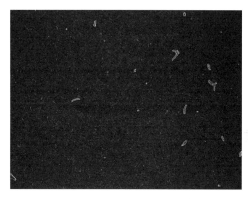

(b)(a)的分割结果

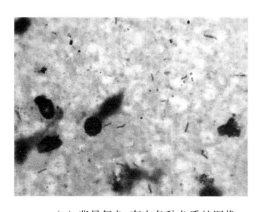

(c)背景复杂,存在各种杂质的图像

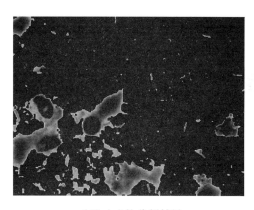

(d)(c)的分割结果

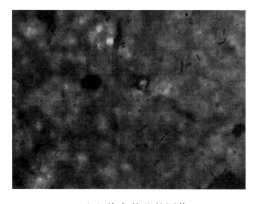

(e)染色偏蓝的图像

(f)(e)的分割结果

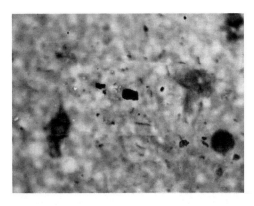 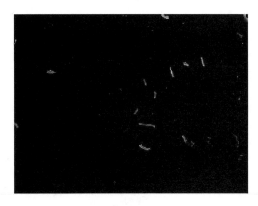

（g）轻微离焦图像   （h）（g）的分割结果

图 5 − 12　典型结核杆菌图像及其初始分割结果

5.1.5　基于彩色图像梯度分析和局部自适应阈值的图像分割

图像经过初始分割后,大部分背景被剔除掉,但分割结果比较粗糙,目标几何形状存在失真现象(尤其注意到图 5 − 12(c)中原先不粘连在一起的目标经分割后(见图 5 − 12(d))粘连在一起了),这给后续的目标形态分析及识别带来很大不便。分析其原因,主要是由于 H 及 S 通道无法保持目标的精细几何形状。为了提取目标的精细几何结构,一般选取能近似保持目标形状的通道图像,比如 HSV 颜色空间中的 V 分量,YC_rC_b 颜色空间中的 Y 分量(实际上,一般意义上的灰度图像也是该分量),但这些分量对目标几何形状的保持能力是有差异的。在 HSV 颜色空间中,V 分量不具有亮度或照度的意义,其保持目标几何形状的能力相对较弱,而在 YC_rC_b 颜色空间中,Y 分量具有亮度(或照度)的意义,因此其保持目标几何形状的能力较强。图 5 − 13(a)和图 5 − 13(b)分别给出了图 5 − 12(c)的 Y 通道和 V 通道图像,从图中可以看出 Y 通道图像目标轮廓较清晰,而 V 通道图像目标轮廓存在明显失真。基于此考虑,在一般的应用中,可以将图像转换到 YC_rC_b 颜色空间并对 Y 通道进行处理以提取目标的几何形状。但从本质上来讲,Y 通道也是无法完全保持目标几何形状的,图 5 − 14(a)给出了一幅人工合成图像(见附录彩图 15),图像中目标有清晰的轮廓,但将该图像转化到 YC_rC_b 颜色空间后,其 Y 通道图像(见图 5 − 14(b))中目标轮廓消失了。这可以从 RGB 到 YC_rC_b 颜色空间的转换关系式(5.2)得到解释,显然,RGB 到 Y 通道的转换是一个多对一的转换,即不同的 RGB 组合可能得到同一个 Y 分量的值,这就使得人肉眼看起来存在差异的目标,当转换到 Y 通道后差异消失,从而无法观察到目标的几何形状。

实际上,彩色图像中目标的几何形状是由各分量共同决定的,也就是说,无论将图像转换到任何颜色空间,该颜色空间中单个分量仅能表征图像某一方面的信息,而无法给出目标全部的几何形状信息。我们知道,在一幅图像中,我们之所以能感受到目标的形状,是因为该目标的像素值与其他目标或背景之间存在差异,这种差异越大,我们感受到的目标轮廓越显著,而在图像处理中,描述图像灰度变化的一个有力工具就是梯度。对于单通道的灰度图像 $I(x,y):R^2 \to R$,其梯度概念是非常清晰的,那么对于多通道的彩色图像如

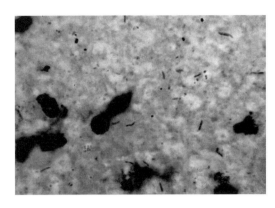 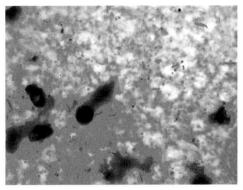

(a)Y 通道图像(YC$_r$C$_b$ 颜色空间)　　　　(b)V 通道图像(HSV 颜色空间)

图 5-13　Y 通道图像与 V 通道图像在保持图像形状概貌方面能力的对比

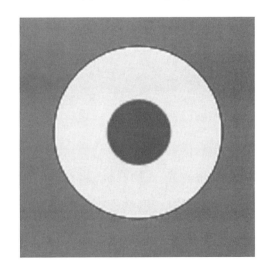 

(a)人工图像　　　　　　　　(b)Y 通道(灰度)图像

图 5-14　人工合成图像及其 Y 通道(灰度)图像

何定义其梯度呢? 为了给出彩色图像的梯度,Sapiro 等从黎曼几何的观点出发,将灰度图像的梯度概念推广到彩色图像,并提出了一种保持彩色图像目标精细几何形状的彩色图像灰度化算法。

5.1.5.1　彩色图像梯度分析

依据黎曼几何的观点,可将 m 维彩色图像 $I(x,y):R^2 \rightarrow R^m$ 看成是 m 维欧氏空间中一个以(x,y)为参数的超曲面,那么对于图像中任意两点 P_1,P_2,当它们的欧氏距离趋于无穷小时,其像素差值可利用超平面中弧长微元 dI 来表达:

$$\mathrm{d}I = (\mathrm{d}I^{(1)}, \mathrm{d}I^{(2)}, \cdots, \mathrm{d}I^{(m)}) \tag{5.37}$$

其中

$$\mathrm{d}I^{(i)} = \frac{\partial I^{(i)}}{\partial x}\mathrm{d}x + \frac{\partial I^{(i)}}{\partial y}\mathrm{d}y \tag{5.38}$$

进一步,可以求出弧长微元 $\mathrm{d}I$ 的平方范数:

$$|\mathrm{d}I|^2 = \langle \mathrm{d}I, \mathrm{d}I \rangle = \sum_{i=1}^{m} \left(\frac{\partial I^{(i)}}{\partial x} \mathrm{d}x + \frac{\partial I^{(i)}}{\partial y} \mathrm{d}y \right)^2 = E(\mathrm{d}x)^2 + 2F\mathrm{d}x\mathrm{d}y + G(\mathrm{d}y)^2$$

$$(5.39)$$

其中

$$
\begin{cases}
E = \displaystyle\sum_{i=1}^{m} \left(\frac{\partial I^{(i)}}{\partial x} \right)^2 \\
F = \displaystyle\sum_{i=1}^{m} \left(\frac{\partial I^{(i)}}{\partial x} \right)\left(\frac{\partial I^{(i)}}{\partial y} \right) \\
G = \displaystyle\sum_{i=1}^{m} \left(\frac{\partial I^{(i)}}{\partial y} \right)^2
\end{cases}
$$

$$(5.40)$$

式(5.39)即为黎曼几何中曲面的第一基本型(the first fundmental form),其几何意义是曲面上弧长微元的平方,对于彩色图像而言,它表征了图像各分量像素值改变量的平方和。

式(5.39)还可以表示成矩阵形式:

$$|\mathrm{d}I|^2 = \begin{bmatrix} \mathrm{d}x \\ \mathrm{d}y \end{bmatrix}^{\mathrm{T}} J \begin{bmatrix} \mathrm{d}x \\ \mathrm{d}y \end{bmatrix}$$

$$(5.41)$$

其中

$$J = \begin{bmatrix} E & F \\ F & G \end{bmatrix}$$

$$(5.42)$$

称为图像的第一基本型矩阵,有些文献也称为图像的结构张量,在图像的局部结构分析中起着至关重要的作用。易知 J 为半正定矩阵,其特征值 $\lambda_1, \lambda_2 (\lambda_1 > \lambda_2)$ 为:

$$\lambda_{1,2} = \frac{E + G \pm \sqrt{(E-G)^2 + 4F^2}}{2}$$

$$(5.43)$$

及其对应的特征矢量:

$$
\begin{cases}
\boldsymbol{v}_1 = (\cos\theta, \sin\theta) \\
\boldsymbol{v}_2 = (-\sin\theta, \cos\theta)
\end{cases}
$$

$$(5.44)$$

其中

$$\theta = \frac{1}{2}\arctan\frac{2F}{E-G}$$

$$(5.45)$$

显然 $\boldsymbol{v}_1, \boldsymbol{v}_2$ 是一组正交的单位矢量,它们分别指向图像变化最快和最慢的方向。具体为:特征矢量 $\boldsymbol{v}_1$ 所指的方向是图像变化最快的方向,其变化率为 $\sqrt{\lambda_1}$;而 $\boldsymbol{v}_2$ 所指的方向是图像变化最慢的方向,其变化率为 $\sqrt{\lambda_2}$。对于灰度图像而言,图像中给定点灰度变化最快的方向即为梯度方向,类似地,可以将彩色图像中给定点像素值(综合了各个分量)变化最快的方向(即 $\boldsymbol{v}_1$ 所指的方向)定义为彩色图像的梯度方向,而其模值可以用特征值 λ_1 和 λ_2 的函数 $f(\lambda_1, \lambda_2)$ 来表示,从而矢量图像 $\boldsymbol{I}(x,y): R^2 \rightarrow R^m$ 的梯度(用 V 表示)可以表示为:

$$V = \nabla I = f(\lambda_1, \lambda_2)\boldsymbol{v}_1$$

$$(5.46)$$

其中,模值函数 $f(\lambda_1,\lambda_2)$ 的具体形式可以灵活定义,但它必须是 λ_1 的增函数,同时也是 λ_2 的减函数。因此,一种简单的定义方式为:

$$f(\lambda_1,\lambda_2) = \sqrt{\lambda_1 - \lambda_2} \tag{5.47}$$

对于单通道灰度图像 $I(x,y):R^2 \rightarrow R$(即:$m=1$),根据式(5.40)和式(5.43)很容易得出,

$$\lambda_1 = \left(\frac{\partial I}{\partial x}\right)^2 + \left(\frac{\partial I}{\partial y}\right)^2 = |\nabla I|^2, \quad \lambda_2 = 0 \tag{5.48}$$

从而,其梯度模值为:

$$|\nabla I| = \sqrt{\lambda_1} \tag{5.49}$$

显然满足式(5.47),而 v_1 也就成为其梯度方向:

$$v_1 = \frac{\nabla I}{|\nabla I|} \tag{5.50}$$

这也说明单通道灰度图像实际上是彩色图像的一种特例,因此,无论是单通道图像还是多通道矢量图像,它们的梯度可以用式(5.46)来统一表达。

最后,还有一个问题要解决。注意到式(5.45)中梯度方向角 θ 是利用反正切函数表示的,而该函数的值域为 $(-\pi/2,\pi/2)$,也即仅在第一和第四象限,而第二和第三象限的值利用式(5.45)无法表达出来。实际上,此问题一方面是由特征方程的固有性质所导致的,另外一方面我们也可以从反正切函数自变量本身找原因,比如给定复合反正切函数

$$\begin{cases} f(z(x,y)) = \arctan(z(x,y)) \\ z(x,y) = \dfrac{x}{y} \end{cases} \tag{5.51}$$

那么对于函数 $z(x,y)$ 而言,自变量 x,y 均在第一象限和均在第三象限其函数值都是一致的,从而导致 $f(z(x,y))$ 的函数值一致,即无法从函数值本身辨识自变量所处的象限。注意到彩色图像的梯度是由其所有分量图像决定的,而其某个分量图像的梯度值越大,对彩色图像的梯度影响越大,基于此考虑,对于某个给定像素而言,我们首先选取该像素处梯度模值最大的分量图像,然后根据该分量图像梯度方向角所处的象限来判决彩色图像梯度方向角的象限。即若分量图像梯度方向角在第一象限,那么根据式(5.45)计算出的方向角不变;否则,若分量图像梯度角在第三象限,那么只需要在式(5.45)计算出的方向角的基础上加 π 即可。对于第二象限的情况也可做相似处理。

图 5-15 给出了图 5-14(a)中的人工图像的梯度图像,包括 X 方向梯度模值(见图 5-15(a))和 Y 方向梯度模值(见图 5-15(b))以及梯度方向图(见图 5-15(c)),显然,该梯度图与我们对彩色图像 5-14(a)的视觉感受是一致的。

5.1.5.2　由梯度重建灰度图像

获取彩色图像 $I(x,y):R^2 \rightarrow R^m$ 的梯度场 V 后,即可在最小二乘意义下通过求解 Poisson 方程来重建对应的灰度图像 $I(x,y):R^2 \rightarrow R$,要求该灰度图像的梯度方向与彩色图像 $I(x,y):R^2 \rightarrow R^m$ 的梯度方向 v_1 处处一致,梯度大小 $|\nabla I|$ 与彩色图像梯度大小 $f(\lambda_1,\lambda_2)$ 处处近似相等,即要求灰度图像的梯度场 ∇I 与彩色图像梯度场 V 尽可能处处一致,即最小化如下能量函数:

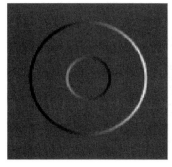 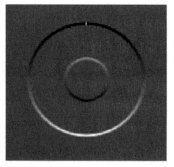 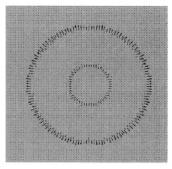

（a）梯度模值（X 方向）　　　　（b）梯度模值（Y 方向）　　　　（c）梯度方向

图 5 - 15　人工合成图像的梯度图像

$$E(I) = \iint \|\nabla I - V\|^2 \mathrm{d}x \mathrm{d}y \tag{5.52}$$

将上式右边梯度场分别写成分量形式

$$\nabla I = \left(\frac{\partial I}{\partial x}, \ \frac{\partial I}{\partial y} \right) \tag{5.53}$$

$$V = (V_x, \ V_y) \tag{5.54}$$

则很容易推出式（5.52）对应的 Euler-Lagrange 方程为：

$$\frac{\partial^2 I}{\partial x^2} + \frac{\partial^2 I}{\partial y^2} = \frac{\partial V_x}{\partial x} + \frac{\partial V_y}{\partial y} \tag{5.55}$$

显然上式左边为 Laplacian 算子，右边为散度算子，因此上式可简写为：

$$\nabla I = \mathrm{div}(V) = \mathrm{div}\left[f(\lambda_1, \lambda_2) v_1 \right] \tag{5.56}$$

上述方程是典型的 Poisson 方程，可在 Neumann 条件下求解稳态解。获得原始解（即灰度图像）后，对其灰度范围做适当调整即可获得最终要求的灰度图像。

图 5 - 16 给出了图 5 - 14（a）人工图像的灰度图像，其中图 5 - 16（a）为采用传统方法获取的灰度图像，显然该图像中目标的形状完全丢失；图 5 - 16（b）为采用彩色图像梯度重建方法获取的灰度图像，该图像中目标结构清晰，轮廓得到了很好的保持。对于自然图像，基于彩色图像梯度重建的方法所获取的灰度图像也能很好地保持目标的形状，图 5 - 17（a）和图 5 - 17（c）分别给出了对图 5 - 12（c）采用传统算法（颜色空间转换的方法）和彩色图像梯度重建的方法所获取的灰度图像，粗略看，这两幅灰度图像很难观察出其差别，但是如果将图像放大（如图 5 - 17（b）和图 5 - 17（d）所示），还是能看出它们存在一些细微的差别，图 5 - 17（d）细节更丰富，灰度层次感更强。这说明无论是对人工图像还是自然图像，基于彩色图像梯度重建的方法所获取的灰度图像是能很好地保持目标形状的。当然在实际应用中，由于人眼的分辨能力有限，另外一方面也是由于出现图 5 - 14（a）人工图像中几种颜色对应的灰度完全一致的情况是很少见的。因此可以根据实际情况灵活选取这两种图像灰度化方法。

 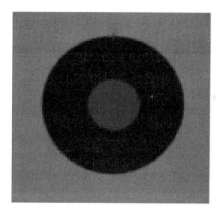

(a)Y 通道图像(原始灰度图像)　　　(b)由彩色图像梯度重建的灰度图像

图 5 - 16　采用不同方式获取的灰度图像(人工图像)

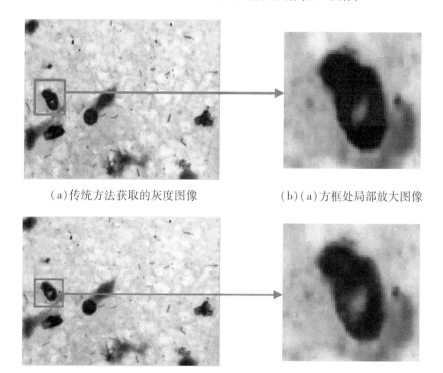

(a)传统方法获取的灰度图像　　　　(b)(a)方框处局部放大图像

(c)梯度重建方法获取的灰度图像　　　(d)(c)中方框处局部放大图像

图 5 - 17　采用不同方式获取的灰度图像(对结核杆菌显微图像)

5.1.5.3　基于高斯加权的局部自适应阈值分割

局部自适应阈值方法最早用于光照不一致情况下图像的分割,本书将这种方法应用到结核杆菌图像的分割中,利用自适应模板的大小变化来控制所提取目标的几何尺寸。所谓自适应阈值是指某像素点的分割阈值由该像素点的邻域确定,也即图像中每个像素点的分割阈值都是各不相同的。自适应阈值的确定方法目前常用的有两种:邻域平均法和高斯加权法。采用高斯加权法来获取分割阈值,对于给定像素 $p(x,y)$,其阈值$T(x,y)$

由该像素点的邻域与高斯核函数卷积值决定：

$$T(x,y) = p(x,y) * G(x,y,\sigma) - b \tag{5.57}$$

$$G(x,y,\sigma) = \frac{1}{2\pi\sigma^2}e^{-(x^2+y^2)/2\sigma^2} \tag{5.58}$$

式中，$G(x,y,\sigma)$ 为高斯核函数，b 为一适当常数，高斯核函数 $G(x,y,\sigma)$ 中尺度因子 σ 是一个非常重要的参数，它直接决定了自适应掩模的大小，从而决定了当前像素的分割阈值与多大范围的邻域相关，而邻域范围的大小直接决定着多大尺寸的目标会被提取出来。σ 越小（即掩模越小），分割结果越精细，小尺寸的目标将被提取出来，但对于大尺寸目标来说则会出现过分割现象。因此，为了提取一定尺寸的目标，必须设置合理的掩模尺寸，既不能因为掩模过小而导致目标被"分解"，也不能因为掩模过大而使得不需要的大尺寸目标被提取出来。

图 5-18 给出了在不同掩模尺寸下对一幅典型结核杆菌图像的自适应阈值化结果，从结果来看，当掩模尺寸较小时（如图 5-18(c)所示），图像中无论是杂质还是目标几乎全部被"分解"，无法提取出我们需要的目标，随着掩模尺寸的增大，提取的目标及杂质的尺寸也逐步增大，当掩模尺寸达到一定大小时，结核杆菌目标及与目标尺寸相当的杂质基本全部被提取出来（如图 5-18(d)所示），此时如果继续增大掩模尺寸，则更大尺寸的杂质被提取出来而且出现目标与杂质粘连在一起的现象（如图 5-18(e)和图 5-18(f)所示）。根据结核杆菌目标在图像中的相对大小，经过试验确定当图像大小为 800 像素 ×600 像素时，掩模大小取 27 像素 ×27 像素，自适应常数取 5 时能给出比较好的处理结果，如图 5-18(d)所示。获取自适应分割结果后，将该结果与基于 HSV 颜色空间的初始分割结果进行融合（实际上仅需执行一次"与"操作即可）即可获取粗分割结果（见 5.1.7 节实验部分）。

5.1.6　分割结果后处理

图像经过粗分割后存在两类主要的伪目标：第一类是由"红边"现象引起的伪目标；第二类是由于阈值范围过宽而出现的伪目标。本小节主要讨论这两类伪目标的剔除问题。

5.1.6.1　"红边"剔除

所谓"红边"是指出现在一些杂质外围的红色杂质，这类杂质经过分割后其形态与结核杆菌目标非常相似，因此很难剔除。"红边"现象出现的原因目前还不清楚（一种可能的原因是显微镜光学衍射造成的，本书不具体讨论）。注意到"红边"往往出现在杂质边缘，而杂质与背景往往存在很明显的像素差异，因此，可以利用"红边"外围两侧的像素差异来对其真伪进行判决。图 5-19 给出了一幅典型的包含"红边"的图像及其"红边"剔除算法流程（见附录彩图 16），为了观察方便，图 5-19②对包含红边的图像的局部进行了放大显示，从放大图像中可以清楚地观察到在黑色杂质的外围出现了"红边"，该图像经过分割后其形态与结核杆菌目标非常相似（如图 5-19③所示），为了判决该"红边"的真伪，采取如下步骤：

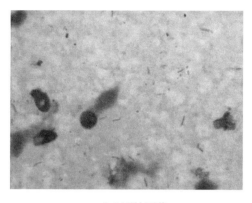

（a）原始图像

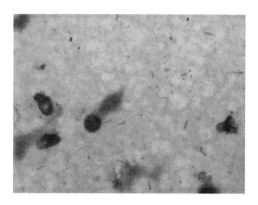

（b）由彩色图像梯度重建的灰度图像

（c）采用 5 像素 ×5 像素掩模自适应阈值化

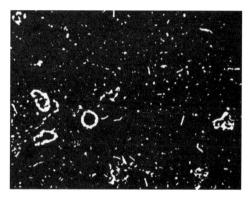

（d）采用 27 像素 ×27 像素掩模自适应阈值化

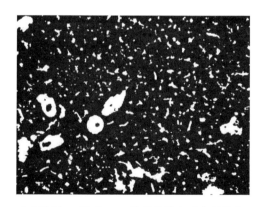

（e）采用 71 像素 ×71 像素掩模自适应阈值化

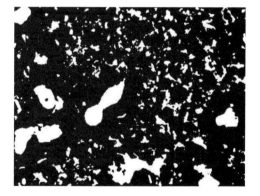

（f）采用 231 像素 ×231 像素掩模自适应阈值化

图 5 – 18　掩模大小对自适应阈值化结果的影响

　　第一步,计算"红边"外包围区域 Ω_b,其对应的二值图像用 I_{Ω_b} 表示。获取给定区域外包围区域的一种简单方法就是计算该区域的形态学外梯度,定义为:

$$I_{\Omega_b} = MorphGrad(I_b) = DILATE(I_b) - I_b \qquad (5.59)$$

即二值图像的形态学外梯度定义为形态学膨胀运算 $DILATE(\cdot)$ 和原二值图像的算术差,图 5 – 19④给出了形态学膨胀运算结果,将该结果与图 5 – 19③做算术差,即可获得形

态学外梯度结果,也即"红边"外包围区域 Ω_b(如图 5 – 19⑥所示);

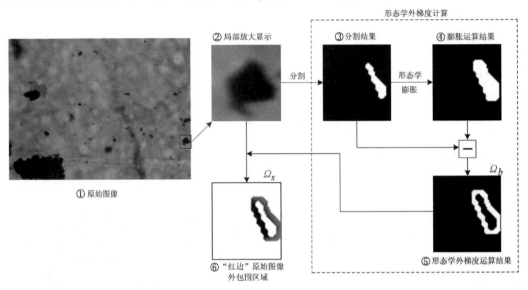

图 5 – 19　"红边"剔除算法步骤实例

第二步,以"红边"的外包围区域 Ω_b 为掩模,获取"红边"原始图像的外包围区域 Ω_s(如图 5 – 19⑥所示);

第三步,计算外包围区域 Ω_s 的灰度方差 $VAR(\Omega_s)$,定义为:

$$VAR(\Omega_s) = \frac{1}{A} \sum_{i,j \in \Omega_s} \sqrt{[r(i,j) - \bar{r}]^2 + [g(i,j) - \bar{g}]^2 + [b(i,j) - \bar{b}]^2} \quad (5.60)$$

其中, $r(i,j)$ 、 $g(i,j)$ 、 $b(i,j)$ 分别为像素点 (i,j) 处的 RGB 分量值; $\bar{r}$ 、 $\bar{g}$ 、 $\bar{b}$ 分别为 RGB 分量的均值, A 为区域 Ω_s 的面积;

第四步,判决。若 $VAR(\Omega_s)$ 大于某给定阈值,则说明区域 Ω_s 包围的目标是"红边"(即伪目标),可以直接剔除,否则,不是"红边",需要做进一步判断。

5.1.6.2　基于色调可信度分析的伪目标剔除

5.1.3 节中依据总体样本的颜色分布建立了结核杆菌目标的颜色分布模型,该模型是针对总体样本而言,对于某个特定样本或图像,其颜色分布在总体样本范围内,但分布范围没有总体样本广,尤其是色调分量的分布范围一般较小。基于此事实,很容易推知:若同一幅图像中出现色调值差异较大的两个或两个以上的疑似目标,那么有理由认为这些目标中肯定存在伪目标,而且通过对大量样本观察发现:目标色调均值越小,其为伪目标的可能性越大。对于此类伪目标的剔除,可采用基于直方图分析的阈值分割法,也可采用 K 均值聚类法,这里我们给出一种基于色调可信度分析的简单判决方法。

若一幅图像中有 N 个疑似目标 $SusObj(i)(i = 1, 2, \cdots, N)$,其中第 i 个目标的色调均值为 $\bar{h}(i)$,则对于该目标而言,其基于色调的可信度定义为:

$$HueCred(i) = \frac{\bar{h}(i)}{\max\limits_{\{\bar{h}(i)\}_{i=1}^{N}}} \quad (5.61)$$

显然, $0 \leqslant HueCred \leqslant 1$,其值越接近 1,说明其为结核杆菌目标的可信度越大,否则,其为结核杆菌目标的可信度则越小,将可信度小于一定阈值的目标剔除即可得到最终的分割结果。

5.1.7　实验结果分析

为了验证本书图像分割算法性能,选取四组典型结核杆菌图像进行分割实验,其中三组图像与第5.1.4节中初始分割实验中的第2~4组图像相同,另外一组则选用染色更为复杂的图像,以验证算法性能。这四组图像分别为:

1)背景复杂、存在各种杂质的图像,如图5-20(a)所示(见附录彩图9右图),这类图像中背景及杂质情况较为复杂,蓝色杂质的外围存在与结核杆菌目标颜色相近的杂质;

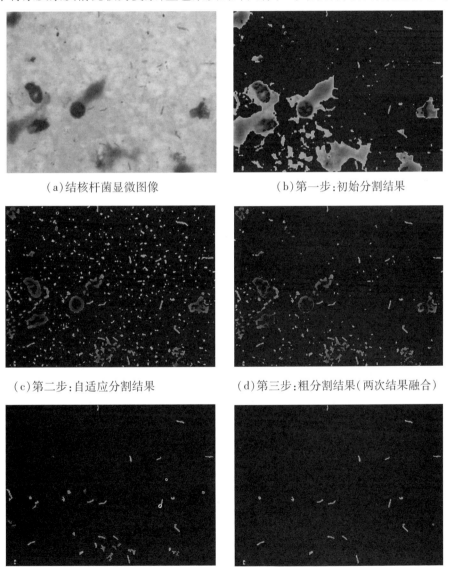

(a)结核杆菌显微图像　　　　　　　　(b)第一步:初始分割结果

(c)第二步:自适应分割结果　　　　　(d)第三步:粗分割结果(两次结果融合)

(e)第四步:剔除"红边"结果　　　　　(f)第五步:色调检验结果

图5-20　实验一:复杂背景图像的分割实验

2)背景偏红的图像,如图 5 - 21(a)所示(见附录彩图 17),这类图像由于染色及 CCD 相机参数等因素的影响导致背景偏红;

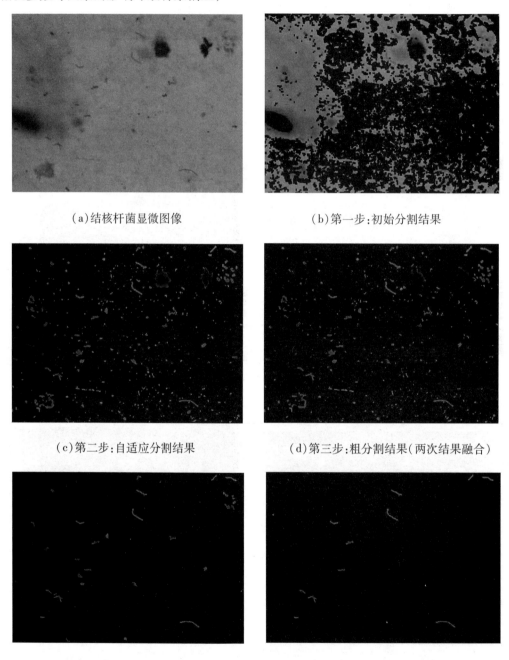

（a）结核杆菌显微图像　　　　　　　（b）第一步:初始分割结果

（c）第二步:自适应分割结果　　　　　（d）第三步:粗分割结果（两次结果融合）

（e）第四步:剔除"红边"结果　　　　　（f）第五步:色调检验结果

图 5 - 21　实验二:背景偏红的图像分割实验

3)染色偏蓝的图像,如图 5 - 22(a)所示(见附录彩图 13),这类图像染色严重偏蓝,结核杆菌目标几乎"淹没"在背景中,相应地,目标的颜色也向蓝色偏移;

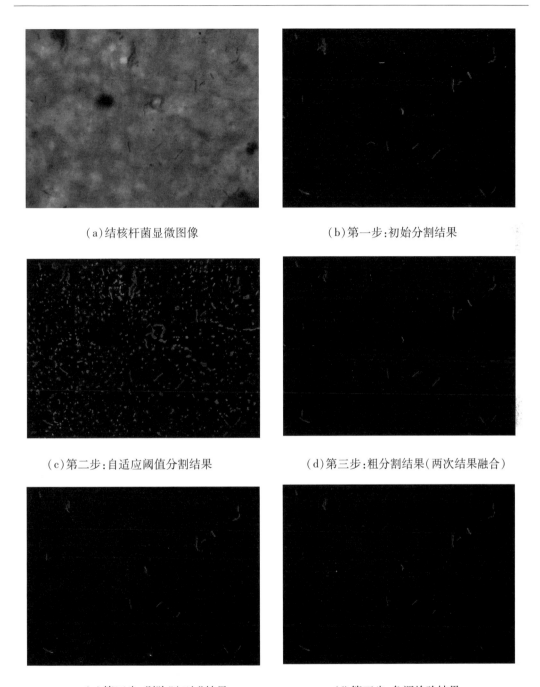

　　(a)结核杆菌显微图像　　　　　　　　　　(b)第一步:初始分割结果

(c)第二步:自适应阈值分割结果　　　　　　(d)第三步:粗分割结果(两次结果融合)

　　(e)第四步:剔除"红边"结果　　　　　　　　(f)第五步:色调检验结果

图5-22　实验三:染色偏蓝的图像分割实验

　　4)轻微离焦图像,如图5-23(a)所示(见附录彩图14),这类图像在显微镜聚焦不好的情况下出现,除了目标比较模糊外,还会导致目标颜色发生轻微漂移。

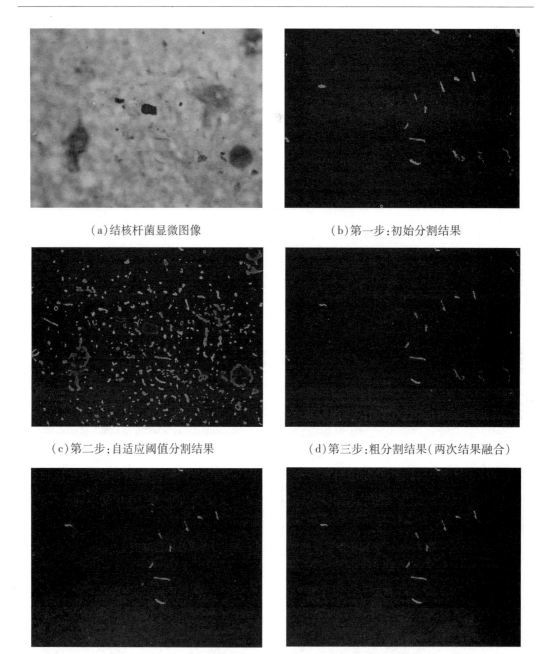

(a)结核杆菌显微图像　　　　　　　　　　(b)第一步:初始分割结果

(c)第二步:自适应阈值分割结果　　　　　　(d)第三步:粗分割结果(两次结果融合)

(e)第四步:剔除"红边"结果　　　　　　　　(f)第五步:色调检验结果

图5-23　实验四:轻微离焦图像分割实验

　　以上四组图像各有特点,是结核杆菌图像中较难分割的典型图像,用这些图像测试算法性能比较有说服力。

　　图像初始分割参数与第5.1.4节相同,具体为:$h_0 = 301.712\ 4$, $s_0 = 46.817\ 2$, $\sigma^h = 23.86$, $\sigma_s = 15.45$, $vTh = 20$, $sTh = 20$;自适应阈值分割参数为:高斯掩模大小为27像素,自适应常数为5;分割结果后处理阶段的参数分别为:"红边"判决阈值为300,色调可信度阈值为 0.85。

实验结果分别如图 5 - 20 ~ 5 - 23 所示。在每组实验中,为了验证算法每个步骤的性能,将分割的中间结果也给出,以便观察。分析这四组实验结果,可以得出如下结论:

1)无论是背景复杂(见图 5 - 20(a))、背景偏红(见图 5 - 21(a))还是染色偏蓝(见图 5 - 22(a))以及轻微离焦(见图 5 - 23(a))图像,采用所提算法均可将结核杆菌目标分割出来。这也说明,所提算法有非常好的自适应能力,能很好地适应图像背景及目标染色情况的变化。

2)图像经过初始分割后,无论是哪组实验图像,结核杆菌目标都很好地保留了下来。不同图像之间的区别在于,有些图像的背景及杂质剔除的比较干净(比如图 5 - 22(b)和图 5 - 23(b)),而有些图像中仍然存在大片的背景及杂质(比如图 5 - 20(b)和图 5 - 21(b))。这种分割结果符合算法设计的初衷,即在图像的初始分割中,我们会面临各种情况,但是无论标本的背景、染色等因素怎么变化,都必须确保结核杆菌目标不能遗漏,在此基础上最大可能地剔除背景及杂质。

3)图像的自适应分割起到了"粉碎"大片背景及杂质、提取有形结构的作用,它能够将初始分割阶段没有分离开的目标及背景分离开来,同时将初始分割阶段中存在的大片背景进行"粉碎"并剔除(如图 5 - 20(c)和图 5 - 21(c)所示),将自适应分割结果与初始分割进行"与"操作即可获取粗分割结果。自适应分割尤其对背景复杂、偏红的图像作用更为明显(可对照图 5 - 21(b)和图 5 - 21(d))。

4)图像的后处理(包括"红边"剔除和色调可信度检验)对于剔除伪目标起着非常重要的作用。从图 5 - 20(d)中可以看出,经过粗分割后还存在大量杂质,经过"红边"剔除操作后,图像中伪目标数量急剧减少(如图 5 - 20(e)所示),剩余的伪目标其色调与结核杆菌目标存在差异,因此进一步通过色调检验即可将这些伪目标剔除,结果如图 5 - 20(f)所示。从结果来看,绝大多数伪目标已经被剔除,但还存在一小部分伪目标,对这些伪目标需要利用形态特征做进一步判断。

5.2　基于分水岭算法的图像分割

5.2.1　分水岭算法概述

分水岭变换是一种基于区域的图像分割算法,它对微弱边缘具有良好的响应,并且分割精度高、可以获得闭合的连通区域,因此被广泛地应用于自然图像、医学图像分割等领域。

分水岭变换的基本思想来源于地形学,它通常将一幅二维图像的梯度图像看作是地形学上被水覆盖的自然地貌。该地貌上点的海拔高度对应梯度图像中像素的灰度值,它的每一个局部极小值及其影响区域称为汇水盆地,两个汇水盆地的边界则为分水岭。通常描述分水岭变换有两种方法:降水法和浸没法。降水法是指当一滴雨水分别从地形表面的不同位置开始下滑,最终将流向不同的局部海拔高度最低的区域(称为山谷),那些汇聚到同一个山谷的雨水轨迹就组成了一个连通区域,从而形成汇水盆地。浸没法则是首先在山谷的极小值区域表面打一个洞,然后让水以均匀的速率从洞中涌出,并慢慢淹没山谷周围的区域,那么山谷的极小值区域所波及的范围,即是相应的汇水盆地。无论采用上面哪种方法,当处于不同汇水盆地中的水即将汇聚在一起时,需要修建大坝阻止它们的聚合。水将只能到达大坝的顶部处于水线之上的程度,这些大坝的边界就是期望得到的分水岭。图像中目标的边缘往往梯度值较高,而目标内部区域的灰度较平坦,梯度值较低,属于极小区域,因此通过分水岭变换可以获得目标的闭合边缘。

图 5 – 24 所示是分水岭算法的示意图,水从山谷处汇聚形成汇水盆地,随着水位的不断上升,当两个来自不同汇水盆地的水将要汇聚的时候,在它们中间修建大坝(如图中的虚线表示)加以阻拦。

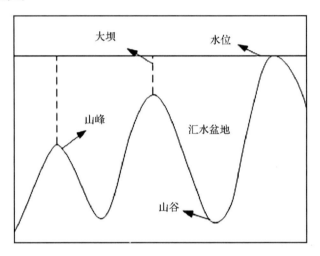

图 5 – 24　分水岭算法示意图

分水岭变换的目的就是求出梯度图像的"分水岭线",传统的梯度算子(如 Roberts、Sobel 以及形态学梯度)容易受到图像噪声的影响,在均匀一致的区域内部产生过多的局部"谷底",而梯度图像的每个"谷底"在分水岭变换中将引入一个汇水盆地。因此,这些梯度算子将可能导致均匀一致的区域被分成多个区域,以至于产生大量虚假的边缘,无法确认哪些是真正的目标边缘。

从分水岭算法的过程来看,图像中每个局部极小值将对应分割结果中一个单独的区域,在分割结束时会得到待分割对象的区域轮廓,而区域的个数是由局部极小值的数量决定的,但是由于图像中通常存在噪声,局部极小值的个数会大于实际的目标对象,这也就造成了大量的虚假轮廓,干扰了实际轮廓的识别。这种现象被称为过分割,过分割使分割的结果不理想,难以根据分割出来的轮廓识别实际的目标。

针对这个问题学者们提出了很多改进方法,主要从三个方面对分水岭算法提出改进:

1)在图像分割之前,首先采用滤波的方法对图像做平滑处理,通过消除图像中噪声的干扰来减少过分割,但是此种方法往往也会模糊图像中的部分细节信息,容易造成目标边缘分割不完整;

2）在算法实现过程中，通过控制"谷底"的数量，即采用标记分水岭的方法来消除过分割，这种方法简单有效，但难点在于标记区域的选取；

3）在分水岭分割结束后，通过对所得区域进行合并的方法来减少过分割现象。该方法可以将过分割区域有效地合并在一起，但如果分割所得的区域数目过大，合并过程中的计算量往往会很大，并且寻找最优合并准则也是难点。

5.2.2　基于 gPb 分水岭的结核杆菌图像分割算法

gPb-owt-ucm 分割算法针对自然图像分割取得了很好的效果，其中的 gPb 用于计算图像梯度，获取图像的轮廓信息；owt 则是利用图像梯度进行分水岭变换得到一系列闭合区域，并结合梯度信息重新分配闭合区域边界的权重，边缘清晰、边界强度大的区域所对应的权重越大；最后，根据区域边界的权重大小利用 ucm 算法对所有区域分层合并形成"层次树"，树的底层包含边界权重小的区域，随着层次的不断提高逐渐去除（即合并）边界权重小的区域，从而使顶层只包含边界权重大的区域，这样通过设定边界权重阈值就可以分割出所需的目标区域。

利用抗酸染色法采集的结核杆菌图像中，往往既包含边缘清晰、强度大的目标，也包含边缘模糊、强度小的目标，由于 gPb-owt-ucm 算法在区域合并时是按照区域的边界强度依次进行的，若直接将该算法应用于结核杆菌图像的目标分割，会使图像中边界强度不同的目标位于"层次树"的不同层次中。如果边界权重阈值过大，则会使部分边缘较弱的目标合并到背景当中；如果边界权重阈值过小，则会出现过分割，并产生大量的杂质。

因此，按照区域边界强度进行区域合并的方法不太适合结核杆菌图像目标的分割，故本节对 gPb-owt-ucm 算法在区域合并阶段进行了改进，提出了基于 gPb 分水岭的结核杆菌图像分割算法。该算法是一种基于区域的目标分割方法，不仅可以分割出图像中对比度较低、边缘强度较弱的目标，还能保持目标分割的完整性，避免出现目标断裂、残缺和孔洞现象。

本小节算法流程如图 5 - 25 所示，首先对输入的彩色图像进行对比度增强，接着采用 gPb 算法计算图像梯度，在此基础上利用分水岭变换得到闭合分割区域，实现对图像的初始分割；然后结合区域的颜色信息，按照相邻区域的最大相似度准则进行区域合并；最后采用多阈值分割的方法针对不同背景情况下的结核杆菌图像分类处理，去除区域中的杂质，得到所需的图像分割结果。

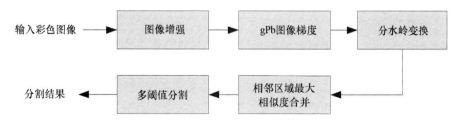

图 5 - 25　分水岭算法示意图

5.2.2.1 基于 gPb 的分水岭变换

gPb 算法如前面所述是一种计算图像梯度的方法,该算法包括两个部分:基于局部特征的 mPb(multiscale Probability of boundary)梯度和基于谱聚类的 sPb(spectral Probability of boundary)梯度,最终梯度结果是两者的加权和,如式(5.62)所示。

$$gPb(x,y,\theta) = \alpha \cdot mPb(x,y,\theta) + \beta \cdot mPb(x,y,\theta) \qquad (5.62)$$

其中,(x,y) 表示像素坐标,θ 表示梯度方向,α 和 β 分别为 mPb 和 sPb 的权重系数。

Martin 等提出的梯度计算方法 Pb(Probability of boundary)是通过对 CIE $L^* a^* b^*$ 颜色空间中的每个通道以及纹理通道中的各像素在单一尺度 σ(半径)上分别计算 8 个方向的梯度,然后对在不同通道下获得的像素梯度线性加权求和实现的,是一种基于局部特征的梯度计算方法。mPb 则是在此基础上,计算各像素在 3 个尺度 $[\sigma/2,\sigma,2\sigma]$ 上的梯度,进一步增强梯度幅值,同时降低背景噪声对目标梯度的影响,如式(5.63)所示。

$$mPb(x,y,\theta) = \sum_s \sum_i \alpha_{i,s} G_{i,\sigma(i,s)}(x,y,\theta) \qquad (5.63)$$

其中,s 表示尺度,i 表示所在特征空间(L、a、b 和纹理通道),$\alpha_{i,s}$ 为梯度权重,$G_{i,\sigma(i,s)}(x,y,\theta)$ 表示在特征空间 i、尺度大小为 $\sigma(i,s)$ 的情况下,像素点 (x,y) 在方向 θ 上的梯度大小。

shi 等提出的归一化割(Normalized cuts, Ncuts)算法是把图像分割问题转化为求解一般特征值的问题,并利用其对应的特征向量得到分割图像的方法,此类方法可以提取图像中比较显著的边缘响应,是一种基于全局信息的分割方法。sPb 则是借鉴该方法的思想,利用 mPb 求出的梯度建立像素间的相似矩阵,通过求解该矩阵得到 17 个最小特征值对应的特征向量,将每个特征向量看作是二维图像,对其在 8 个方向上进行高斯方向导数滤波器卷积,并加权求和实现的。

$$sPb(x,y,\theta) = \sum_{k=1}^{n} \frac{1}{\sqrt{\lambda_k}} \cdot \nabla_\theta v_k(x,y) \qquad (5.64)$$

其中,n 为特征向量的个数,$1/\sqrt{\lambda_k}$ 为权重因子,$\nabla_\theta v_k(x,y)$ 为特征向量 v_k 在方向 θ 上的卷积。因此,gPb 算法融合了图像的局部特征和全局信息,能对目标轮廓取得更好的响应。

图 5-26 所示为分别采用两种梯度计算方法结合分水岭变换得到的初始分割结果。图 5-26(a)和图 5-26(d)分别是输入图像和增强图像,增强图像是采用第二章提出的增强算法得到的,图 5-26(b)和图 5-26(c)分别是采用 gPb 算法和 Sobel 算子求得的图像梯度归一化的结果,而图 5-26(e)和图 5-26(f)则是分别对图 5-26(b)和图 5-26(c)进行分水岭变换后得到的结果。变换后的图像被分割成若干个闭合区域,区域间的交界处就是"分水岭线"。对比图 5-26(b)和图 5-26(c)可以明显地看出,采用 gPb 算法得到的图像梯度对背景噪声起到了很好的抑制作用,并且使目标内部梯度平滑、目标轮廓清晰;同时对比图 5-26(e)和图 5-26(f)可以看出基于 gPb 算法的分水岭变换得到的目标区域边缘平滑,目标周围区域过分割不明显,因而有利于在区域合并阶段避免杂质区域的干扰,准确地将目标区域合并在一起。故本节采用基于 gPb 的分水岭变换实现对目标的初始分割,对于该步骤产生的过分割现象,可以利用区域合并的方法加以解决。

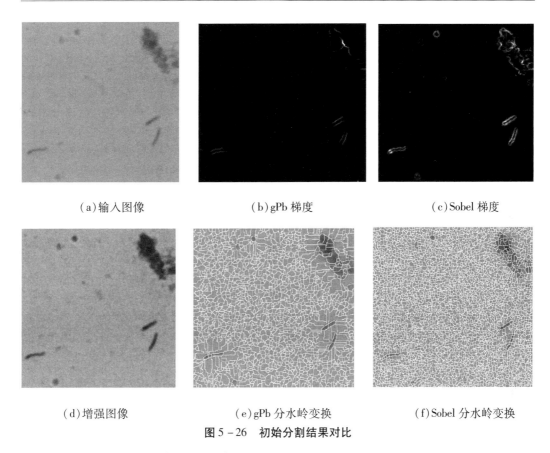

（a）输入图像　　　　　　　（b）gPb 梯度　　　　　　　（c）Sobel 梯度

（d）增强图像　　　　　　　（e）gPb 分水岭变换　　　　　　（f）Sobel 分水岭变换

图 5 - 26　初始分割结果对比

5.2.2.2　相邻区域最大相似度合并

在通过 gPb 分水岭变换得到图像的初始分割结果后,采用相邻区域最大相似度准则实现区域合并。顾名思义就是在某个区域的所有相邻区域中,选择与其相似度最大的区域,并且当两者的相似度大于某个阈值时,将这两个区域合并。采用此种区域合并方法可以减少区域间相似度的计算量,快速地将过分割的目标区域合并成完整的目标,并且不同目标之间在区域合并时互不影响。该过程分为以下 3 个步骤:

（1）获取相邻区域标号

在初始分割后,每个区域都有自己的标号(label),本书是利用数学形态学方法获取相邻区域标号的。首先,去除初始分割中的"分水岭线",然后利用形态学膨胀的方法得到候选区域一个像素宽的外边界,最后查找外边界上的像素所隶属的区域标号。

$$\beta(R) = (R \oplus B) - R \tag{5.65}$$

其中,$\beta(R)$ 表示区域 R 的外边界,B 是由 1 组成的 3 像素 ×3 像素大小的结构元素,$\oplus$ 表示膨胀操作。

（2）区域相似度度量

从图中可以看出,初始分割得到的目标区域在形状和大小上无规律可循,但是同一目标的不同区域之间的颜色却无明显差异,因此我们利用区域的颜色信息度量区域间的相似性。通过建立区域的颜色直方图,将 R、G、B 3 个通道分别量化为 16 个等级,每个区域可生成量化等级为16^3的直方图,然后根据巴氏系数度量区域间的相似性,如式(5.66)所示。

$$\rho(R,Q) = \sum_{u=1}^{4096} \sqrt{hist_R^u \cdot hist_Q^u} \tag{5.66}$$

其中,$\rho(R,Q)$表示两区域R和Q之间的相似度,其取值范围为$[0,1]$,两者的归一化直方图分别为$hist_R^u$和$hist_Q^u$,u表示直方图的元素。

(3)区域合并

如下所述为区域合并的具体流程:

①统计各标记区域的面积和颜色直方图;

②对于候选区域R_i,获取它对应的相邻区域标号,并计算R_i与所有相邻区域间的相似度ρ_i;

③选取ρ_i中的最大值ρ_{max}(假设该值是区域R_i与R_j之间的相似度,$i \neq j$),当满足$\rho_{max} > T$时,将R_i与R_j合并,T是合并阈值,在合并时将标记为R_i的区域标号替换成R_j,并更新R_j的面积大小与颜色直方图,转到步骤②,依次处理剩下的区域,直到遍历一次所有区域;

④当遍历一次所有区域没有发生区域合并的操作时,终止合并过程,按大小顺序更新合并后的区域标号,否则继续遍历所剩区域。按照上述区域合并流程,在步骤③中必须设定区域合并的阈值T,以此作为区域合并的终止条件。本书根据大量实验确定合并阈值,$T = 0.78$,若更换不同的实验数据对合并结果影响不大。

图5-27所示为对图5-26采用本节算法进行区域合并后的结果(为了便于观察,在此按照区域标号显示伪彩色图像(见附录彩图18)),图中包含了30多个连通区域,在初始分割中过分割的目标已经合并成完整的目标,但是所剩区域中仍有许多杂质区域因为与背景的颜色差异而没有合并到背景区域中,这些杂质区域将通过下面的多阈值分割方法去除。

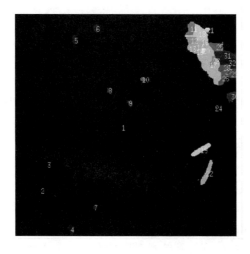

图5-27　区域合并结果

5.2.2.3　多阈值分割

在对增强后的输入图像采用 gPb 分水岭和区域合并处理过后,得到的区域中包含结核杆菌目标、图像背景以及部分杂质。为了进一步优化分割结果,还需要对得到的连通区域采取相应的后处理。实验表明,采用抗酸染色法在不同痰液涂片下采集的结核杆菌图像,其图像背景不仅呈白色,有时也偏蓝或者偏红,从而给后处理过程带来较大的困难。采用单一的颜色阈值在不同图像背景颜色下往往无法取得较好的分割结果。所以本书针对结核杆菌图像的特点,通过分析不同图像背景颜色下结核杆菌目标区域的颜色特性,采用多阈值分割的方法滤除区域中的杂质。

（1）背景分类

结核杆菌图像中由于目标个体较小,背景像素占据图像的大部分区域,故在区域合并过后选取面积最大的区域代表背景区域,用 $R_{\max}$ 表示。通过分析 $R_{\max}$ 的色调均值,就可以对不同背景的图像进行分类。本书根据图像背景颜色的不同将输入图像分成 3 类:红色背景、蓝色背景和白色背景。

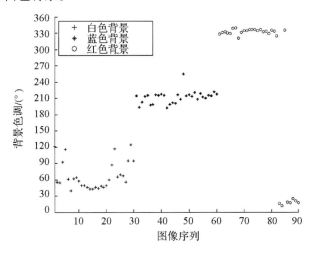

图 5 - 28　背景色调统计

对每一类图像抽取 30 幅实验样本,利用上面所述算法选取 $R_{\max}$ 计算背景色调,实验统计结果如图 5 - 28 所示。从图中可以看出不同类型图像的背景色调有所不同,并且红色背景的色调分成了两部分,大于 0° 和小于 360°,这是因为 HSV 空间中色调分量的取值是在 0° 到 360° 之间循环,红色背景对应的色调范围包含 0° 点(也就是 360°)及其两侧附近的区域。

根据样本图像背景色调的统计结果,取不同背景之间最短欧式距离对应的两个色调的均值作为背景分类的色调阈值,经过计算如式(5.67)所示,其中 $H_{R_{\max}}$ 表示区域 $R_{\max}$ 的色调均值。通过上述方法获取背景色调的取值范围后,就可以对输入图像进行分类,然后针对不同背景的图像再分别设定相应的分割阈值去除图像中的杂质,以提高目标分割的质量。

$$\begin{cases} \text{蓝色背景} & 158° < H_{R_{\max}} \leqslant 286° \\ \text{白色背景} & 32° < H_{R_{\max}} \leqslant 158° \\ \text{红色背景} & H_{R_{\max}} \leqslant 32° \text{或} H_{R_{\max}} > 286° \end{cases} \tag{5.67}$$

（2）目标区域颜色特性分析

与 RGB 颜色空间相比，HSV 颜色空间的各分量是相互独立的，其中某一分量的改变不会对其他分量产生影响，并且这种对颜色的表述方式更加符合人眼对颜色的认知。因此本书选择在 HSV 颜色空间滤除图像杂质，根据结核杆菌目标在各分量中的颜色特性设定分割阈值。

表 5-2 结核杆菌目标在不同背景下的颜色特性

图像类型	色调均值/(°)	亮度均值
蓝色背景	>230	>124
白色背景	>230	>156
深红色背景	>285	>148
浅红色背景	>200	>170

不同背景颜色的图像中结核杆菌目标的颜色特性会发生一定的变化，表 5-2 所示为样本图像的目标均值在 H 分量和 V 分量的取值范围，其中将红色背景细分为深红色和浅红色背景。蓝色背景下的目标色调均值要比浅红色背景的目标色调均值高，但是其目标亮度均值（最低可为 124）比其他背景的亮度均值都低。因此，在滤除杂质时应采用多阈值分割的方法，针对不同背景颜色图像设定不同的阈值，以避免在杂质去除过程中误将目标滤除。同时我们还发现不管背景为何种类型图像，目标在 V 分量（取值范围为 [0, 255]）上的亮度均值上限始终小于背景区域 $R_{\max}$ 的亮度均值 $V_{R_{\max}}$，故可以利用 $V_{R_{\max}}$ 作为目标亮度均值的上限。由于目标的饱和度在各类图像中均会出现过低或过高的现象，根据对现有样本中目标饱和度的分析，并参照相关的饱和度阈值，本书将该阈值范围进一步扩展到 [19,150]，这样可以在很大程度上确保目标不会因饱和度阈值范围过窄而被当作杂质过滤掉。

按照上面所述采用多阈值分割后，不满足条件的杂质区域将被标记为背景，最后再对像素面积过小（小于 60，因结核杆菌目标面积一般大于 60 个像素）的区域进行处理。面积过小的区域可能是杂质，也可能是受图像采集过程中的影响，目标颜色特性产生微弱变化的区域，导致在区域合并时没有满足合并阈值。因此，为了避免去除掉属于目标的小面积区域，本书将这些面积过小的区域按照相邻区域最大相似度准则合并，只是此时不设合并阈值，从而尽可能地将面积过小的区域与相邻的最相似区域合并。如果该面积过小区域本身属于目标区域，则通过该步骤后会使该区域重新划分到所在目标区域当中，否则将会被标记为背景区域。

图 5-29 所示为所提算法作用在图 5-26 中的分割结果，图中是将分割得到的二值图像与输入图像求交后的显示结果。原图像中的 3 个结核杆菌目标被完整地分割出来，

图像中的杂质也已全部被过滤掉,为下一步的目标分类识别奠定了基础。

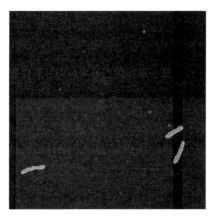

图 5 - 29　本节算法最终分割结果

5.2.2.4　实验结果与讨论

（1）分割结果对比

为了计算 gPb 梯度,所提算法是在 Ubuntu 12.10 系统下利用 MATLAB 2012b 仿真软件实现的。实验首先选取了四组典型的样本图像进行实验,并将本节算法的分割结果与 gPb-owt-ucm 和 5.1.5 节提出的算法进行比较(为了方便这里称其为 zhai），由于 gPb-owt-ucm 算法针对结核杆菌图像无后处理步骤,所以在后处理时也采用所提多阈值分割方法。

实验结果如图 5 – 30 所示,第一行从左到右依次是输入的蓝色背景图像、红色背景图像、白色背景图像和轻微离焦图像(见附录彩图 19）,其余各行是采用不同方法得到的分割结果,从上往下依次是 ground truth、所提算法、gPb-owt-ucm 算法和 zhai 算法的分割结果。zhai 算法采用像素级分割方法,由于受到目标内部个别像素的影响,使分割后的目标出现了残缺、孔洞以及断裂的现象,而所提算法和 gPb-owt-ucm 则是基于区域级的目标分割,可以减弱个别像素的颜色特性"突变"所带来的影响。因 zhai 算法采用单一阈值分割,也使得该算法鲁棒性较差,针对不同背景颜色图像所得的分割结果差异明显。

所提算法和 gPb-owt-ucm 在实验中均采用多阈值分割方法,因此针对不同背景的图像都取得了较好的分割结果。但是 gPb-owt-ucm 与所提算法相比,在区域合并阶段时容易将边缘强度较弱的目标区域合并到背景中导致目标断裂或者残缺(如红色背景和蓝色背景图像的分割结果）,从而使目标形状发生变化,最终降低目标分割精度,影响到后面的目标分类识别。

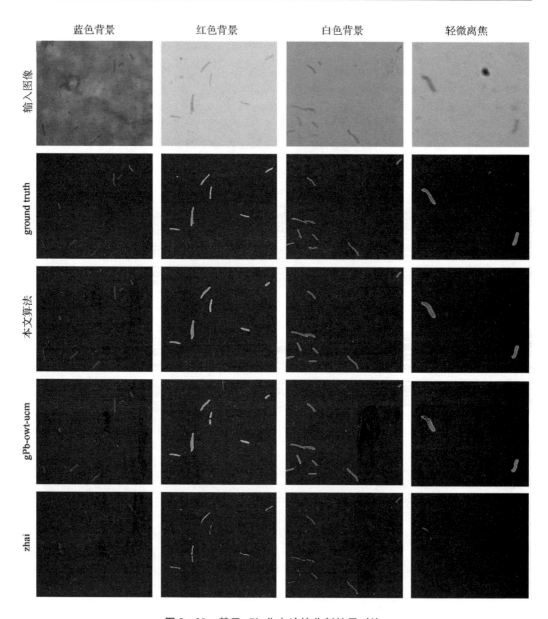

图 5 - 30　基于 gPb 分水岭的分割结果对比

（2）定量评价

本书对 50 幅含有不同背景颜色的样本图像进行分割,并将各算法分割得到的结果与人工分割结果进行对比,通过计算 ZSI（Zijdenbos similarity index）评估算法的分割精度,该值从分割区域面积和位置两个角度评估算法的分割精度,其具体定义如下

$$ZSI = 2 \frac{A_1 \cap A_2}{A_1 + A_2} \tag{5.68}$$

式中,A_1 和 A_2 分别表示实验中所采用的算法和通过人工分割得到的目标区域面积,ZSI 的取值范围为 $[0,1]$,越接近 1 则说明分割精度越高。

图 5-31 所示为各算法所得到的 ZSI 分割精度曲线,图中横轴表示图像序列,纵轴表示 ZSI 值。从图中看出,zhai 算法曲线波动较大,各图像的分割精度明显低于其余两条曲线,gPb 分水岭算法曲线和 gPb-owt-ucm 算法曲线相对来说较为平稳,且多数 gPb 分水岭曲线中的点高于 gPb-owt-ucm 算法曲线。

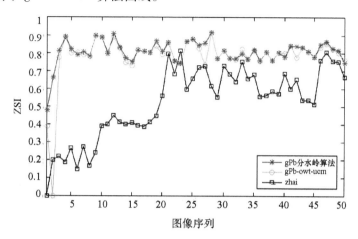

图 5-31 算法分割精度曲线 I

表 5-3 算法分割精度对比 I

算法	$\mu_{ZSI} \pm \sigma_{ZSI}$
gPb watershed	$0.806\ 5 \pm 0.068\ 2$
gPb-owt-ucm	$0.783\ 6 \pm 0.135\ 4$
zhai	$0.524\ 0 \pm 0.200\ 8$

表 5-3 则是图 5-31 中各条 ZSI 曲线所对应的均值 μ_{ZSI} 和标准差 σ_{ZSI},两者反映了算法的平均分割精度和鲁棒性。对于结核杆菌图像来说,由于目标面积较小,在分割时稍有偏差就会对 ZSI 结果带来影响,故针对结核杆菌图像计算的 ZSI 普遍偏低。从表中可以看出,zhai 算法的 μ_{ZSI} 最低,σ_{ZSI} 最高,说明在实验中该算法的分割结果精度最低,并且鲁棒性不高;gPb-owt-ucm 算法的 μ_{ZSI} 则比 zhai 算法要高,并且 σ_{ZSI} 要低一些,说明该算法的分割结果优于后者;所提算法的 μ_{ZSI} 最高,并且 σ_{ZSI} 最低,这表明所提算法所得分割结果精度最高,并且鲁棒性好,针对不同背景颜色的图像均能取得较好的分割结果。

5.2.3 基于自动标记分水岭的结核杆菌图像分割算法

采用 gPb 算法虽然可以获得理想的目标边缘,但是该算法比较耗时,一方面 gPb 对 CIE $L^*a^*b^*$ 颜色空间中的每个通道以及纹理通道中的各像素在 3 个尺度上分别计算 8 个方向的梯度,所需计算量大、耗时长,另一方面虽然采用 gPb 梯度使目标周围区域从一定程度上避免了过分割,但是非目标区域过分割明显,在后期的区域合并中也浪费了大量的时间。因此本书提出了一种基于自动标记分水岭的结核杆菌图像分割算法,通过算法自动获取目标标记区域的位置,并强制标记区域为局部极小值来避免过分割的出现,因而标记的获取是该算法的关键。本节算法流程如图5-32所示,在获取标记区域之后,利用分水岭算法得到初始分割结果,最后采用前面提出的相邻区域最大相似度合并和多阈值分割方法进行后处理。

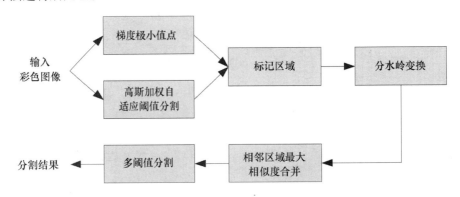

图5-32　基于自动标记分水岭的分割算法流程

5.2.3.1　基于高斯滤波的标记获取

（1）高斯滤波自适应阈值分割

在灰度通道对图像像素进行高斯滤波计算该像素的自适应分割阈值(如5.1.5.3节所述),可将所得前景像素作为标记区域。

$$B(x,y) = \begin{cases} 1, & \text{if } p(x,y) < T(x,y) \\ 0, & \text{else} \end{cases} \tag{5.69}$$

其中,$p(x,y)$表示像素点(x,y)的像素值,$T(x,y)$是由式(5.58)所得。

有的目标因受周围背景和自身目标特性(如对比度、边缘强度)的影响,使得其对应的初始标记在目标区域内断裂严重或者只含包含少量的像素点,从而在分水岭变换后出现目标断裂、甚至丢失的现象。如5.2.1节所述,分水岭算法是将梯度图像看作是被水覆盖的自然地貌,梯度图像中的局部极小值点在经过分水岭变换后会形成汇水盆地,梯度局部极小值点越多、分布越分散,则分水岭变换后所得的汇水盆地越多,过分割也就越严重。基于标记的分水岭变换则是将所指定的区域强制转换为梯度局部极小值,然后再进行分水岭变换,以降低过分割的影响;反之,若标记区域过少则会出现欠分割。因此,可以通过适当地增加标记区域来弥补初始标记的不足。本书通过将梯度图像中与目标颜色特性相近的局部极小值点添加到初始标记中,来克服上述问题。

（2）梯度局部极小值搜索

首先利用Sobel算子在RGB空间中计算输入图像的梯度图像,并找出梯度图像中的局部极小值点,然后在初始标记周围像素半径为k的矩形窗内,搜索梯度图像中的局部极小值点,将那些与初始标记颜色相近的、满足结核杆菌目标颜色特性的局部极小值点添加到初始标记中,形成最终标记,如式(5.70)所示。

$$\begin{cases} |H_m(t) - H_k(x,y)| \leqslant a_H \\ |V_m(t) - V_k(x,y)| \leqslant a_V \\ H_k(x,y) > H_{\min} \\ V_k(x,y) > V_{\min} \end{cases} \tag{5.70}$$

式中,$H_m(t)$ 和 $V_m(t)$ 分别表示初始标记的色调和亮度均值,$H_k(x,y)$ 和 $V_k(x,y)$ 表示在初始标记周围半径为 k 个像素点内的局部极小值点的色调和亮度值,a_H 和 a_V 表示两者在色调和亮度上的差值范围,$H_{\min}$ 和 $V_{\min}$ 表示局部极小值在色调和亮度分量中的最小值。为了避免因该步骤产生过分割现象,我们只在面积小于 60 个像素点的初始标记周围搜索梯度局部极小值点。

图 5 - 33 所示为所提算法的实例,图 5 - 33(b)中的白色区域是利用高斯加权自适应阈值分割得到的初始标记,从中可以看出有的目标区域所含的标记过少(如图中右下角被方框所标记的目标),这样在分水岭变换后会丢失部分目标区域,如图 5 - 33(e)中所示。图 5 - 33(d)中的深色点状区域表示的是梯度图像的局部极小值,目标内部存在一些极小值区域没有包含在初始标记中,那么通过在初始标记周围添加与目标颜色特性相近的局部极小值点就可以避免图 5 - 33(b)中出现的问题。图 5 - 33(c)是得到的最终标记区域,被方框标记的目标上增加了部分局部极小值点,图 5 - 33(f)则是其对应的分水岭分割结果,与图 5 - 33(e)相比分割结果有明显改善。随后再利用 5.2.2 节中提出的相邻区域最大相似度合并和多阈值分割方法,提取出所需的结核杆菌目标。

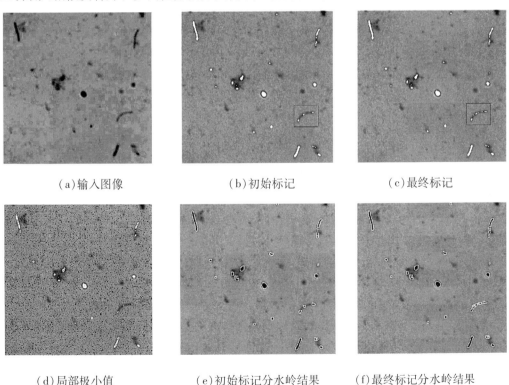

（a）输入图像　　　　　　（b）初始标记　　　　　　（c）最终标记

（d）局部极小值　　　（e）初始标记分水岭结果　　（f）最终标记分水岭结果

图 5 - 33　基于高斯滤波的标记获取实例

5.2.3.2 基于自适应尺度高斯滤波的标记获取

上一节中所述是在灰度通道中利用固定尺度的高斯滤波得到初始标记区域的,当目标区域与杂质区域粘连在一起,采用上述方法有时会导致所得的目标标记区域包含杂质区域,导致在分水岭变换后目标区域掺杂着杂质区域,影响了后续的目标识别精度。因此,本书对标记获取步骤进行了改进,提出了基于自适应尺度高斯滤波的标记获取方法,利用目标像素的颜色信息确定高斯滤波的尺度,以减少杂质在标记获取过程中的影响。利用5.1.3节中建立的目标颜色模型实现对高斯滤波的尺度自适应。

根据式(5.69),当像素满足 $p(x,y) < T(x,y)$ 时,可以作为初始标记。初始标记区域的面积主要由高斯核窗口大小 σ 决定。σ 值越大,则在计算分割阈值时包含了更多的背景像素。由于灰度图像中背景像素的灰度值要比结核杆菌目标像素的灰度值高,所以 σ 值越大,$T(x,y)$ 值越高。对于杂质和背景像素,我们希望它们的分割阈值满足 $p(x,y) \geqslant T(x,y)$,从而将它们从标记区域中剔除。因此,对于目标像素来说,σ 的取值应该相对高一些,而对于杂质像素来说,σ 的取值应该相对低一些,这样就可以减少目标标记区域与杂质区域粘连的情况,提高分割的精度。

根据像素颜色矢量与颜色模型中的均值矢量之间的差异区分高斯滤波器的尺度大小,可通过如下公式计算得到

$$r = a \cdot \mathrm{e}^{m \cdot \exp\left\{-\frac{1}{2}(x-\mu)^{\mathrm{T}}[\Sigma(x-\mu)]^{-1}\right\}} \tag{5.71}$$

$$\sigma = 1 + 2[r] \tag{5.72}$$

其中,参数 a 是用来控制半径 r 的大小以使其符合结核杆菌目标的尺寸,参数 m 是用来扩大不同像素间在颜色上的差异,μ 和 Σ 则是目标颜色模型中的均值矢量和协方差矩阵,x 是式(5.11)中定义的颜色矢量。当像素颜色矢量与颜色模型相差较大时,所得的半径 r 则取值较小;反之当像素颜色矢量与颜色模型接近时,所得的半径 r 则取值较大,半径 r 的取值方式满足我们上述针对不同像素滤波尺度大小的要求。由于高斯滤波器尺度一般取奇数,通过取整操作"[ ]"后,最终得到每个像素所对应的滤波尺度 σ。

图5-34所示是分别采用了固定尺度和自适应尺度高斯滤波获取标记区域,采用固定尺度高斯滤波的方法对杂质的抗干扰能力弱。如图5-34(b)所示,左上角的一个结核杆菌目标与蓝色杂质粘连在一起,采用固定尺度高斯滤波得到的标记区域使目标和杂质粘连在一起,使它们处于同一个汇水盆地,这样在分水岭变换后的目标与杂质同样粘连在一起,如图5-34(e)所示,会对后续的目标识别带来影响;而采用自适应尺度高斯滤波则会在一定程度上避免该问题的出现,如图5-34(c)所示,图中目标的标记区域与杂质区域分离,在经过分水岭和后处理之后杂质被滤除,如图5-34(f)所示,并且通过对比图5-34(b)和图5-34(c)可以发现,图5-34(c)中目标的标记区域面积一般比图5-34(b)中的大,而杂质的标记区域面积比图5-34(b)中的小;图5-34(d)中的白色区域是输入图像的梯度局部极小值。由于自适应尺度高斯滤波融合了目标像素的颜色信息,因而比固定尺度高斯滤波在分割精度上有一定的优势。

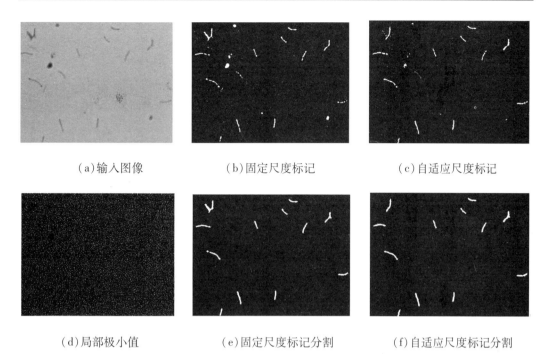

（a）输入图像　　　　　　（b）固定尺度标记　　　　　（c）自适应尺度标记

（d）局部极小值　　　　　（e）固定尺度标记分割　　　　（f）自适应尺度标记分割

图 5 - 34　基于尺度自适应高斯滤波的标记获取实例

5.2.3.3　实验结果与讨论

（1）分割精度对比

本书根据结核杆菌目标的大小并结合大量实验,取固定尺度高斯滤波的 $\sigma = 27$, $b = 8$。梯度局部极小值搜索时所涉及的参数,其值如下 $k = 12$, $a_H = 12$, $a_V = 8$, $H_{\min} = 200°$, $V_{\min} = 124$。式（5.70）中涉及的参数取 $a = 2.7$, $m = 3$;自适应尺度高斯滤波所对应的 $b = 4$。

基于自动标记分水岭的图像分割结果如图 5 - 35 所示,第一行从左到右依次是输入的蓝色背景图像白色背景图像和红色背景图像（见附录彩图 20）,其余各行是采用不同方法得到的分割结果,从上往下依次是 ground truth、基于自适应尺度高斯滤波标记的分割、基于固定尺度高斯滤波标记的分割和 zhai 算法的分割结果。对比图中结果可以看出,采用基于标记分水岭的两个算法的结果要优于 zhai 算法的结果,有效避免了目标的断裂、丢失,如图中红色背景图像的分割结果。对比两个基于标记分水岭的算法结果,采用基于自适应尺度高斯滤波的标记获取方法所得结果要更精确一些,如图中蓝色背景图像的分割结果;基于固定尺度高斯滤波的标记获取方法只利用了目标的灰度信息,使得标记区域容易受到目标周围杂质或背景的影响,从而降低了分割的精度。

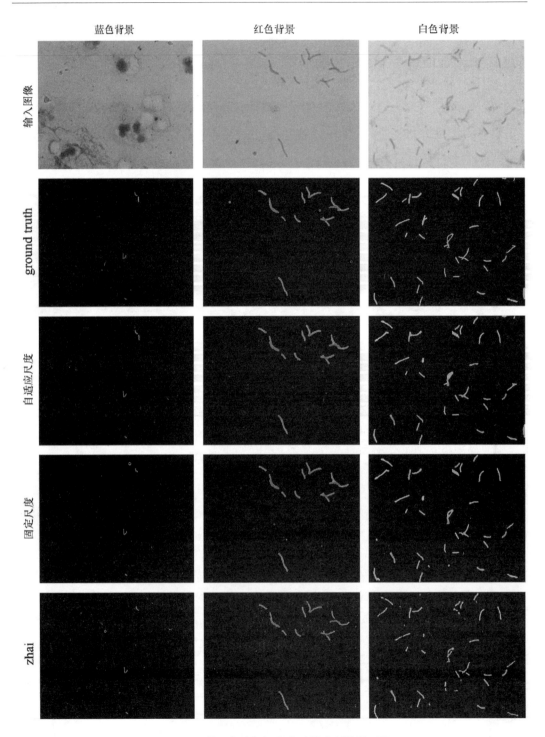

图 5 - 35　基于自动标记分水岭的分割结果对比

（2）定量评价

实验选取了50幅不同背景颜色的图像,采用式(5.68)中的 ZSI 指数评估基于自动标记分水岭算法的分割精度,并将其与5.2.2节中提出的基于 gPb 分水岭的分割算法相对比。

图5－36所示为各算法所得到的 ZSI 分割精度曲线,图中可以看出,自适应尺度标记分水岭算法和 zhai 算法的值普遍都比 gPb 分水岭算法的高,而自适应尺度标记分水岭算法中的值略高于 zhai 算法的值。

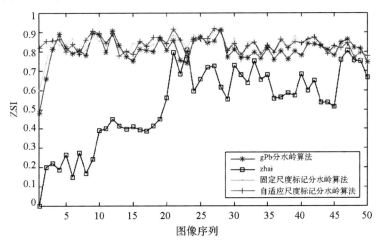

图5－36　算法分割精度曲线 Ⅱ

图5－36中各条 ZSI 曲线所对应的均值和标准差如表5－4中所示。从表中可以看出,所提基于标记分水岭的图像分割算法与 zhai 算法相比优势明显,与基于 gPb 分水岭的分割算法相比则在分割精度上也有一定程度的提高;文中提出的基于自适应尺度高斯滤波的标记分水岭算法所得的平均分割精度最高 $\mu_{ZSI} = 0.839\ 1$、标准差最低 $\sigma_{ZSI} = 0.039\ 9$,因而所取得的分割效果最好,并且分割精度略优于基于固定尺度高斯滤波的标记分水岭算法。由于每个像素采用不同的尺度进行高斯滤波计算分割阈值,使得该算法在时间上比基于固定尺度的分割算法要长,故在实际应用中可以采用图形处理器(Graphics Processing Unit,GPU)加速的方法,对各像素点阈值并行计算,以提高算法效率。

表5－4　算法分割精度对比 Ⅱ

算法	$\mu_{ZSI} \pm \sigma_{ZSI}$
自适应尺度标记分水岭	$0.839\ 1 \pm 0.039\ 9$
固定尺度标记分水岭	$0.829\ 7 \pm 0.053\ 9$
gPb 分水岭	$0.806\ 5 \pm 0.068\ 2$
zhai	$0.524\ 0 \pm 0.200\ 8$

5.3　本章小结

　　本章围绕结核杆菌图像分割问题展开研究。全面分析了典型颜色空间对结核杆菌目标聚类性及可分性方面的性能,并遴选出 HSV 颜色空间作为结核杆菌目标的颜色表示空间;以高斯混合模型为基础建立了结核杆菌目标的颜色分布模型,从而获取了结核杆菌目标颜色在 HSV 颜色空间的分布规律,并基于此实现了对结核杆菌目标的分割;分析了不同背景颜色图像下结核杆菌目标的颜色特性,研究了基于 gPb 分水岭的结核杆菌图像分割算法,对不同背景颜色图像均能取得较好的分割结果;研究了一种基于自动标记分水岭的结核杆菌图像分割算法,以解决分水岭算法所带来的过分割问题,并提出了一种基于自适应尺度高斯滤波的标记获取方法,可以更加准确地定位目标的标记区域。

第六章　基于形状几何统计特征及决策树的结核杆菌目标识别

　　利用分割算法提取的疑似目标,往往包含部分图像杂质,因此还需要利用目标的形状特征进一步对疑似目标进行分类识别,本章我们研究基于形状几何统计特征的目标识别算法。首先建立了结核杆菌目标形态样本库,以样本库为分析数据源,对结核杆菌目标的形态特征进行了全面分析,遴选出适合表征其形状特征的描述子,在此基础上研究了基于决策树的目标分类识别算法并给出了实验结果。

6.1　基于形状几何统计特征及决策树的目标分类

6.1.1　目标样本库的建立

　　为了分析结核杆菌目标的形态特征,我们获取大量来自不同标本的结核杆菌图像样本,并采用半自动方式选取结核杆菌目标(包括简单无分枝的目标和有分枝粘连目标),然后提取其轮廓,并将这些轮廓存入结核杆菌形态库。在样本准备的过程中,必须注意以下问题:

　　1)样本的广泛性。待分析样本必须来自不同病人、不同标本,以确保形态分析的广泛性和可信度;

　　2)图像采集参数必须一致。重点要确保显微镜系统放大倍率一致,这包括了显微镜物镜的数值孔径一致、适配器放大倍率一致、CCD 传感器靶面大小一致、相机分辨率一致等。之所以要确保采集参数一致,主要是考虑到目标的面积、周长等形态参数与图像大小是密切相关的。如果无法确保图像采集参数一致,一种解决的办法就是根据这些参数进行相应的缩放即可,在本书建立的形态库中,图像大小统一为 64 像素 ×64 像素。

　　目前我们已经建立了包括6000个典型结核杆菌目标的形态库,其中简单无分枝目标(第一类目标)3728 个,有分枝粘连目标(第二类目标)2272 个。同时,我们还建立了负样本库,这些负样本是由颜色与结核杆菌目标相近而形态不一致的杂质组成。图 6-1 给出了形态库中的部分图像。

6.1.2　目标特征分析及形态描述子选取

　　目标形态特征的描述子有很多,最常用的有傅里叶描述子、Hu 矩,还有几何参数,比如面积、周长、长宽比等。由于结核杆菌目标一般非常小,在图像中非常不显著,其边缘受

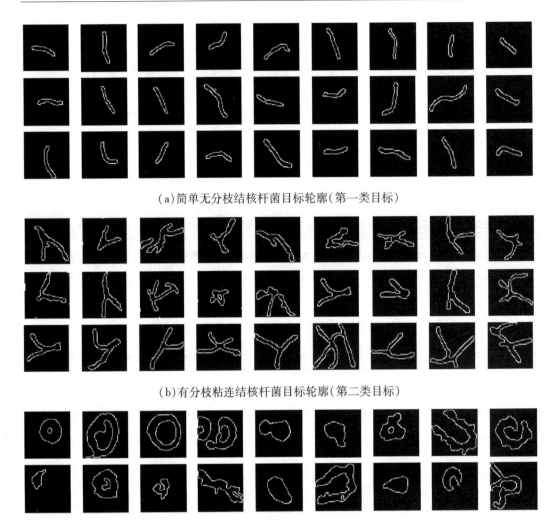

(a)简单无分枝结核杆菌目标轮廓(第一类目标)

(b)有分枝粘连结核杆菌目标轮廓(第二类目标)

(c)伪目标(负样本)轮廓(第三类目标)

图 6 - 1　结核杆菌目标形态库中的部分典型目标

噪声影响非常大,因此擅长于描述目标边缘的傅里叶描述子及 Hu 矩并不适宜于描述结核杆菌目标形态,而几何统计特征在图像大小一致的情况下,相对比较稳健。基于此考虑,本书主要选取目标的几何统计特征来进行目标的初步筛选及分类。这些特征主要包括:面积、周长、长宽比、圆形度、粗糙度等。其中前 3 个特征很好理解,下面对圆形度和粗糙度这两个特征作简单的介绍。

圆形度用来描述目标形状接近圆形的程度。设 A 为目标面积,P 为目标周长,则目标圆形度 C 定义为:

$$C = \frac{4\pi A}{P^2} \tag{6.1}$$

圆形度取值范围为 $0 < C \leqslant 1$,C 值越大,表明目标越接近圆形,典型地,当目标区域为圆时,$C = 1$。需要注意的是,对于"空心"目标(比如负样本中存在很多的圆环形目标),在计

算圆形度之前,首先要将目标的"空心"部分进行填充,然后再计算圆形度,这样计算出的圆形度才与我们感官上对目标形状的感受一致。图6-2给出了不同形状目标的二值图像,其中图6-2(a)为简单无分枝结核杆菌目标,其圆形度数值为0.281 0,图6-2(b)为有分枝粘连目标,其圆形度为0.117 8,小于图6-2(a)中的目标,图6-2(c)为一个典型的伪目标二值图像,其形状呈圆环形(中心存在"空洞"),将其"空洞"填充后的图像如图6-2(d)所示,显然,"空洞"填充后目标的圆形度值(0.883 6)明显大于填充前的值(为0.513 5)。

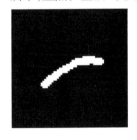 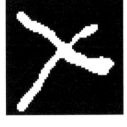 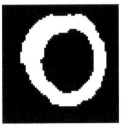 

(a)$C = 0.281\ 0$,　　(b)$C = 0.117\ 8$,　　(c)$C = 0.513\ 5$,　　(d)$C = 0.883\ 6$,
　　$R = 1.120\ 8$　　　　$R = 1.547\ 1$　　　　$R = 1.123\ 5$　　　　$R = 1.123\ 5$

图6-2　不同目标的圆形度及粗糙度数值

粗糙度用来描述目标轮廓的"粗糙"程度。设 P 为目标周长,H 为目标外接多边形的周长,则目标粗糙度 R 定义为:

$$R = \frac{P}{H} \tag{6.2}$$

粗糙度取值范围为 $R \geqslant 1$,粗糙度越小说明目标轮廓越平滑,反之则说明目标轮廓越粗糙(图6-2中也给出了不同目标的粗糙度数值)。

上述五个特征参数(面积、周长、长宽比、圆形度、粗糙度)中,有些参数之间的相关性是比较高的,为了减少参数的数量并增强鲁棒性,需要遴选出相关性不大的参数。基于形态库中的第一类目标,计算这五个特征参数之间的相关系数矩阵,表6-1给出了这些特征参数之间的相关系数矩阵(为了直观,采用表格形式表示),该矩阵是一个对称矩阵,行列交叉处的值即为对应两个参数之间的相关系数,从这些值可以看出,面积和周长的相关系数很大(为0.926 0),因此,这两个参数中必须去掉一个。再考察这两个参数与其他参数间的相关性可以发现,周长与其他参数间的相关性普遍大于面积与其他参数间的相关性,因此,综合考虑可以将周长参数剔除而保留面积参数。

表6-1　目标形状特征参数的相关系数矩阵

	面积	周长	长宽比	圆形度	粗糙度
面积	1.000 0	0.926 0	0.145 7	−0.628 3	0.339 2
周长	—	1.000 0	0.286 1	−0.848 6	0.399 8
长宽比	—	—	1.000 0	−0.429 5	−0.492 6
圆形度	—	—	—	1.000 0	−0.352 4
粗糙度	—	—	—	—	1.000 0

接下来分析剩余的 4 个特征参数对目标形状的描述及区分能力。仍然基于形态库中的三类目标,分别计算其 4 个特征参数,然后对其做统计分析(见表 6 - 2 ~ 6 - 4),并做出这些参数分布的直方图,如图 6 - 3 所示,为了比较方便,将不同类目标的直方图绘制在同一幅图像中。

表 6 - 2　简单无分枝目标的形状特征参数统计结果

	最大值	最小值	中值	均值	方差	归一化方差
面积	491	75	190	202	4691	9.553 4
长宽比	11.460 3	1.295 3	4.267 5	4.366 4	1.507 4	0.131 5
圆形度	0.597 0	0.140 2	0.305 9	0.313 4	0.007 6	0.012 8
粗糙度	1.343 6	1.037 9	1.084 2	1.092 5	0.001 2	0.000 89

表 6 - 3　有分枝粘连目标的形状特征参数统计结果

	最大值	最小值	中值	均值	方差	归一化方差
面积	1198	137	516	536	26 057	21.750 7
长宽比	5.505 0	1.000 0	1.594 8	1.796 5	0.552 4	0.100 3
圆形度	0.284 3	0.056 0	0.133 0	0.137 7	0.001 7	0.005 9
粗糙度	2.416 6	1.078 9	1.443 5	1.479 5	0.047 4	0.019 6

表 6 - 4　伪目标的形状特征参数统计结果

	最大值	最小值	中值	均值	方差	归一化方差
面积	1520	142	540	597	83 012	54.613 0
长宽比	4.305 5	1.000 0	1.359 3	1.475 9	0.206 8	0.048 0
圆形度	0.870 9	0.087 4	0.475 9	0.470 4	0.053 5	0.061 4
粗糙度	2.142 4	1.053 4	1.180 8	1.272 7	0.050 5	0.023 6

分析表 6 - 2 ~ 6 - 4 中的统计数据及图 6 - 3 中的直方图可以发现,第一类目标、第二类目标及第三类目标(即伪目标)的 4 个特征参数均具有一定的可区分性,比如第一类目标的长宽比普遍较大,而第二类和第三类目标的长宽比则比较小,利用长宽比参数可以将第一类目标从第二类和第三类目标中"大体"区分出来。这里所谓的"大体"区分是指这种分类具有一定的"模糊性",不可能绝对区分出来,因为从长宽比参数的直方图即可发现,第一类目标的长宽比参数的分布范围与第二类和第三类目标的长宽比参数分布范围有部分重叠,因此,这种区分是"大体"上的。另外,第二类目标与第三类目标的长宽比参数分布范围几乎一致,利用长宽比参数无法区分这两类目标,还必须利用诸如面积、圆形度及粗糙度等其他参数。对于其他形态参数,也可以做类似的分析,具体见表 6 - 5。

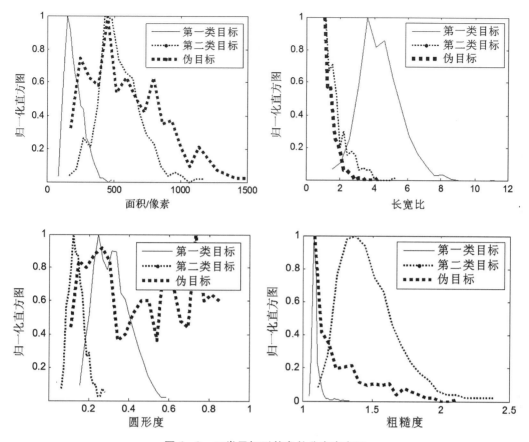

图6-3 三类目标形状参数分布直方图

表6-5 三类目标的形状参数特点分析

	面积	长宽比	圆形度	粗糙度
第一类目标	较小	普遍较大	较适中	较小
第二类目标	分布范围较广	普遍较小	普遍较小	较大
第三类目标	分布范围较广	普遍较小	分布范围较广	分布范围较广

6.1.3　基于决策树的目标分类

决策树方法是目前应用最为广泛的一种模式分类方法,它以实例为基础,通过归纳推理,从一组无次序、无规则的实例或数据中归纳出树结构表示形式的分类规则。决策树由一个根节点、一组中间节点和一组叶节点及节点间相连的分枝组成,其每个非叶节点对应一个特征属性的测试(或决策规则),每个分枝代表由这个特征属性决定的输出,而每个叶节点存放一个类别。使用决策树进行模式分类的过程是一个自顶向下、逐层启发的过程,它首先从根节点开始,测试待分类项中相应的特征属性,并按照其值选择输出分枝,直到到达叶节点,并将叶节点存放的类别作为分类结果。

目前已提出的决策树算法有很多。1966 年由 Hunt 等提出的概念学习系统(Concept

Learning System，CLS)是早期的决策树算法,该算法也是以后很多决策树算法的基础。1986 年 Quinlan 等提出著名的 ID3 算法,该算法是目前最重要最有影响力的决策树算法之一,它的提出直接推动了决策树由概念向实用的跨越式发展。后来,Quinlan 等对 ID3 算法又做了很大改进,提出了著名的 C4.5 算法,该算法是目前应用最为广泛的决策树算法之一。除此以外,比较典型的还有 Breiman 提出的分类与回归树(Classification And Regression Tree,CART)算法等。下面首先对 ID3 算法进行简要介绍,然后基于 MATLAB 统计工具箱给出实验结果。

6.1.3.1 ID3 算法原理

ID3 算法将信息论中信息熵的概念引入决策树构建,其核心思想是以信息增益作为度量属性的选择标准,每次都选择使得信息增益最大的那个属性进行分裂。

设样本集 X 由 c 类样本组成,类别标识分别为 $\omega_1,\omega_2,\cdots,\omega_c$,在决策树构建过程中,对该样本集可以有多种不同的划分,那么对于一个给定的划分而言,样本集 X 的期望信息熵为:

$$E(X) = -\sum_{i=1}^{c} p_i \log_2 p_i \tag{6.3}$$

其中,p_i 表示第 i 个类别 $\omega_i(i = 1,2,\cdots,c)$ 在整个样本集中出现的概率,可以用属于此类别的样本数量除以样本集 X 中样本总数量作为估计。

现在假设将样本集 X 利用属性 A 进行划分。设属性 A 有 m 个不同取值,根据这 m 个不同取值可以将样本集 X 划分为 m 个子集 $\{X_1,X_2,\cdots,X_m\}$,每个子集中样本个数分别为 $n_1,n_2,\cdots,n_m$,令 $p_i = n_i/n,i = 1,2,\cdots,m$,其中 n 为样本集 X 的样本总数量,同时令 $p_{ij} = n_{ij}/n_i$,其中 n_{ij} 为子集 X_i 中属于类别 ω_j 的样本数量,则利用属性 A 将样本集 X 划分之后,样本集 X 的期望信息熵定义为:

$$E(X,A) = -\sum_{i=1}^{m} p_i \sum_{j=1}^{c} p_{ij} \log_2 p_{ij} \tag{6.4}$$

显然,引入属性 A 对样本集 X 进行划分后,其期望信息熵会减少,我们将期望信息熵的减少量定义为信息增益:

$$G(X,A) = E(X) - E(X,A) \tag{6.5}$$

显然,信息增益 $G(X,A)$ 越大,意味着利用相应属性对样本进行划分后期望信息熵 $E(X,A)$ 越小,即树的不确定性越小。实际上,决策树的生长过程是一个由不确定性系统向确定性系统演变的过程,树的不确定性越小意味着对样本集进行分类测试所需的次数也越小,所建立的决策树性能也越优。

因此,在决策树构建过程中,可以按照以上方式计算所有属性的信息增益,并选择信息增益最大的属性产生树节点,然后由该属性的不同取值建立分枝,再对各分枝的子集递归调用该方法建立树节点的分枝,直到满足给定的停止规则为止。

ID3 算法理论清晰、学习能力很强,但是其也存在一个很大的问题:在树的分裂过程中往往偏向于多值属性,针对此缺点,Quinlan 提出在决策树构建过程中用信息增益率(gain ratio)来代替信息增益,从而形成了 ID3 - IV 算法。后来 Quinlan 等又对此算法进行很多大改进,形成了著名的 C4.5 算法,该算法完全继承了 ID3 算法的优点,同时在以下几个方面做了改进:①在树的构建过程中进行剪枝;②能够完成对连续属性的离散化处理;③能够对不完整数据进行处理等;④用信息增益率来进行属性选择,信息增益率定义为:

$$GR(X,A) = \frac{G(X,A)}{SI(X,A)} \tag{6.6}$$

其中 $SI(X,A)$ 称为分裂信息量(split information),其定义如下:

设属性 A 有 m 个不同取值,将样本集 X(共有 n 个样本)划分为 m 个子集 $\{X_1, X_2, \cdots, X_m\}$,每个子集中样本个数分别为 $n_i, i = 1,2,\cdots,m$,令 $p_i = n_i/n$,那么:

$$SI(X,A) = -\sum_{i=1}^{m} p_i \log_2 p_i \tag{6.7}$$

基于以上原理,可以给出 ID3 算法的实现步骤,设 X 是训练样本集合,Q 是属性集合:

1)创建根节点 (X,Q);

2)若节点 (X,Q) 中所有样本属于同一类别,则标记该类并停止生长;若 (X,Q) 中的属性集 Q 为空或某一类样本占该节点处所有样本的比例超过某一阈值,则标记该类样本,并在该节点处停止生长;否则,在属性集 Q 中选取使得信息增益 $G(X,A)$ 最大的那个属性 A;

3)根据属性 A 的不同取值将样本 X 划分为 m 个互不相交的子集 $X_i, i = 1,2,\cdots,m$,则从 (X,Q) 分裂出 m 个分枝,从而形成 m 个新节点 $(X_i, Q - A)$,$(i = 1,2,\cdots,m)$;

4)对每个新节点递归调用步骤 1~3,直至算法满足步骤 2 中前两个条件中的某一个而终止。

考虑到二叉树结构简单、易于理解,而且任意的多叉树可以转换为二叉树,因此 ID3 算法一般易于生成二叉树结构($m = 2$),即每个父节点有两个子节点。

6.1.3.2　仿真实验

根据上一小节分析,本书选取的目标特征共有 4 个:面积 Area、长宽比 WHRatio、圆形度 Circularity、粗糙度 Roughness,为了表示方便,分别用 Ar、Whr、Cir、Rgh 表示,这些特征组成特征属性集合 $Q = \{Ar, Whr, Cir, Rgh\}$。为了训练决策树,从样本库中随机抽取 1864 个样本,包含三类目标,其中第一类目标样本 1210 个,第二类目标样本 330 个,伪目标样本 324 个。

本书基于 MATLAB 7.12 中的统计工具箱进行仿真实验。实验中最关键的是要确定树的合理规模(树的规模一般用树的深度或节点总数或叶子节点总数来描述),以防止由于对训练模式的知识利用不足出现的"欠拟合",或对样本过度学习导致的"过拟合",尤其是对于样本集较小、数据误差较大的样本集更要防止"过拟合"现象的产生,这种情况下生成的决策树不但结构复杂,而且推广普适性非常差,对未知数据的预测性能也大为下降。因此,在树的生长过程中,一般通过剪枝来控制树的规模,从而防止"过拟合"现象的产生。在确定树的最佳规模方面,目前最常用的一种方法就是交叉验证(cross validation)法。其实施步骤为:首先将给定的 N 个样本随机地分为 L 组(子集),每组 n 个样本,然后用 $L-1$ 个子集进行训练,用没有用来训练的子集进行测试,这样做 L 次,以确保每个子集都有一次机会作为测试集。如果每次测试中有 $m_i, i = 1,2,\cdots,L$ 个样本被错判,则总的差错率为:

$$ErroRate = \frac{1}{L}\sum_{i=1}^{L}\frac{m_i}{n} \tag{6.8}$$

图 6-4 给出了差错率随着叶子节点个数变化的情况,显然随着叶子节点个数的增加(意味着树的规模在增加),差错率逐步减少,当叶子节点个数增加到一定程度后,差错率不再随着叶子节点个数的增加而减少,反而有逐步增加的趋势,说明这种情况下继续增加树的规模不但使得树的结构复杂,而且对于提高树的性能是毫无意义的。从图中情况来看,当叶子节点个数增加到 9 时差错率不再显著减少,因此可以认为当叶子节点个数为 9 时决策树能取得最佳综合性能,此时分类差错率为 0.043 45,即分类正确率为 95.655%。

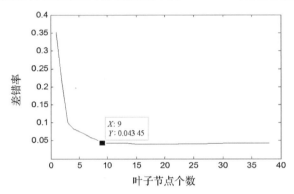

图 6-4 差错率随叶子节点个数变化曲线

图 6-5 给出了最终的决策树结构,该树共包含 17 个节点,其中 9 个叶子节点,树的深度为 6,是一颗非常简单的二叉树,树的叶子节点下对应的数字"1""2""3"分别代表第一类目标、第二类目标和伪目标。从树的结构来看,根节点所选属性为长宽比,说明长宽比是所有属性中最重要的一个,它能产生最大的信息增益,这与第 5.3.2 小节中分析结果是一致的。另外,第 3 个节点(按照从上至下、从左至右的顺序)所选属性为粗糙度,其两个子节点均为叶子节点,其左叶子节点下方的矩形框中数字给出了该叶子节点总的样本个数以及每一类样本的个数,其中第一行代表该节点处样本总数,为 1144 个,第二至第四行分别给出了第一类目标、第二类目标以及伪目标的个数,分别为 1138 个、5 个和 1 个。这说明经过长宽比和粗糙度两个属性的判断即可将大量的第一类目标识别出来(第一类样本总数为 1210),而且误判率也非常小(共 6 个目标误判,占比 0.52%)。对于根节点的左子树(即长宽比小于 2.688 52 的样本),可采用同样的方式进行分析。

为了进行比较,还分别采用 K 近邻、朴素贝叶斯分类器以及 BP 网络进行分类识别实验(均基于 MATLAB 7.12),训练及测试样本与决策树方法采用的样本一致,实验结果为:K 近邻、朴素贝叶斯分类器以及 BP 网络的分类精度分别为 91.12%、93.25% 和 94.79%,明显低于决策树的 95.66%。这说明本书选取决策树进行结核杆菌目标的识别是合理的。

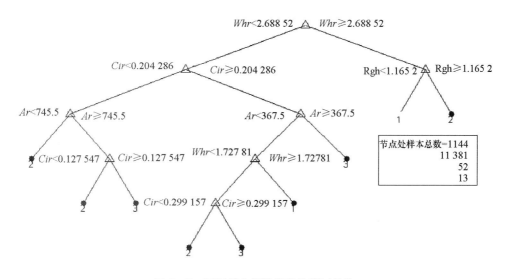

图 6 – 5　基于样本训练出的决策树结构

6.2　综合实验与讨论

本节对本章提出的识别算法进行大规模综合实验验证。实验分为两个部分:①典型样本实验,该实验选取典型的结核杆菌显微图像进行分割及目标识别实验,主要验证算法对各种典型情况下结核杆菌显微图像的处理能力;②大样本实验,该实验采集大量结核杆菌显微图像进行目标检测试验,主要验证算法在实际临床应用中的有效性。

6.2.1　典型样本实验

在这部分实验中,本书选取了七组非常有代表性的结核杆菌显微图像进行实验。这七组图像中有四组与第 5.1.7 中图像分割实验的图像相同,其他三组是本实验另行选取的图像。这七组图像分别为:

1)背景复杂、偏红、存在各种杂质的图像,如图 6 – 6(a)所示(见附录彩图 9 右图);

2)背景偏红的图像,如图 6 – 7(a)所示(见附录彩图 5);

3)染色偏蓝的图像,如图 6 – 8(a)所示(见附录彩图 13);

4)轻微离焦的图像,如图 6 – 9(a)所示(见附录彩图 14);

5)杂质颜色与目标颜色较相似的图像,如图 6 – 10(a)所示(见附录彩图 21);

6)存在部分有分枝重叠粘连目标的图像,如图 6 – 11(a)所示(见附录彩图 22);

7)存在大量有分枝重叠粘连目标的图像,如图 6 – 12(a)所示(见附录彩图 23)。

以上七组图像各有特点,代表了结核杆菌显微图像中分割及识别难度较大的典型图像,用这些图像进行目标识别实验比较有说服力。

每组实验结果中,分别给出了原始图像(a)、图像分割结果(b)、目标分类识别结果(c),以及目标的标注图像(d)。目标识别的效果可以从标注图像中很清楚地观察到,

比如目标是否识别正确,是否有漏检,是否有误检等。下面对这七组实验结果做一个简单的评述:

1)第一组实验中,结核杆菌目标全部成功检出,既没有漏检,也没有误检(见图6-6(d));

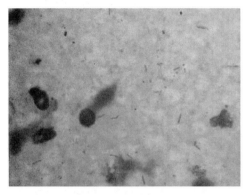 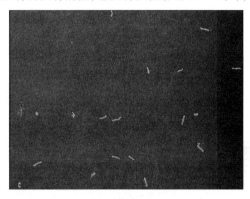

（a）结核杆菌图像　　　　　　　　　　　（b）图像分割结果

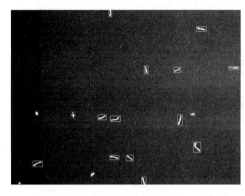 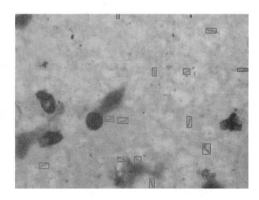

（c）目标分类识别结果　　　　　　　　　　（d）标注

图6-6　实验一:复杂背景情况下目标识别实验

2)第二组实验中,10个目标全部成功检出(包括一个有分枝目标),没有漏检,但存在1个误检目标,为了观察方便,将误检目标用椭圆标注了出来(见图6-7(d)),该误检目标处于一团杂质的边缘;

3)第三组实验中,目标全部成功检出,没有误检和漏检,见图6-8(d);

4)第四组实验中,有1个目标漏检,没有误检,漏检目标用椭圆标注了出来(见图6-9(d)),该漏检目标与蓝色杂质粘连在一起,且部分已经"淹没"在该蓝色杂质中;

5)第五组实验中,图像中存在2个目标,但是检测出了4个,即存在2个误检目标,这2个误检目标用圆标注了出来(见图6-10(d));

6)第六组实验中,图像中结核杆菌目标较多,而且存在部分有分枝重叠粘连目标,从结果来看(见图6-11(d)),检测效果比较理想,没有漏检也没有误检,而且将有分枝重叠粘连目标正确区分了出来;

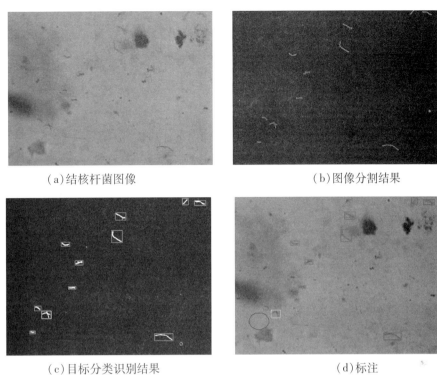

（a）结核杆菌图像　　　　　　　　　　（b）图像分割结果

（c）目标分类识别结果　　　　　　　　　（d）标注

图 6 – 7　实验二：染色偏红情况下目标识别实验

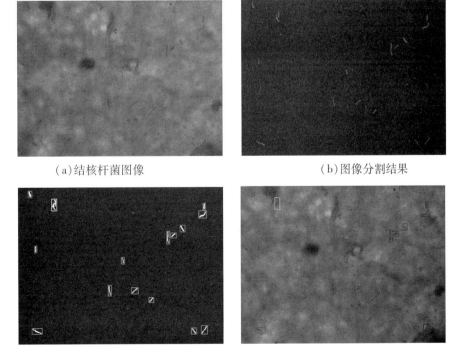

（a）结核杆菌图像　　　　　　　　　　（b）图像分割结果

（c）目标分类识别结果　　　　　　　　　（d）标注

图 6 – 8　实验三：染色偏蓝情况下目标识别实验

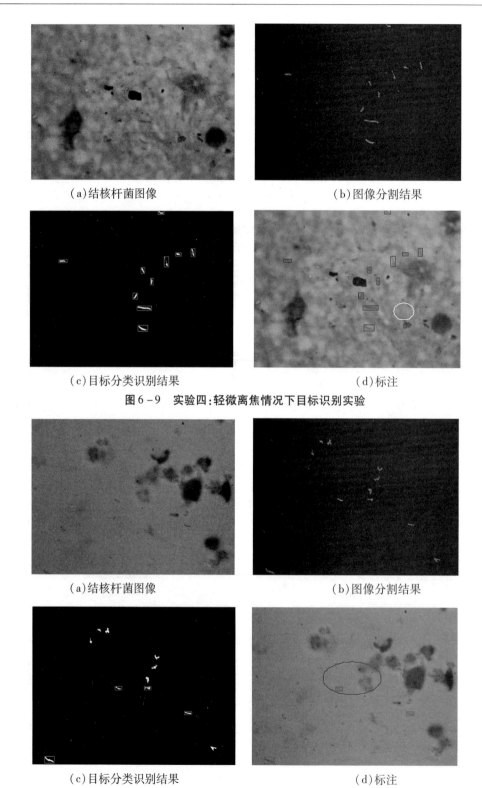

(a)结核杆菌图像　　　　　　　　　　　(b)图像分割结果

(c)目标分类识别结果　　　　　　　　　(d)标注

图6-9　实验四:轻微离焦情况下目标识别实验

(a)结核杆菌图像　　　　　　　　　　　(b)图像分割结果

(c)目标分类识别结果　　　　　　　　　(d)标注

图6-10　实验五:杂质颜色与目标颜色较相似情况下的目标识别实验

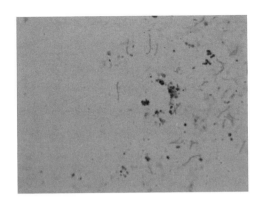

（a）结核杆菌图像

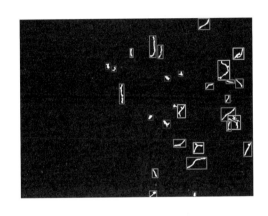

（c）目标分类识别结果

（b）图像分割结果

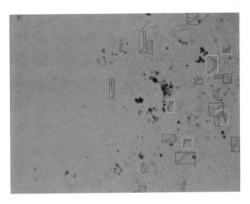

（d）标注

图6－11　实验六：存在部分有分枝重叠粘连目标情况下的识别实验

7）第七组实验中，图像中结核杆菌目标非常多，而且存在大量有分枝重叠粘连目标，从结果来看（见图6－12(d)），图像中结核杆菌目标基本全部被检出，而且将有分枝重叠粘连目标也正确区分了出来，但也存在部分误检（误检目标用椭圆标注），考虑到当图像中目标较多时，存在漏检或误检对图像性质（即是否存在结核杆菌目标）的判断影响不大，因此，该检测结果还是比较理想的。

综合以上实验结果，我们看到，本书的图像分割及目标识别算法能较好地适应结核杆菌显微图像的背景及杂质的复杂变化，目标分类及识别的效果比较好。下面将基于肺结核病人的痰涂片样本进行大样本实验，以检验该算法在临床应用中的效果。

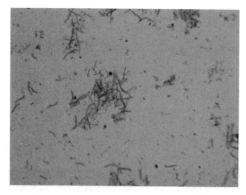
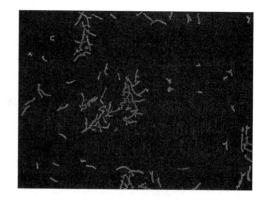

（a）结核杆菌图像　　　　　　　　　　　　（b）图像分割结果

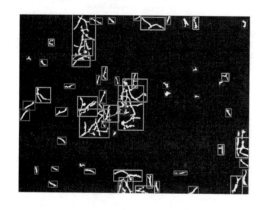

（c）目标分类识别结果　　　　　　　　　　（d）标注

图6-12　实验七:存在大量有分枝重叠粘连目标情况下的识别实验

6.2.2 大样本实验

6.2.2.1 实验数据获取

与湖南天骑医学新技术有限公司以及湖南结核病医院、湖南省中心医院合作,获取疑似肺结核病人痰涂片样本玻片(采用抗酸染色),然后采用我们自行研发的全自动显微镜进行图像采集。为了排除其他干扰,我们对参与实验验证的样本及图像做了如下限制:

1)剔除染色质量非常差以及已经褪色的样本。由于目前绝大多数医院还采用传统的手工染色方法,染色没有实现标准化,因此容易出现染色不一致、染色质量参差不齐的问题。另外,对于部分已经褪色的样本,其中的结核杆菌目标已经失去了其颜色特征,因此也直接剔除。

2)剔除聚焦不清晰的图像,由于目前全自动显微镜还无法确保对每个视野都百分之百的聚焦正确,因此,在样本图像采集过程中,将那些聚焦不好的图像直接剔除,以排除聚焦对图像分割及识别算法的影响。

通过筛选,我们从若干疑似结核病患者的痰涂片样本中遴选出符合上述两个条件的图像 22 836 幅作为实验数据,其中阳性图像(即存在结核杆菌目标的图像样本)16 821

幅,阴性图像(即不存在结核杆菌目标的图像样本)6015 幅。

6.2.2.2 实验结果

对 16 821 幅阳性图像进行检测,其中有 16 014 幅图像检测为阳性,有 807 幅图像漏检,即灵敏度为 95.2%,相应地,漏检率为 4.8%;对 6015 幅阴性图像进行检测,其中有 5479 幅图像检测为阴性,有 536 幅图像误检,即特异度为 91.1%,相应地,误检率为 9.9%。需要指出的是,灵敏度和特异度往往是两个矛盾的指标,灵敏度的上升往往意味着特异度的下降。如果改动算法参数,使得灵敏度继续提高,但是这也往往会导致特异度的下降;反之,如果改动参数使得特异度提高,那相应的灵敏度则会降低。因此,在实际应用中,尤其在临床应用中,要明确我们关注的是什么,如果是结核病筛查,就必须确保阳性标本不能出现漏检,这就对灵敏度提出了很高的要求;而相比较而言,如果由于特异度较低而出现误检,考虑到一旦出现阳性标本,往往需要人工确认,因此可以认为误检风险相对较小,在一定程度上是可以接受的。下面我们对样本中漏检及误检的原因进行简要分析。

(1)漏检原因分析

16 821 幅阳性图像中漏检图像有 807 幅,图 6 - 13 给出了其中两幅典型的漏检图像(见附录彩图 24),分析这些图像可以发现漏检的原因主要有两个:①目标不显著,如图 6 - 13(a)中的图像,图像中结核杆菌目标(用红色椭圆标注)个体非常小,加之颜色不显著,即使人肉眼也要仔细观察才能从图像中发现结核杆菌目标,这类图像检测难度非常大,也是漏检的最主要原因;②背景太过偏蓝,导致结核杆菌目标几乎"淹没"在背景中,如图 6 - 13(b)中的图像。对于这类图像的处理还需进一步研究。

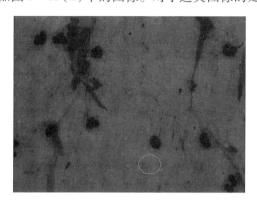 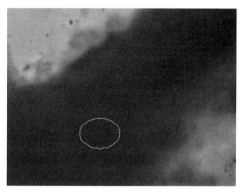

(a)结核杆菌目标个体非常小的图像　　　　　(b)染色太过偏蓝的图像

图 6 - 13　漏检的图像实例

(2)误检原因分析

6015 幅阴性图像中误检图像有 536 幅,误检率较高,为 9.9%,造成误检原因非常多,包括图像噪声、染色情况、杂质等因素。图 6 - 14 给出了两幅典型的误检图像(见附录彩图 25)及其误检结果,这两幅图像背景及杂质情况非常复杂,存在大量与结核杆菌目标颜色相似的杂质,而且部分杂质的形态也与结核杆菌目标比较相似,尤其是图 6 - 14(c)(见附录彩图 25 右图)中杂质无论是颜色还是形态都与结核杆菌目标非常相似,这类杂质可能是染色过程没有处理好造成的,对于这类图像,辨识难度非常大,目前算法还不能很好地处理,需要进一步研究。

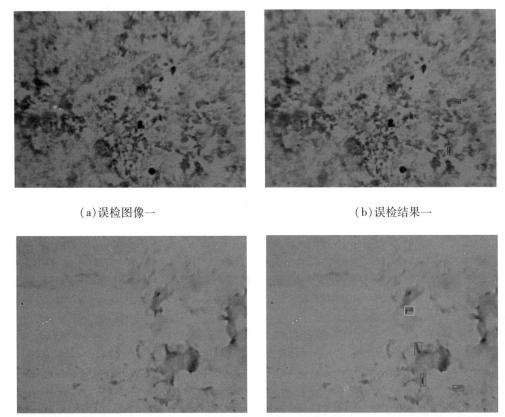

(a)误检图像一   (b)误检结果一

(c)误检图像二   (d)误检结果二

图 6-14 误检的图像实例

  综合以上七组典型样本实验和大样本实验结果,我们看到,对于绝大多数结核杆菌图像,所提算法能较好地适应图像的背景及杂质变化,具有较好的目标分类识别精度,尤其是当图像中结核杆菌目标个体较显著的情况下,算法效果非常好;但是,从大样本实验中也发现,目前算法对一些极端情况还不能很好地处理,比如目标个体非常小,几乎"淹没"在背景中的情况;染色严重偏蓝,导致目标"淹没"在蓝色杂质中的情况;染色流程控制不好导致出现严重误检的情况,等等。对于这些情况,一方面要从算法研究的角度寻找解决办法,另外一方面也要从染色制片以及图像采集的角度寻找解决方案,尽可能提高染色制片质量,同时采用性能优良的图像采集系统(包括显微镜以及 CCD 相机)等。

6.3　本章小节

　　本章对结核杆菌目标的识别问题展开研究。研究了基于形状几何统计特征及决策树的目标识别算法,该算法的关键是选取合适的形状描述子,本章以大量样本库为基础采用统计分析方法遴选适合表征结核杆菌目标形状特征的描述子,取得了很好的效果;为了验证算法性能,分别进行了典型样本实验和大样本统计实验。典型样本实验结果表明,本文算法能很好地适应结核杆菌图像的背景及杂质的复杂变化,分割及识别的效果比较理想。大样本统计实验显示:所提算法灵敏度(即真阳性率)为95.2%,特异度(即真阴性率)为91.1%,表明算法性能较好,但对一些极端情况还需要进一步研究。

第七章 基于变形模型的结核杆菌目标建模及识别

形状特征是结核杆菌目标的又一重要特征。本章将主动形状模型(Active Shape Model, ASM)引入结核杆菌目标的形状建模中,通过合理选取目标轮廓上的关键点,建立结核杆菌目标的点分布模型,然后采用主成分分析(Principal Component Analysis, PCA)方法将数据投影到正交空间并通过对大量训练样本的学习来获取目标形状的"不变"成分和"变形"成分,从而建立目标形状的精细描述,为结核杆菌目标识别提供有效的形状信息。

7.1 结核杆菌目标形状建模

形状特征是结核杆菌目标的又一个重要特征。从显微镜下观察发现,结核杆菌目标大多呈细长略弯曲状,不同的目标其具体形态又存在很大区别,有些目标短而粗,有些则细而长,有些目标简单弯曲,有些则呈"S"型弯曲,有些目标还存在更复杂的局部变形。这也说明,结核杆菌目标是一种典型的非刚体,其目标形状存在很多的变形,不过这种变形是建立在一种"相对不变"的基础上的。这里所谓的"相对不变"指的是目标的大体形态是不变的,否则我们不可能将这些目标与其他非结核杆菌目标辨识开来;但同时我们也应该意识到,对结核杆菌目标而言,"不变"是相对的、暂时的,而"变形"则是绝对的、永恒的。因此,对结核杆菌目标的形状进行建模,不仅要考虑其"不变"成分,更要考虑其"变形"成分,这些"不变"成分表征了结核杆菌目标的大体形态,而"变形"成分则表征了目标的变形规律,将"不变"成分与"变形"成分相结合,即可完整描述结核杆菌目标的具体形态。若用 $\bar{s}$ 表示结核杆菌目标形状的"不变"成分,Δs 表示"变形"成分,则结核杆菌目标形状 s 可由下式描述:

$$s = \bar{s} + \Delta s \tag{7.1}$$

现在,我们面临的问题是采用什么样的数学方式来表示目标的形状,是采用参数化的曲线,还是离散点,或是其他方式?确定了表示方式后,如何寻找目标的"不变"成分 $\bar{s}$ 和"变形"成分 Δs?

对目标的形状进行表示,目前有很多种方法,一种最直接的方式就是利用目标轮廓上所有的点组成的形状向量或链码进行表示。但这种方式存在很多问题,其中最主要的问题是这种表示方式不具有尺度不变性,很显然,对同一个目标在不同的尺度上其轮廓点的数量和位置是变化的;另外,这种表示方式的数据量也较大,不利于数据处理。另外一种形状表示方式就是采用参数化的曲线,其中最典型的就是利用样条曲线(比如 B 样条)对目标形状进行表示,这种方式用若干个控制点和节点向量即可构成一条平滑的目标轮廓曲线,目标形状的变形可用控制点的变化或节点向量的变化来控制,由于控制点的数量远小于轮廓点的数量,而且可以确保轮廓曲线的平滑性,因此是一种很有价值的曲线建模方式,目前在计算机图形学领域得到广泛应用。

除了以上曲线建模方式,还有一种方式目前在目标轮廓建模中得到了成功应用,这就是 Coote 等提出的基于目标关键点分布模型(Point Distribution Model, PDM)的形状建模方法,该方法通常也称为主动形状模型。它通过选取目标轮廓上若干个关键点(也称为标识点, Landmark)来表示目标的形状,并采用主成分分析方法通过对大量样本的学习来获取目标形状的"不变"成分和"变形"成分,从而建立目标形状的统计描述。由于目标形状的变形完全是基于样本学习的,因此相比样条曲线的建模方式,这种方式能更加真实地反映目标形状的变形过程,是一种非常有效的非刚体目标的形状建模方法。目前,这种建模方式已经成功应用于人脸的建模与识别中,并取得了很好的效果。但这种建模方式在显微医学图像处理方面(尤其是细胞、细菌图像的处理)的应用还较少,本书将这种建模方式引入结核杆菌目标形状的建模中,建立目标形状的精细描述及其变形规律,从而为后续的结核杆菌图像的识别提供有效的形状信息。

7.1.1　结核杆菌目标形状的点分布模型

结核杆菌目标根据其形状特点可以分为两类:简单无分枝目标(称为第一类目标)和有分枝粘连目标(称为第二类目标)。其中有分枝粘连目标一般可以看成是由多个简单无分枝目标重叠粘连在一起形成,因此,本书重点研究简单无分枝目标的形状建模问题。

对于二维数字图像 $I \subset R^2$,其目标形状是由一系列 R^2 空间中的离散点列来刻画的,这些点中有些对目标形状的刻画至关重要,而另外一些其重要性则小很多。我们将那些能反映目标基本形状的点称为关键点(或标识点),并用这些点来近似刻画目标的形状。注意到每个关键点用其二维坐标 (x_i, y_i) 表示,因此,一个由 n 个关键点组成的形状可以用由 $2n$ 个元素组成的形状矢量 $\boldsymbol{s}$ 表示如下:

$$\boldsymbol{s} = (x_1, x_2, \cdots, x_n, y_1, y_2, \cdots, y_n)^{\mathrm{T}} \tag{7.2}$$

这种采用关键点坐标分布来表示目标形状的方法也称为基于目标点分布模型的建模方法。

图 7-1 给出了一些典型结核杆菌目标的轮廓图,其中前三行是简单无分枝目标,第四行是有分枝粘连目标,这里我们重点研究简单无分枝目标。从图 7-1 可以看出,简单无分枝目标的轮廓基本呈细长略弯曲状,其形状的变化可以看成是一些关键点相对位置的改变引起的,基于此观察,本书建立了由若干个关键点描述的结核杆菌目标的形状模型,如图 7-2 所示。图 7-2(a)为实际的结核杆菌目标,将其二值化后提取目标轮廓如图 7-2(b)所示,为了标注关键点方便,将此轮廓放大显示在图 7-2(c)中,并在此轮廓上手工标注若干个关键点。由于目标的形状完全由这些关键点确定,因此,关键点的选取非常重要,一般将轮廓上出现弯曲、突变或其他对目标形状刻画至关重要的点作为关键点,在轮廓弯曲不大的区域关键点可以少选,而轮廓弯曲程度较大的区域要选取较多的关

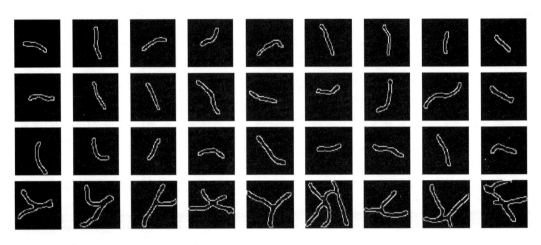

图 7 - 1　典型结核杆菌目标的轮廓图

键点以保证轮廓的平滑性。根据此原则,我们在结核杆菌目标的两端选取较多的关键点,而在其他区域关键点则相对稀疏些。从图 7 - 2(c) 中可以看出,这些关键点能基本表征目标的形状。图 7 - 2(d) 给出了理想的结核杆菌目标形状及其关键点。

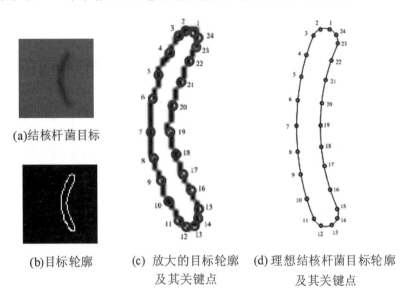

(a)结核杆菌目标

(b)目标轮廓　　(c) 放大的目标轮廓　(d) 理想结核杆菌目标轮廓
　　　　　　　　　　及其关键点　　　　　　及其关键点

图 7 - 2　结核杆菌目标轮廓及其关键点标注

7.1.2　训练样本对齐

为了进一步考察目标关键点相对位置的变化规律,需要观测大量样本,从这些样本中获取目标形状的统计描述。假若给定 K 个观测样本,每个样本由 n 个关键点组成的 $2n$ 维形状矢量 s_i 描述,这些形状矢量组成了一个 $2n \times K$ 维的样本矩阵

$$A = [s_1, s_2, \cdots, s_K]$$ 　　　　　(7.3)

注意到不同的样本其坐标系是不同的,在对样本进行统计分析之前,首先需要将样本转化到同一坐标系下,同时要消除诸如平移、旋转、尺度缩放等全局变化引起的样本关键点位置的变化,这一过程称为"样本对齐"。首先,我们考虑两个样本对齐的情况,给定样本 s_1 和 s_2,为了将样本 s_2 对齐到样本 s_1,需要将样本 s_2 平移 t 使两个样本的原点对齐,然后旋转角度 θ,并进行尺度缩放(用缩放因子 s 表示),变换过程可以表示为:

$$T(s_2) = R(s,\theta) \cdot s_2 + t \tag{7.4}$$

其中,$T(\cdot)$ 表示变换后的形状,$R(s,\theta)$ 是结合了尺度缩放因子 s 的旋转矩阵,

$$R(s,\theta) = \begin{bmatrix} s\cos\theta & -s\sin\theta \\ s\sin\theta & s\cos\theta \end{bmatrix} \tag{7.5}$$

t 为平移矢量,

$$t = (t_x,t_y)^{\mathrm{T}} \tag{7.6}$$

那么,最优变换参数 $\hat{s},\hat{\theta},\hat{t}$ 可采用最小二乘法获取,即转化为如下优化问题:

$$(\hat{s},\hat{\theta},\hat{t}) = \arg\ \min\left[(s_1 - R(s,\theta) - t)^{\mathrm{T}}(s_1 - R(s,\theta) - t)\right] \tag{7.7}$$

对于多个样本的对齐问题,目前普遍采用广义 Procrustes 算法(Generalized Procrustes Analysis, GPA),该算法的基本思想是将每个样本对齐到样本均值(也称为平均形状),使得所有样本与平均形状之间的距离和最小,这样就可以通过迭代不断更新平均形状,当平均形状稳定时,也意味着所有样本都已经对齐。具体算法步骤如下:

1)任意选取一个样本 s_i 作为初始平均形状;

2)将所有样本对齐到平均形状,从而产生新的样本集 $\{\hat{s}_1,\hat{s}_2,\cdots,\hat{s}_K\}$;

3)利用新的样本集更新平均形状

$$\bar{s} = \frac{1}{K}\sum_{j=1}^{K}\hat{s}_j \tag{7.8}$$

4)将新的样本集 $\{\hat{s}_1,\hat{s}_2,\cdots,\hat{s}_K\}$ 对齐到更新后的平均形状 $\bar{s}$;

5)如果平均形状 $\bar{s}$ 收敛(即平均形状不发生显著变化),停止迭代,否则,返回步骤2。

上述对齐过程中假设每个关键点对形状的表征能力是一致的,但实际上不同的关键点其重要程度有所不同,有些关键点一些轻微的变化可能会引起目标形状的剧烈变化,而有些关键点的变化对形状的影响较小。为了表征不同关键点对目标形状表征能力的强弱,一般在式(7.7)中引入一个加权矩阵 W,从而,式(7.7)可重写为:

$$(\hat{s},\hat{\theta},\hat{t}) = \arg\ \min\left[(s_1 - R(s,\theta) - t)^{\mathrm{T}}W(s_1 - R(s,\theta) - t)\right] \tag{7.9}$$

加权矩阵 W 是一个由权值组成的对角阵,

$$W = \mathrm{diag}(w_1,w_2,\cdots,w_{2n-1},w_{2n}) \tag{7.10}$$

注意到形状矢量 s 中第 i 个关键点由第 i 个元素 x_i 和第 $(i+n)$ 个元素 y_i 共同表示,因此加权矩阵元素满足 $w_i = w_{i+n}$,即在计算加权矩阵时只需计算其前 n 个元素即可。

加权矩阵 W 中权值 w_i 表征了对应关键点的相对重要程度,权值越大,该关键点重要程度越高,这也意味着该关键点在形状变化中显得更为"稳定"(即不同样本间的变化相对较小)。基于此考虑,可以通过分析若干个样本中给定关键点与其他关键点之间距离变化的剧烈程度来计算该关键点的权值。下面我们给出一种计算权值的方法:考虑样本集 $\{s_1,s_2,\cdots,s_k,\cdots,s_K\}$ 中的任一样本 s_k,该样本第 i 个关键点用 $p_{k,i}$ 表示,首先计算该关

键点 $p_{k,i}$ 与样本 s_k 中其他关键点 $p_{k,j}$ 之间的距离 $D_k(i,j), j = 1, 2, .. n$，对每一个样本进行上述操作后，我们得到了 K 个距离值 $D_k(i,j), k = 1, 2, \cdots, K$；然后计算这 K 个距离值的方差 $V(i,j)$，由于关键点有 n 个，因此对应的方差值也有 n 个，那么，关键点 $p_{k,i}$ 的权值即为这 n 个方差值和的倒数，

$$w_i = \frac{1}{\sum_{j=1}^{n} V(i,j)} \tag{7.11}$$

采用上述方法我们分析了结核杆菌目标关键点的重要度权值，实验样本数 80 个，每个样本标注 24 个关键点，图 7－3 给出了这 24 个关键点的重要度权值。从图中可以看出，关键点 4,5,6,7,8,9,10 和 16,17,18,19,20,21,22 这 14 个关键点有比较大的权值，其中 6,7,8 和 18,19,20 这 6 个关键点权值最大；而关键点 1,2,3,23,24 和 11,12,13,14,15 这 10 个关键点权值比较小。结合结核杆菌的关键点模型（见图 7－2(c)）可以看出，10 个权值比较小的关键点均位于结核杆菌目标的两端，这意味着这些点的位置在不同的样本中有较大的变化。究其原因，一方面是由于这些位置的关键点比较稠密，导致关键点位置的变化相对较大；另外一方面也是由于对稠密点进行手工标注时存在较大误差。而 14 个权值比较大的关键点均位于结核杆菌目标的"中部"，不同样本间关键点在这个部位的变化是比较小的，因此有较大的权值。

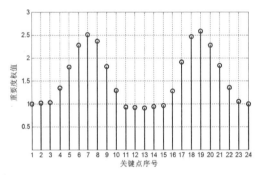

图 7－3　关键点的重要度权值

图 7－4(a)给出了 80 个结核杆菌样本的关键点分布情况，从图中可见这些点分布比较杂乱无章。图 7－4(b)和图 7－4(c)是经过对齐操作后的关键点分布情况，其中图 7－4(b)没有考虑关键点的权重，图 7－4(c)是考虑了加权因子后的点分布情况，从这两幅图可以看出，对关键点进行加权处理后，样本关键点的对齐情况有了很大改善。

7.1.3　形状模型建立

训练样本经过对齐操作后，已经剔除了不同样本间的平移、尺度缩放以及旋转等全局变化，此时不同样本所表现出的形态变化蕴含了该类目标所固有的"变形"信息。由于每个样本是由若干个关键点组成的形状矢量来描述的，因此，这些样本形状的变化表现为关键点相对位置的变化，如果我们获取了这些关键点位置变化的规律，也就获取了这些样本形状变化的规律，如果样本数量足够多，也意味着我们近似获取了该类目标形状变化的规

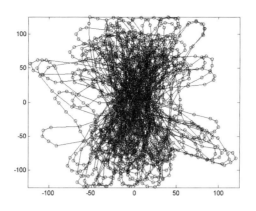

(a)80 个结核杆菌样本的关键点分布图

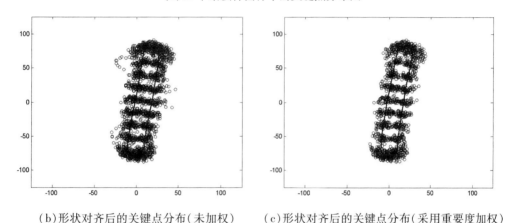

(b)形状对齐后的关键点分布(未加权)　　　(c)形状对齐后的关键点分布(采用重要度加权)

图 7 - 4　样本的关键点分布图(对齐前及对齐后)

律。那么,如何来获取这些关键点相对位置变化的规律呢? 一种最直接的方式就是逐个
分析每个关键点位置变化的规律,但是目标形状发生变形时,其关键点并不是相互独立变
化的,而是表现出了一定的相关性,这也意味着当一个关键点变化时,会影响其他的关键
点,而某个关键点位置的改变可能是由若干其他关键点位置的改变引起的。另外,由于每
个目标形状是由很多个关键点组成的,随着关键点个数的增多,数据的维数也相应增加,
这极大增加了数据处理的难度。因此,采用逐个关键点分析的方式是不可取的。另外一
种处理方式就是对所有的关键点进行整体考虑,把由 n 个关键点组成的目标形状看成 $2n$
维空间 R^{2n} 中的一个点,那么目标每发生一次变形,表现为 R^{2n} 空间中的一个点的坐标的改
变。考虑到该 R^{2n} 空间不同坐标轴间存在很强的相关性,即该空间不是一个正交空间,其
数据存在很大的冗余。为了剔除数据冗余,必须将数据从 R^{2n} 空间通过正交变换投影到一
个正交空间,该正交空间也称为目标形状的特征空间。

　　主成分分析方法(也称为有限离散 K - L 变换)是一种基于目标统计特性的最佳正交
变换方法。该方法具有一些重要的优良性质:①变换后产生的新的分量是正交的或不相
关的,即对任何一个分量的操作不会影响其他分量;②变换后矢量更趋稳定,能量也会更
加集中在少数分量中,这些分量所代表的方向即为目标形状最有可能发生变形的方向,反

之分量能量越小,目标朝该分量方向发生变形的可能性越小,因此,我们可以仅考虑若干能量较大的分量(也称为主成分),而忽略能量较小的分量,从而达到剔除数据相关性、凸显数据所内含的"主要矛盾"、降低数据维数、压缩数据的目的。

下面给出采用 PCA 方法进行正交变换并提取数据主成分的步骤:

1)计算样本的均值矢量

$$\bar{s} = \frac{1}{K} \sum_{k=1}^{K} s_k \tag{7.12}$$

该均值矢量也称为目标的平均形状,代表了目标形状中相对"不变"的成分。

2)计算样本的协方差矩阵

$$\boldsymbol{\Sigma} = \frac{1}{K-1} \sum_{k=1}^{K} (s_k - \bar{s})(s_k - \bar{s})^{\mathrm{T}} \tag{7.13}$$

协方差矩阵是一个 $2n \times 2n$ 维的对称矩阵,其对角线上的元素代表相应维数据的二阶中心矩(即方差),非对角线上的元素代表不同维数据之间的二阶混合中心矩。图 7-5(a)给出了 80 个样本的协方差矩阵(采用图形化显示方式,图像灰度值越高代表对应位置元素值越大),为了观察这些数据间的相关性,我们也给出了由协方差矩阵导出的相关系数矩阵,如图 7-5(b)(同样采用图形化显示方式)所示。相关系数矩阵也是对角矩阵,其对角线上的元素代表相应维数据的自相关系数,非对角线上的元素代表不同维数据间的互相关系数,从图 7-5(b)可以看出,对角线上的元素值较大,但是非对角线上的元素值也有较大的值,意味着数据不同维之间存在较大的相关性,这与前面的分析是一致的,我们的目标就是通过对协方差矩阵进行分析运算,以剔除数据间的相关性,并获取数据"变形"成分在正交空间的某种描述。

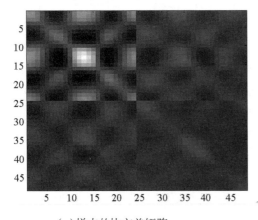

(a)样本的协方差矩阵

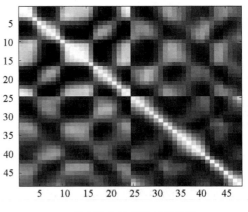

(b)样本的相关系数矩阵

图 7-5　样本的协方差矩阵及相关系数矩阵(采用图形化显示方式)

3)计算协方差矩阵的特征值和特征矢量,即寻找矢量 x_i,使得协方差矩阵 $\boldsymbol{\Sigma}$ 作用于该矢量时,不改变该矢量的方向,仅改变其大小,其大小改变的倍数即为特征值 λ_i,

$$\boldsymbol{\Sigma} \cdot x_i = \lambda_i \cdot x_i \tag{7.14}$$

由于数据维数较高,因此一般采用奇异值分解方法求取矩阵的特征值和特征矢量。

表 7-1 给出了 80 个结核杆菌样本的协方差矩阵前 10 个最大的特征值,分析表中数

据发现,这些特征值的大小差异明显,数据的能量不再是大体均匀分布的,而是集中在少数特征值所对应的特征矢量方向上,这意味着数据变化的主方向已经凸显出来。根据协方差矩阵的物理意义,特征值越大,意味着数据在该特征值所对应的特征矢量方向上变化(即目标形状的变形)越剧烈;反之,若特征值越小,则意味着数据在该特征值所对应的特征矢量方向上变化越平缓,甚至可以忽略不计。为了进一步分析这些主方向,我们将所有的特征值按照从大到小的顺序排列,使得 $\lambda_i \geqslant \lambda_{i+1}$,然后选取前 m 个较大的特征值对应的特征矢量 $\{x_1, x_2, \cdots, x_m\}$,考虑到这些特征矢量是完全正交的,因此成了一个正交空间 $\Phi = \mathrm{span}\{x_1, x_2, \cdots, x_m\}$。在该空间,数据的不同维度间相互正交,数据分量变化的大小即为该数据在该正交空间不同坐标轴上投影系数的大小,投影系数越大代表在该方向上数据变化量越大。根据正交空间的性质,对于空间 $\Phi = \mathrm{span}\{x_1, x_2, \cdots, x_m\}$ 中的任意一个元素 φ 都可唯一地表示为

$$\varphi = \sum_{i=1}^{m} b_i x_i \tag{7.15}$$

其中 b_i 为数据在 x_i 方向(或轴)上的投影系数。采用矩阵的方式上式可重写为:

$$\varphi = X \cdot b \tag{7.16}$$

其中,X 为特征矢量 $\{x_1, x_2, \cdots, x_m\}$ 构成的矩阵,称为形状模型的特征矩阵。

$$X = [\, x_1 \; x_2 \cdots x_m \,] \tag{7.17}$$

b 为投影系数矢量,实际上也是唯一的模型参数。

$$b = [\, b_1, b_2, \cdots, b_m \,]^{\mathrm{T}} \tag{7.18}$$

表 7-1　协方差矩阵的前 10 个最大的特征值

特征值序号	特征值	占所有特征值的比例/%	比例累加/%
1	851.87	61.44	61.44
2	164.897	11.89	73.34
3	130.567	9.42	82.75
4	84.16	6.07	88.82
5	53.59	3.87	92.96
6	26.00	1.88	94.56
7	17.20	1.24	95.80
8	14.77	1.07	96.87
9	11.24	0.81	97.68
10	9.98	0.72	98.40

现在考虑取多少个主成分(即 m 取多大值)的时候可以用上述正交空间 Φ 中的点 φ 来表征原形状矢量的变形成分 Δs。一般而言,当所取主成分的能量和(即特征值之和)占数据所有能量的和(即所有特征值之和)的比例达到一定程度时,可以近似用这些主成分张成的正交空间中的点来表征原形状矢量的变形成分。也即,当 m 满足如下条件(式中

η 为比例系数，$\sum \lambda_i$ 代表所有特征值之和）时，

$$\sum_{i=1}^{m} \lambda_i \geqslant \eta \cdot \sum \lambda_i \tag{7.19}$$

目标形状的"变形"成分 Δs 可用空间 $\boldsymbol{\Phi}$ 中的元素 φ 来近似表示：

$$\Delta s \approx \varphi \tag{7.20}$$

在一般的应用中 η 取 95% 以上即可，在表 7-1 中前 7 个特征值之和为 95.80%，因此可以取前 7 个特征矢量来张成正交空间即可。

获取结核杆菌目标的"变形"成分后，结合式（7.1）可知，任意的结核杆菌目标形状 s 可由下式给出。

$$s = \bar{s} + \Delta s \approx \bar{s} + \boldsymbol{X} \cdot \boldsymbol{b} \tag{7.21}$$

由于平均形状（或形状的"不变"成分）$\bar{s}$ 和模型的特征矩阵 $\boldsymbol{X}$ 在训练过程中已经获取，因此只需改变模型参数 $\boldsymbol{b}$，即可由式（7.21）生成任意的结核杆菌目标。图 7-6 给出了不同模型参数下，生成的结核杆菌目标形状，其中第一行是仅考虑第一个主分量（即 $b_1 \neq 0$，而其他参数均为 0）情况下生成的目标形状，第二行仅考虑第二个主分量（即 $b_2 \neq 0$，而其他参数均为 0），第三行仅考虑第三个主分量（即 $b_3 \neq 0$，而其他参数均为 0），其他情况以此类推。从这些生成目标形状来看，第一个主分量主要决定目标是否发生弯曲，第二个主分量主要决定目标的粗细长短，而第三个主分量主要决定目标是否发生"S"型弯曲，除了这三个主分量，其他几个主分量主要决定目标的一些局部细小的变形，没有明显的规律性。这与实际情况是基本吻合的，结核杆菌目标最有可能发生的变形就是弯曲、粗细长短及"S"型弯曲变形，这也说明，我们建立的形状模型是能有效表征各种结核杆菌目标形状的。另外，从这些生成的目标形状来看，模型参数（绝对值）越大，目标形状变形越大（图 7-6 中越靠两边，模型参数取值越大），当模型参数值超过一定范围后，生成的结核杆菌目标形态与真实结核杆菌目标形态相似性会大大降低，因此，必须控制模型参数范围，以确保依据式（7.21）生成的目标形状是"正常"的。最后，作为示例，图 7-7 给出了多个参数变化情况下生成的结核杆菌目标。

7.1.4　模型参数控制

由式（7.21）并结合正交矩阵的性质很容易给出由训练数据来获取模型参数的公式：

$$b = \boldsymbol{X}^{-1}(s - \bar{s}) = \boldsymbol{X}^{\mathrm{T}}(s - \bar{s}) \tag{7.22}$$

为了观察模型参数的分布规律，仍然使用前述 80 个结核杆菌样本，并求解每个样本的模型参数，实验中取 7 个主分量，因此，模型中有 7 个待求参数，$b_1, b_2, \cdots, b_7$，获取这些参数后做出其直方图，如图 7-8 所示，图中横坐标是模型参数分量除以对应特征值平方根的值，之所以要除以特征值的平方根，主要是由于模型参数分量的数值差异较大，这样做可以将坐标尺度缩放到基本一致，以便观察。观察这些直方图可以发现，大多数模型参数是近似呈高斯分布的，因此，为了简单同时也不失一般性，我们用多元高斯分布来对模型参数 $\boldsymbol{b}$ 建模，

$$p(\boldsymbol{b}) = \frac{1}{(2\pi)^{m/2} |\boldsymbol{\Sigma}|^{1/2}} \exp\left\{-\frac{1}{2} \boldsymbol{b}^{\mathrm{T}} \boldsymbol{\Sigma}^{-1} \boldsymbol{b}\right\} \tag{7.23}$$

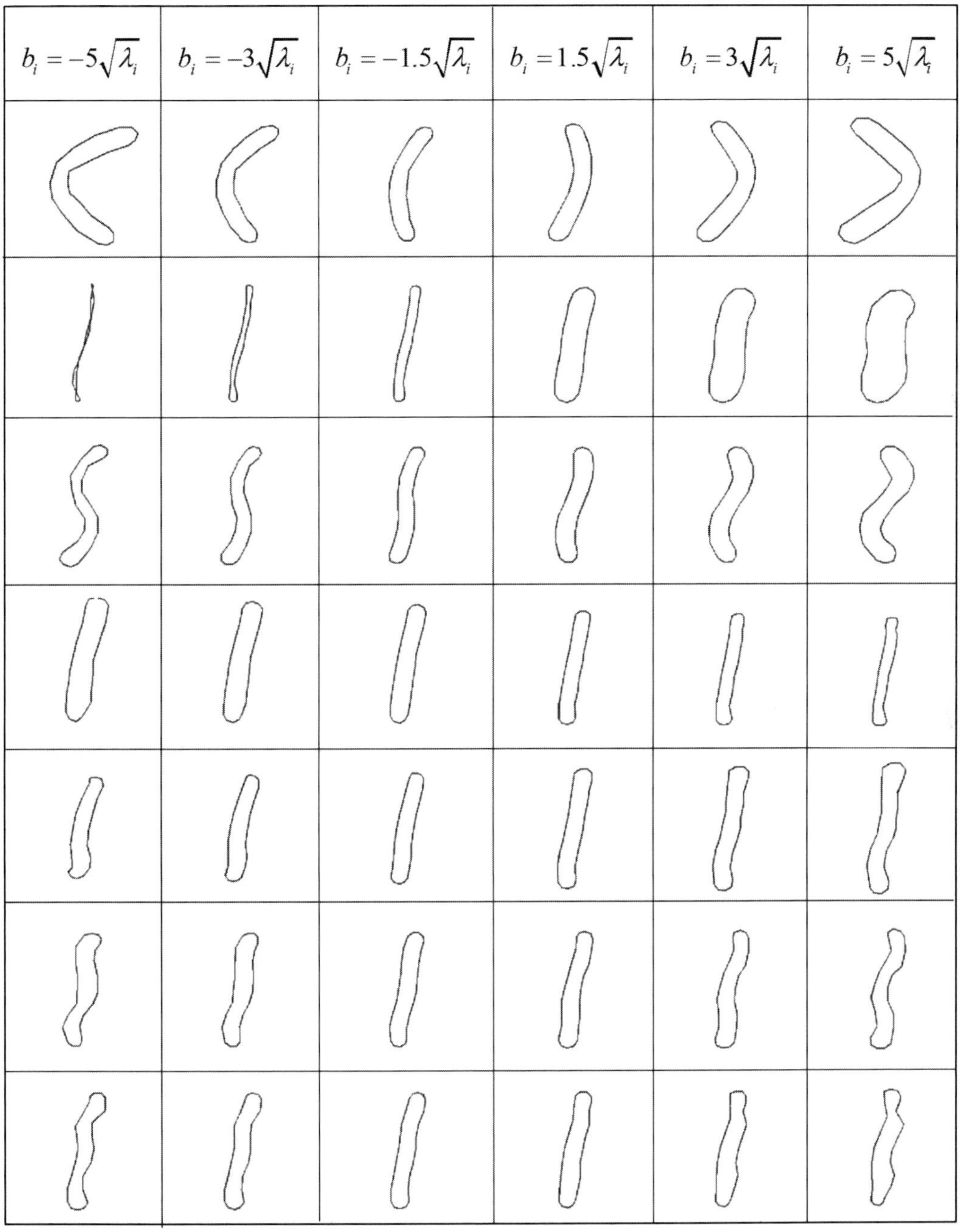

图 7-6　采用本书形状模型生成的结核杆菌目标轮廓(每行仅考虑一个主分量)

其中,m 为主分量的个数,对实验样本 m 取 7 即可,模型均值矢量为 0,协方差矩阵为对角矩阵,其元素即为相应特征值的大小。

$$\boldsymbol{\Sigma} = \mathrm{diag}(\lambda_1, \lambda_2, \cdots, \lambda_m) \tag{7.24}$$

模型参数服从高斯分布也说明,参数值越大,目标变形越大,但同时其概率也相应减

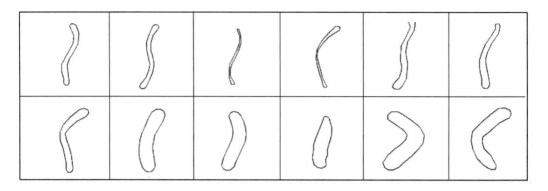

图7-7 采用本书形状模型生成的结核杆菌目标轮廓(考虑多个主分量)

小,因此,为了保证模型生成的目标是我们可以接受的(或者说是正常的目标),根据高斯分布的性质,一般要求将模型参数控制正负三个标准差范围内,即:

$$-3\sqrt{\lambda_i} \leqslant b_i \leqslant 3\sqrt{\lambda_i} \qquad (7.25)$$

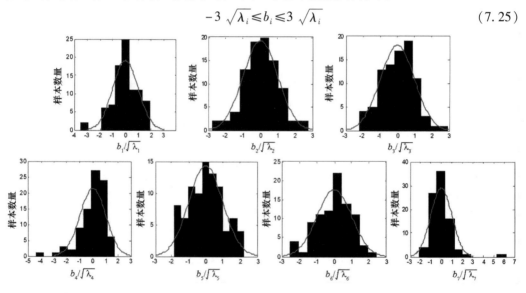

图7-8 模型参数分布直方图

图7-9给出了部分由于模型参数过大而出现的过度变形目标,显然这些目标与实际结核杆菌目标相去甚远,因此,在目标变形过程中必须控制好变形参数。

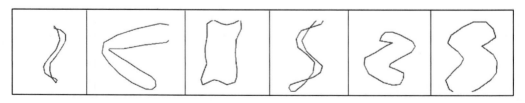

图7-9 模型参数绝对值过大生成的过度变形目标

7.2　断裂目标连接及重叠目标分离

在进入目标识别阶段之前,所得的分割结果仍存在一定的不足:①目标断裂现象,受到图像质量和算法本身的影响,有时会出现目标断裂;②存在目标重叠现象,抗酸染色的痰液涂片在普通光学显微镜下采集的图像中包含有大量重叠的结核杆菌目标。由于结核杆菌目标本身在形状大小、弯曲程度上就存在着一定的差异,对重叠结核杆菌目标而言,目标形状变化则更加复杂。上述两种情况的出现会对目标分类识别工作产生一定的影响。本节重点研究对分割得到的二值图像结果进行后处理的过程。

7.2.1　基于目标骨架的断裂目标连接算法

7.2.1.1　目标骨架及端点信息提取

目标骨架是将二值图像中的目标区域表示成一组单像素宽的线条,该线条的形状和拓扑结构与目标相同,是一种简化的目标形状描述方式。结核杆菌是一种外形呈杆状的非刚体目标,它的目标骨架可以很好地刻画出目标的基本姿态(长短、弯曲形式、弯曲程度等),因此可以利用骨架来表征结核杆菌目标的形状信息。骨架的数学定义方式有很多,典型的有火种蔓延法、距离函数法、最大圆盘法以及最小路径法。提取目标骨架的操作也称为图像细化(thinning)或中轴变换(median axis transformation),借助于数学形态学中的击中–击不中变换(Hit-Miss-Transformation, HMT)可以给出图像细化的一般定义。HMT变换实际上是一种抽取图像中与给定结构元素对相匹配的像素的过程,如果给定合适的结构元素对,那么对于图像中某个像素而言,若该像素的邻域像素与给定的结构元素对正好相匹配,那么就称为被击中,否则,称为击不中。对于图像细化过程而言,如果某个像素被击中,那么该像素可以被删除,如此迭代,直至达到给定的循环次数或达到某种稳定状态即可完成图像的细化。下面给出具体的数学定义:

给定结构元素对 $\boldsymbol{B} = \{B_{FG}, B_{BG}\}$,该结构元素对由两个结构元素组成,其中 B_{FG} 表示与前景匹配的目标像素集合,B_{BG} 表示与背景相匹配的像素集合,这两个结构元素具有共同的原点(即锚点),并且是互不连通的两个集合,也即 $B_{FG} \cap B_{BG} = \varnothing$,那么,利用该结构元素对 B 对集合 X 作 HMT 变换可表示为:

$$HMT_B(X) = \{x \mid (B_{FG})_x \subseteq X, \ (B_{BG})_x \subseteq X^c\} \tag{7.26}$$

即对集合 X 作 HMT 变换的结果可以看成是由这样一些元素 x 组成的:当结构元素 B_{FG} 和 B_{BG} 均以元素为 x 锚点(用 $(B_{FG})_x$ 和 $(B_{BG})_x$ 表示)时,结构元素 B_{FG} 正好可填入集合 X(即图像前景)而 B_{BG} 也正好可填入集合 X 的补集(即图像背景)。

有了 HMT 的概念,那么对图像 I 的细化可以理解为剔除被结构元素对 B 击中的前景像素的过程:

$$THIN_B(I) = I - HMT_B(I) \tag{7.27}$$

在实际操作中,要利用上式进行反复迭代,对图像进行层层剥离,直至达到给定的迭代次数或达到某种稳定状态(比如细化结果不再变化)。

图 7 - 10 所示是两个目标骨架提取的实例,第一行表示的是单个结核杆菌目标,第二行表示的是重叠结核杆菌目标,从左到右依次为二值图像,提取的目标骨架和将骨架与目标同时显示(白色区域内的黑色线条是骨架),骨架末尾处的点本书称之为端点,骨架的端点距离目标边缘有一定距离。通过此图可以看出目标的基本形态、弯曲情况完全可以通过骨架来近似描述。

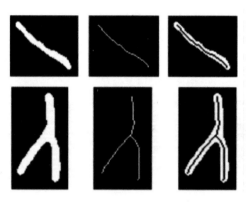

图 7 - 10　目标骨架提取实例

在得到了目标骨架之后,基于目标骨架提取目标末端位置的顶点和边缘点,其定义如图 7 - 11 所示。图 7 - 11(a)中中间线条表示目标骨架,点 a 表示骨架端点,两个实心中间点 b 和 c 是目标的边缘点,空心点 d 是目标顶点。目标末端呈弧形,边缘曲率较高,而目标的中间部分边缘曲率较低,那么边缘点 b 和 c 可以看作是目标末端与目标中间部分的过渡点,两点之间的距离可以近似表示目标的宽度;目标顶点 d 则是目标长轴上与边缘的交界点,理想情况下(目标末端边缘较平滑时)是目标末端曲率最大的点。图 7 - 11(b)所示则是所提算法的出发点:利用找出的边缘点,将断裂目标之间对应的边缘点连接起来形成闭合区域,然后再利用区域填充得到完整的目标。

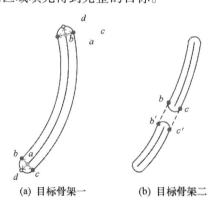

(a) 目标骨架一　　　　(b) 目标骨架二

图 7 - 11　顶点和边缘点定义

利用骨架确定目标边缘点和顶点的位置,具体方法如下:

1)根据提取的骨架定位骨架端点,然后在骨架上选取端点的 k 近邻点计算端点处骨架的斜率,从而得到端点的切线方向,我们将所有切线方向量化为 16 个方向,如图 7 - 12

所示;

2)将端点沿着与切线垂直的两个方向延伸一直到与目标边缘相交,所得交点即是目标的边缘点;

3)沿着端点切线方向延伸一直到与目标边缘相交,所得交点即是目标的顶点。

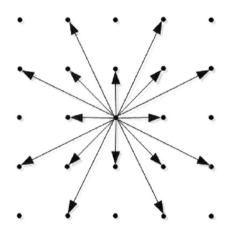

图 7 - 12 端点切线方向

根据经验取 $k=3$,避免因骨架线不平滑产生影响。当目标末端分割的结果比较理想,边缘平滑且呈圆弧形时,所得到的边缘点之间的距离与目标宽度近似相等。由于分割的原因导致目标末端边缘不平滑且宽度较窄时,会使骨架的端点距离目标边缘较近,从而使边缘点之间的距离小于目标宽度,这样在断裂目标连接时会使连接区域过窄而影响目标连接后的形状。因此在定位骨架端点时,可以先从骨架最末端的点沿着骨架方向延伸,若该点距离目标边缘比较近(比如小于 3 个像素点),则选取骨架上该点的近邻点作为端点。

在利用分割算法得到目标的二值图像后,依次对图中的目标连通域进行骨架分析,采用上述方法依次提取并保存各目标的端点、切线方向、边缘点、顶点的信息以及骨架像素平均灰度值,用于后面的断裂目标连接。

7.2.1.2 断裂目标搜索

所做的断裂目标连接,是为了处理原本属于同一个目标,却因分割的原因而导致目标断裂的情况。因此所要连接的往往是与端点距离比较近、骨架延长线之间的夹角较小的目标,同时还要避免将非断裂目标连接起来。在一幅二值图像中搜索断裂目标时采用如下方法:

1)从某一连通域的一个顶点 d 出发,沿着对应端点的切线方向延伸 p 个像素点,看在延伸过程中是否与其他连通域相交(一旦相交则停止延伸),并将交点记为 s,如果不相交则选择其他顶点继续该步骤,否则执行下一个步骤;

2)计算线段 ds 上像素的平均灰度值 M_{ds},并将其与顶点 d 所对应的骨架像素平均灰度值 M 相比较,如果有 $|M_{ds}-M|<T$,则执行步骤3,否则返回步骤1;

3)查询连接记录表中这两个连通域之前是否进行过断裂连接,如果有则转至步骤1,

否则将在所找到的连通域中找出距离该顶点 d 最近的顶点 d'，并执行步骤 4；

4）分别计算 d' 到其对应的边缘点 c' 和交点 s 的距离，记作 $d'c'$ 和 $d's$，当 $d'c' < r \cdot d's$，$r \in (0,1]$，即交点没有落在目标的顶点 d' 附近时转至步骤 1，否则记录该顶点对应的边缘点，准备实施断裂连接。

步骤 1 中顶点延伸的距离一般取 $p = 10$ 即可满足搜索断裂目标的需要；步骤 2 的目的是防止两个距离较近的非断裂目标连接，通过利用骨架像素平均灰度值和延伸轨迹点的平均灰度值的差值来判断当前两目标是否是断裂目标，因为非断裂目标之间填充的是背景像素，它们与目标内部像素的平均灰度值相差较大，我们通过大量实验取 $T = 19$；步骤 3 通过查询连接记录表查看两个目标之前是否连接过，利用这种方法可以在断裂目标连接之后不用更新目标端点处的信息（如端点的个数、坐标、切线方向等），在断裂目标连接时只需遍历一次所有的连通域即可，提高了算法的效率；另外在步骤 4 中我们通过比较顶点到边缘点和交点的距离判断两个目标是否是在端点处连接，比如当交点处在目标的中间位置时，若将两者连接则使所得目标形状与结核杆菌形状不符。考虑到目标边缘平滑度和切线方向的计算等可能存在的误差，取 $r = 0.7$。

7.2.1.3 断裂目标连接

在确定了要连接的两个端点区域后，首先通过两组边缘点连线之间的夹角大小判断边缘点连接的顺序，如图 7-11(b) 所示，将 b 与 b'、c 与 c' 相连，以保证形成闭合的目标轮廓，否则会影响目标连接后的形状；在将对应的边缘点连接之后，对所得目标轮廓进行区域填充，就可以得到完整的目标区域；最后在连接记录表中更新这两个连通域之间的连接状态，以提高断裂目标搜索的效率，并防止它们在后续过程中重复连接。

7.2.1.4 实验结果与讨论

本节算法是在 MATLAB R2015a 平台下实现的，通过算法检测分割所得的二值图像中是否含有断裂目标，并将它们连接起来。

算法结果如图 7-13 所示，输入图像中有的目标内部颜色不均匀，中间位置的部分像素颜色过浅，导致算法在分割后出现目标断裂的现象，如图中黑色方框标记的目标，所得的图 7-13(b) 中的分割结果出现了目标断裂。通过采用所提的断裂目标连接算法，可以弥补该问题的出现，如图 7-13(c) 中所示，断裂目标的两端连接起来组成了新的目标，并且新增区域的宽度与目标连接前基本相同，保持了目标的形状特征。同时该算法只处理目标沿骨架延长后与另一目标在端点附近相交的情况，以保证目标连接的合理性。

采用 5.2.3 节中基于固定尺度高斯滤波的自动标记分水岭算法测试了 12 幅出现目标断裂的图像，这些图像的分割结果中共有 17 个断裂目标，其中有 14 个断裂目标连接成功，所占比例为 82.35%；3 个连接失败的断裂目标当中，一个是由于断裂目标之间的距离过长导致的，另外的两个断裂目标则是因为目标末端边缘不平滑，对断裂目标顶点的延伸方向产生了影响，使得顶点在延伸后没有与断裂区域相交。实验中所提算法没有出现"过连接"的现象。

同时还通过比较断裂目标连接前后目标识别的结果来评价算法的有效性。目标识别采用第五章所提出的算法，采用灵敏度（sensitivity）、特异度（specificity）和准确率（accuracy）统计目标识别结果。实验结果如表 7-2 所示，在采用所提断裂目标连接算法

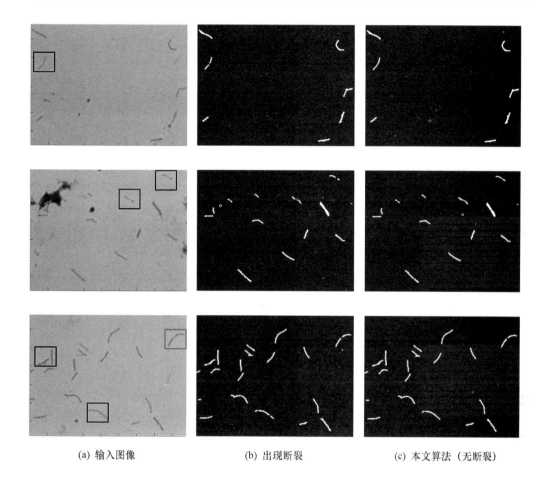

(a) 输入图像　　　　　　　　(b) 出现断裂　　　　　　　(c) 本文算法（无断裂）

图 7 - 13 断裂目标连接算法实验结果

处理后,识别结果的灵敏度、特异度和准确率都有所提高,尤其是在特异度方面。因为断裂目标的连接,降低了目标误检的数量,从而使特异度得到了提高。识别算法的准确率从88.20%提升到90.51%,从总体上表明了所提算法的有效性,可以降低由图像质量和分割算法给目标识别带来的影响。

表 7 - 2 断裂目标连接算法定量评价

方法	灵敏度/%	特异度/%	准确率/%
不含断裂目标连接	93.33	18.18	88.20
含断裂目标连接	93.37	28.57	90.51

7.2.2　基于目标骨架的重叠结核杆菌目标分离算法

抗酸染色的痰液涂片在普通光学显微镜下采集的图像中包含有大量重叠的结核杆菌目标。结核杆菌目标本身在形状大小、弯曲程度上存在着不小的差异,而对重叠结核杆菌目标而言,目标形状变化则更加复杂;与重叠细胞分离不同,重叠结核杆菌目标的重叠区域目标边缘不好分辨,因此分离重叠结核杆菌目标是研究的难点。

重叠结核杆菌目标的出现可能是因为在图像采集时,目标处于不同的焦平面所导致的,也有可能是目标之间发生了粘连,图7-14所示是几个典型的重叠结核杆菌目标,其目标形状毫无规律可言,而且由于目标个体较小,重叠区域的目标边界不好划分。但是这些目标并没有完全重叠在一起,而是目标端点处相连或者是目标之间交叉,这种目标结构通过人眼可以近似地对目标重叠的方式进行分析,针对这种结构清晰的重叠目标展开研究,不考虑那种目标重叠率过高的、人眼都难以辨识的重叠结核杆菌目标。

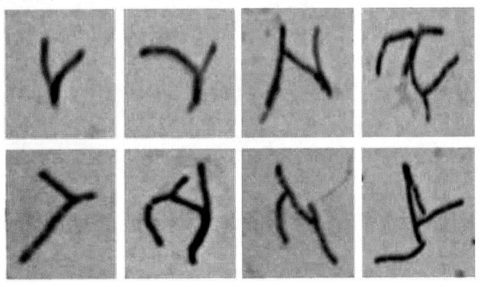

图 7-14　典型的重叠结核杆菌目标

如7.2.1节中所述,目标骨架可以描述单个结核杆菌目标的外形特征,同样也可以描述形状结构清晰的重叠结核杆菌目标。因此本书首先以目标骨架为切入点,提出了一种基于层次树的重叠目标骨架分析方法,并根据分析结果将重叠目标骨架分解成多个单目标骨架,然后基于局部主动形状模型(Partial Active Shape Model, PASM)估计目标的形状先验,最后通过梯度矢量流 Snake 模型估计单个结核杆菌目标的边缘,完成对重叠目标的分离。

7.2.2.1　重叠目标骨架结构分析

在获得重叠目标的二值图像后,利用形态学细化方法提取目标的骨架。重叠目标的骨架在目标重叠区域会产生交叉点,我们根据交叉点个数的不同将重叠目标骨架分成两类:单交叉点骨架和多交叉点骨架,其中多交叉点骨架可以看作是多个单交叉点骨架的组合。骨架末端的点我们仍称之为端点,端点到交叉点之间的点所组成的结构我们称为分枝,重叠目标的骨架是由多个分枝组成的。单个结核杆菌目标的骨架只有两个端点而重叠目标的骨架则有多个端点。因此,我们需要根据重叠目标骨架中端点和交叉点的位置关系找出单个目标骨架的两个端点,然后将它们对应的分枝合并,组成不含交叉点的骨架。

(1)单交叉点骨架结构分析

根据端点个数的不同将单交叉点骨架分成三个基本类型,并根据每一类骨架结构的特点分别做如下处理:

1)2 个端点,称为"V"型骨架,该类型的骨架在多交叉点骨架分析当中会涉及。首先计算各端点到交叉点之间的向量,为了方便,我们称为分枝向量,然后根据分枝向量之间夹角 θ 的大小将骨架拆分成 1 或 2 个非交叉点的骨架。当 $\theta < \theta_T$ 时,将骨架拆分成两个非交叉点骨架,其中每个骨架是由端点到交叉点之间的点组成的;而当 $\theta \geqslant \theta_T$ 时,则将该骨架直接视为非交叉点骨架。由于结核杆菌目标弯曲程度有限,文中根据经验取 $\theta_T = 100$。

2)3 个端点,称为"Y"型骨架,该类型的骨架在重叠目标中最为常见。首先计算各分枝向量之间的夹角,由于非交叉点骨架中的两个端点到骨架中点的夹角不能过小,因此找出夹角最小的两个分枝向量,并认为它们所对应的端点不属于同一个目标。这两个端点中所对应的分枝较长的端点将与交叉点组成一个非交叉点骨架的两个端点,以避免出现长度过短的骨架,另外的两个端点则组成另一个非交叉点骨架的端点。

3)4 个端点,称为"X"型骨架,将分枝向量间夹角最大的两个向量对应的端点作为一个非交叉点骨架的两个端点,剩下的两个端点则按照"V"型骨架的方法分析处理。

图 7-15 所示为"Y"型单交叉点骨架结构的分析实例,图 7-15(b)中 a、b、c 是三个端点,o 是交叉点,由于向量 ob 和 oc 之间的夹角最小,因而认为 b 和 c 不属于同一目标的两个端点,同时分枝 oc 包含的像素点比 ob 多,故将 oc 对应的分枝看作是一个非交叉点骨架,剩下的 oa 和 ob 组成另一个骨架,结果如图 7-15(c)、图 7-15(d)所示,从而将一个单交叉点骨架分解成两个非交叉点骨架。对于端点更多的情况,比如 5 个和 6 个端点,可以分别看成是基本类型"V"+"Y"和"V"+"X"的组合。因此,基于上面三种基本类型骨架的分析方法,可以实现对更加复杂情况的单交叉点骨架的分析。

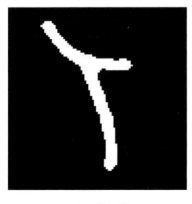
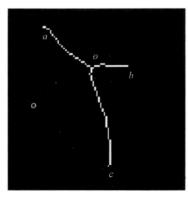

(a)二值图像　　　　　　　　　　　　(b)目标骨架

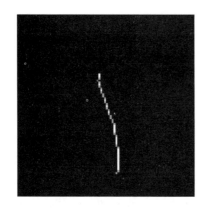 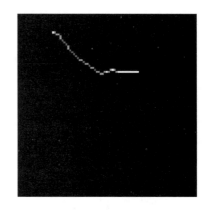

(c)单个目标骨架一   (d)单个目标骨架二

图7-15 单交叉点骨架结构分析实例

(2)多交叉点骨架结构分析

由于多交叉点骨架可以看成是多个单交叉点骨架的组合,因此处理此种类型的骨架需要分析单交叉点骨架间的组合方式,确定交叉点间的处理顺序和骨架分离准则,先将多交叉点骨架分解成多个单交叉点骨架,然后再利用前面单交叉点骨架的分析方法实现对骨架的分离。

提出了一种基于层次树的多交叉点骨架分析方法,根据交叉点在骨架中的位置关系建立了交叉点层次树,并基于此实现了对多交叉点骨架的分离,层次树建立的具体流程如下:

Step1:找出骨架中的所有交叉点和端点以及端点到交叉点之间的分枝,并记录与其相连的交叉点索引;

Step2:去除骨架中的分枝(即剪枝操作),使剪枝之前位于骨架外侧的交叉点暴露在骨架外面,成为剪枝后骨架的新端点,与新端点相连的交叉点视为它的父节点;

Step3:重复 Step1 和 Step2 直到所有的交叉点都以新端点的身份找到而结束。

最先找到的交叉点位于层次树的底层,依次类推,最后找到的交叉点位于树的顶层,属于树的根节点。为了确保层次树结构只有一个根节点,当最后一层出现两个交叉点时,则任选其中一个作为另一个的父节点。图7-16所示是一个多交叉点骨架层次树建立的示意图,图7-16(a)中①~④所示是通过不断地剪枝操作找出交叉点的过程,图7-16(b)是建立的交叉点层次树,交叉点1、5、6处在树的底层,说明它们位于骨架的最外侧,交叉点4是交叉点5和6的父节点,说明交叉点4与它们相连并且位于骨架内侧,交叉点3处在树的最顶层,说明它位于骨架的最内侧。在层次树建立后,就得到了交叉点之间的位置关系,我们按照交叉点在层次树中由底到顶的顺序依次对它们进行处理,把与交叉点相连的端点及其分枝(不包括与高一层交叉点之间的分枝)从骨架中一起分离出去,如图7-16(c)中所示是分离出来的单交叉点骨架。

7.2.2.2 基于 PASM 的形状先验估计

由于目标之间重叠粘连,使重叠结核杆菌目标中的单个目标边缘很难被检测到。GVF snake 模型可以用来估计重叠区域中的目标边缘。该模型需要一个初始轮廓点集作

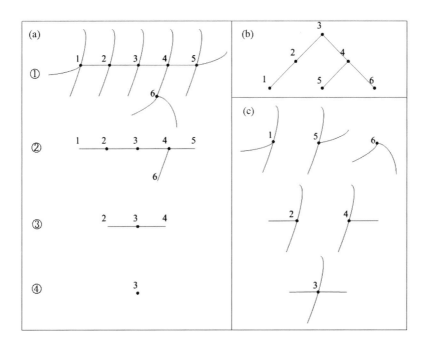

图 7 - 16　层次树建立示意图

为输入,通过不断迭代收敛到目标边缘。基于 PASM 估计目标的形状先验信息,将所得结果作为 GVF snake 模型的初始轮廓。

PASM 算法的基本思想是利用部分显著的轮廓点代替全部轮廓点来对形状先验提供更好的估计。在利用该算法前首先需要基于 ASM 对目标形状建模,如 7.1 节中所述,目标形状在经过训练过后可以表示为

$$\hat{x} = \bar{x} + \boldsymbol{\Phi} \cdot \boldsymbol{b} \tag{7.28}$$

其中 $\hat{x}$ 是一个包含 n 个点的 $2n$ 维矢量,$\bar{x}$ 表示目标平均形状,$\boldsymbol{\Phi}$ 是由 t 个特征矢量组成的特征矩阵,$\boldsymbol{b}$ 是参数矢量。我们用 $\bar{x}_s$,$\boldsymbol{\Phi}_s$ 和 $\boldsymbol{b}_s$ 分别对应 $\bar{x}$,$\boldsymbol{\Phi}$ 和 $\boldsymbol{b}$ 中的显著轮廓部分,则目标形状可以表示为

$$\hat{x}_s = \bar{x}_s + \boldsymbol{\Phi}_s \cdot \boldsymbol{b}_s + \varepsilon \tag{7.29}$$

式中 ε 是估计误差。参数矢量 $\boldsymbol{b}_s$ 可通过最小均方误差 $E = \|\varepsilon\|^2$ 计算得到

$$\arg \min_{\boldsymbol{b}_s} E = \arg \min_{\boldsymbol{b}_s} \|\hat{x}_s - \bar{x}_s - \boldsymbol{\Phi}_s \cdot \boldsymbol{b}_s\|^2 \tag{7.30}$$

求解式(7.30),可以得到参数矢量 $\boldsymbol{b}_s$ 的表达式

$$\boldsymbol{b}_s = (\boldsymbol{\Phi}_s^{\mathrm{T}} \boldsymbol{\Phi}_s)^{-1} \boldsymbol{\Phi}_s^{\mathrm{T}} (\hat{x}s - \bar{x}_s) \tag{7.31}$$

将式(7.28)中的参数矢量替换为 $\boldsymbol{b}_s$,所估计到的目标形状先验可表示成

$$\hat{x} = \bar{x} + \boldsymbol{\Phi} \cdot \boldsymbol{b}_s \tag{7.32}$$

这样首先通过部分显著轮廓点估计出参数矢量 $\boldsymbol{b}_s$,进而通过之前建立的形状模型估计出全部的目标轮廓点,将其作为形状先验。

首先基于目标骨架提取目标形状的部分轮廓点(即初始形状先验),将其作为 PASM 算法的显著轮廓,然后再利用 PASM 算法估计目标的形状先验。如图 7 - 17 所示,

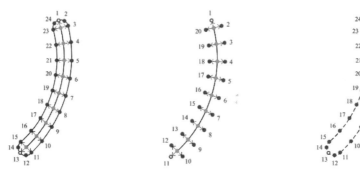

（a）ASM 形状建模　　　（b）基于骨架的初始形状先验　　　（c）PASM 形状先验

图 7 - 17　PASM 形状先验估计

图 7 - 17(a)是 ASM 模型中的 24 点点分布模型,该 PDM 模型是结合目标骨架和目标轮廓对单个结核杆菌目标建立的,该部分将会在 7.3.1 节中详细介绍。对于重叠目标来说,单个目标的边缘会受到其他目标的影响,因而图 7 - 17(a)中的 PDM 在重叠区域不适用,利用该方法找到的标记点可能会落在重叠区域的其他目标边缘上。因此本书基于目标骨架首先获得一个包含 20 个标记点的初始形状先验,如图 7 - 17(b)所示,它们是通过沿着每个骨架关键点的法线和切线方向延伸 p 个像素点得到的,之后利用这 20 个标记点和 PASM 估计出 24 点的目标形状先验,如图 7.17(c)所示。这样做可以利用现有的目标形状模型估计出更加准确的 24 点形状先验,可以更好地描述目标两端的形状变化情况,同时还可以减少因目标骨架不平滑所产生的标记点误差。

图 7 - 18(见附录彩图 26)所示是对图 7 - 15 中的目标利用 PASM 进行形状先验估计的结果,红色的 20 个点是初始形状先验,蓝色的 24 个点是 PASM 估计的形状先验。可以看出 24 个点的形状先验在目标主体上各点之间的分布较为均匀,所描述的目标轮廓更为平滑,目标两端的点则更加准确地描述了目标末端的边缘形状特点,这对位于重叠区域的一端来说尤为重要。由于该区域梯度平坦,对 GVF snake 模型的演化不能提供有效的外力。因此结合目标骨架和 PASM 得到的形状先验给下一步边缘估计提供了良好的初始轮廓。

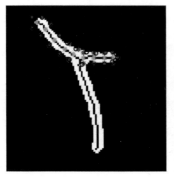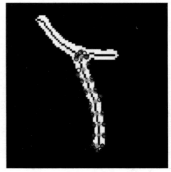

图 7 - 18　PASM 形状先验估计实例

7.2.2.3 GVF snake 边缘估计

Snake 模型是一种参数化的主动轮廓模型,它通过最小化能量函数控制曲线在图像空间域中不断演化变形,使其收敛到目标边缘

$$E = \int_0^1 \frac{1}{2} \big[\alpha \,|\, x'(s) \,|^2 + \beta \,|\, x''(s) \,|^2 \big] + E_{\text{ext}}(x(s)) \,\mathrm{d}s \tag{7.33}$$

上式最小化能量函数中,$x(s) = [x(s), y(s)]$ 是图像空间域中的曲线,弧长 $s \in [0, 1]$,$x'(s)$ 和 $x''(s)$ 分别是 $x(s)$ 对 s 的一阶和二阶导数。式中第一项是内部能量项,参数 α 和 β 分别控制曲线的张性和刚性,E_{ext} 是外部能量项,它在图像的边缘取极小值,比如

$$E_{\text{ext}}(x, y) = -\,|\, \nabla I(x, y) \,|^2 \tag{7.34}$$

式中,$I(x, y)$ 表示灰度图像,∇ 是梯度算子。

然而该方法对初始轮廓的位置要求较高,对噪声比较敏感,并且曲线无法收敛到凹陷程度比较深的区域。Xu 等针对上述问题对外力场进行了改进,提出了 GVF snake 模型,定义外力场 $v(x, y) = [u(x, y), v(x, y)]$ 满足最小化能量函数

$$\varepsilon = \iint \mu(u_x^2 + u_y^2 + v_x^2 + v_y^2) + |\nabla f|^2 |\, v - \nabla f\,|^2 \mathrm{d}x\mathrm{d}y \tag{7.35}$$

其中 ∇f 表示边缘图像的梯度图像,参数 μ 平衡上式中的第一项和第二项。将 PASM 估计的形状先验作为 GVF snake 模型的初始轮廓,对其进行演化逼近目标的边缘。

图 7-19 所示是根据图 7-18 所估计的目标边缘结果,GVF 外力场是在灰度通道中计算的。图 7-19(b)(见附录彩图 27)中绿色线条是曲线迭代过程中的结果,蓝色线条是最终收敛结果,图 7-19(c)和图 7-19(d)则是根据所检测的目标边缘所提取的目标二值结果,可以看出目标在重叠区域的分离结果符合结核杆菌目标的形状特点。

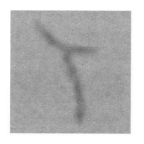
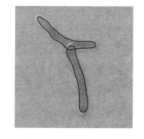

(a)原始输入图像　　　　　　　　(b)边缘估计结果

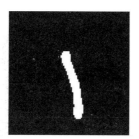
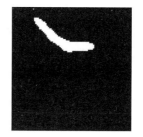

(c)单个结核杆菌目标一　　　　　(d)单个结核杆菌目标二

图 7-19　GVF Snake 边缘估计结果

7.2.2.4　实验结果与讨论

在 MATLAB R2015a 平台下进行仿真实验,算法所涉及参数设置如下:$p=3$,$\alpha=0.1$,$\beta=0.5$。GVF Snake 算法在实现时还涉及了外力场权重参数 κ,在这里我们设 $\kappa=0.05$。

对 70 个重叠结核杆菌目标进行了测试,由于目标在重叠区域中的界限不好确定,因此本书没有对分离结果进行定量的评价,而是将分离结果与下一章提出的识别算法相结合,统计出重叠目标中的单个目标数目,并与目标真实数目相对比,采用公式衡量算法准确率。

$$acc=\left(1-\frac{t-t_0}{t}\right)\times100\% \tag{7.36}$$

其中,t 表示真实值,t_0 表示测量值,所得结果的平均准确率为 90.7%,这表明大部分重叠目标都被成功地分离出来。图 7-20 所示为所提算法对部分重叠目标的分离结果。图中曲线描述的是重叠目标中的单个目标边缘,图 7-20(a)、图 7-20(c)、图 7-20(e)是重叠目标的原始图像,其中图 7-20(a)和图 7-20(e)是多交叉点重叠目标,图 7-20(c)是单交叉点重叠目标,图 7-20(b)、图 7-20(d)、图 7-20(f)是边缘估计结果在原始图像中的显示。从结果中可以看出,重叠目标被分离成多个非重叠目标,即使是在重叠情况比较复杂的情况下,如图 7-20(f)所示。但是该方法目前也存在不足之处:对于比较复杂的重叠目标,往往一个目标会同时出现与其他多个目标相互重叠粘连的情况,使得该目标的骨架上存在多个交叉点,在骨架结构分析时会将它们划分到层次树结构的不同层次中,导致该目标分离为多个部分。

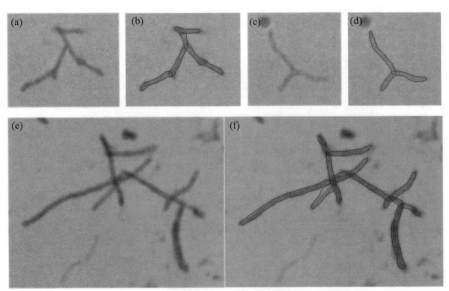

图 7-20　重叠目标边缘估计结果

在重叠目标二值图像的细化结果中,有时会出现距离较近的两个交叉点,而正确的结果中应该只有一个交叉点,其原因是目标重叠区域面积过大引起的。如图 7-21 所示,两个目标交叉重叠,根据二值图像提取的目标骨架则出现了两个交叉点,若按照上面所述的方法分析,将会使原本属于同一交叉点的两个分枝分别划分到两个不同的交叉点中,影响到最终的分离结果。

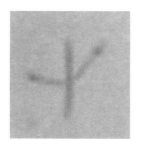 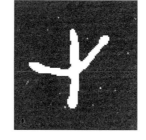 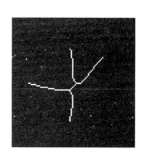

　(a)原始输入图像　　　　　(b)二值图像　　　　　　(c)目标骨架

图 7 - 21　近距离交叉点骨架

因此,为了避免出现上述情况,将距离较近的交叉点之间进行"融合",即将两个交叉点当作一个交叉点处理。具体方法如下:首先,根据交叉点之间的距离判断两个交叉点是否需要进行"融合"处理,通过实验对距离小于 d 个像素的交叉点进行"融合"处理;然后,根据两个交叉点在层次树中的层次关系,将与低层交叉点相连的端点和交叉点信息全部"移交"给高层的交叉点,并将该低层交叉点从层次树中删除(骨架中仍然保留该交叉点,便于找到端点所对应的分枝),两个交叉点之间的分枝则不予考虑;最后,对得到的单交叉点骨架结构按照7.2.2.1 节中阐述的方法处理。由于两交叉点之间距离较短,在形状先验估计时通过 PASM 可以补偿该段骨架所对应的标记点,如图 7 - 22(a)、图 7 - 22(b)所示,虽然

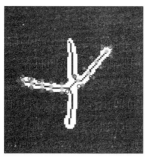 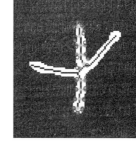

　　(a)PASM 形状先验一　　　　　(b) PASM 形状先验二

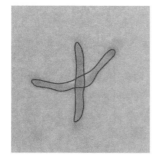 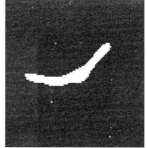 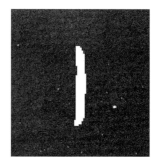

　(c)边缘估计结果　　　(d)单个结核杆菌目标一　　(e)单个结核杆菌目标二

图 7 - 22　近距离交叉点骨架分离结果

骨架中交叉点之间的分枝在获取初始形状先验时没有用到,但通过 PASM 估计的形状先验可以弥补初始形状先验的不足,图 7 - 22(c) ~ (e)则是最后得到的分离结果。交叉点"融合"的距离取 $d = 7$ 即可满足要求,对于在多交叉点中出现的近距离交叉点也同样采用"融合"的方式处理。

7.3 基于变形模型的目标分类及形状分析

在 7.1 节中,我们采用目标轮廓的点分布模型及 PCA 方法建立了结核杆菌目标的形状模型(也称为变形模型),利用该模型可以由已知的目标形状生成符合要求的结核杆菌目标。现在我们考虑该问题的逆问题,即任意给定一个目标形状,如何判定该目标是不是结核杆菌目标。仅就该问题而言,其求解方法似乎非常简单,直接利用第四章中的式(7.22)即可获取模型参数,然后根据这些参数的分布可对目标是否是结核杆菌目标做出判断。但实际上,该问题的麻烦之处在于,在利用式(7.22)获取模型参数之前,首先要确保目标形状矢量的关键点与平均形状矢量的关键点存在一一对应关系,而这种对应关系往往只能借助于手工完成(即手工标注关键点),这就给实际应用造成了很大困难。为了绕过这个问题,目前通常采用"变形匹配"法,这类方法可简单归纳为:"变形—匹配—再变形—再匹配",直至在模型参数许可范围内找到匹配的形状。这类方法由于要遍历整个参数空间和图像空间,并且由于匹配本身非常耗时,导致算法运算量非常大,往往不能进行实时检测,在实际工程应用中意义不大。因此,为了利用变形模型进行结核杆菌目标的实时检测,必须寻找一种形状关键点的自动标注方法。

7.3.1 结核杆菌目标关键点自动标注

合理的目标轮廓标记点对目标形状建模起着关键的作用,这些标记点可以代替轮廓曲线近似地描述出目标的轮廓和形状特点。单个结核杆菌目标轮廓由 1 个像素宽的轮廓点组成,反映出了目标的形状特点,点分布模型则是用稀疏的轮廓点(标记点)近似表示目标轮廓。在 7.2 节中我们基于目标骨架实现了断裂目标连接和重叠目标分离,利用目标骨架的特点提取相关点的信息,并分析目标的形状结构。因此,目标骨架可以指导我们提取出相关需要的信息用于后续处理,因此基于目标骨架可实现对目标标记点的自动提取。

7.3.1.1 骨架关键点提取

在得到目标骨架后,首先按照 7.2.1 节中所述方法定位骨架的两个端点。为了使标记点尽量均匀广泛地分布在目标轮廓上,以便充分地表征该轮廓的特点,用 9 个关键点(含骨架的两个端点)将目标骨架均分成 8 等份,图 7 - 23 所示是点分布模型的示意图,中间曲线表示目标骨架,骨架上的点表示骨架关键点。在得到骨架关键点后,利用目标骨架上的像素点求出关键点位置的斜率。除了骨架两端的两个关键点,其余关键点的斜率计算采用最小二乘多项式曲线拟合的方法。由于结核杆菌目标形状弯曲情况比较复杂,但目标骨架在短距离内不会发生大的形变,可以通过骨架分段拟合来减少骨架形变带来的影响。因而在计算关键点斜率时所拟合的骨架像素点是与该关键点相邻的两个关键点之间的点。

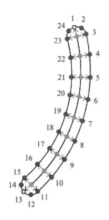

图 7 - 23　结核杆菌点分布模型示意图

对于骨架两端的关键点,它的斜率则是直接根据相邻的关键点计算,以减少目标两端因边缘不平滑而产生误差。通过计算关键点的斜率,进而得到了关键点的切线方向和法线方向,下面将通过这些信息提取目标轮廓上的标记点。

7.3.1.2　轮廓标记点提取

沿着每个骨架关键点的正反两个法线方向延伸至目标轮廓可以得到 18 个标记点(图 7 - 23 中边缘上的实心点),图 7 - 23 中箭头的方向即是关键点延伸方向。为了提高标记点的定位精度,在延伸时我们从常用的 4 或 8 邻域增加到 16 邻域,即将切线和法线方向量化成 16 个方向,如图 7 - 12 所示。

结核杆菌目标的两端呈圆弧型,轮廓曲线曲率较高,并且目标形状的变化也常常发生在目标的两端,因此对目标两端的形状特征需要更多的标记点加以描述。首先沿着骨架两端关键点的切线方向延伸至目标轮廓得到 2 个标记点(编号 1 和 13),也称为顶点;然后选取目标轮廓上顶点和它相邻的两个标记点的中点作为标记点,每一端有两个(编号 2 和 24,以及 12 和 14)。这样轮廓上总计共有 24 个标记点,其中的 10 个是由骨架两个端点处的关键点定义的,剩下的标记点则是根据另外的 7 个关键点定义的。标记点数量过多会产生数据冗余,也会影响算法效率,标记点数量过少则无法充分地表征目标形状的特点,实验表明这 24 个标记点组成的点分布模型满足本书形状建模的要求,可以充分地表征目标的形状。

图 7 - 24 所示是利用点分布模型提取的目标轮廓标记点,从图中看出当目标骨架较平坦时,相应的标记点分布得也较均匀,而当骨架发生弯曲变化时,相应的标记点之间的距离也发生了变化,故可以利用这些轮廓标记点对目标形状建模,找出形状变化的规律。在后面对目标形状建模时,要求不同目标之间所提取的标记点的编号顺序是一一对应的,这样才能找出该点在不同形状中的变化规律。因此,需要对标记点在点集中时的顺序进行调整。在两个顶点中选择行坐标较小的点作为起始点,在目标轮廓上从起始点开始按照顺时针的顺序遍历所有轮廓点,并依次对找到的标记点排序。

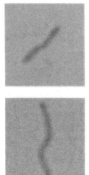
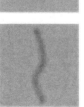

（a）原始目标　　　　（b）轮廓标记点

图 7 - 24　点分布模型实例

　　然后利用 7.1.2 和 7.1.3 节中所述的训练样本对齐和形状建模方法,对结核杆菌目标形状建模。图 7 - 25 所示是样本对齐结果,图 7 - 25(a)是从没有对齐的 302 个样本提取的标记点,图 7 - 25(b)是没有引入标记点权重的对齐结果,图 7 - 25(c)是引入权重后的对齐结果。表 7 - 3 所示是该训练样本集中的前 10 个最大的特征值及其对应的贡献率。一般根据特征值的贡献率 P_{con} 和累计贡献率 η 确定主成分的个数 k,累计贡献率达到 80% 以上即可。选择贡献率 $P_{con} > 1\%$ 的特征值作为主成分,通过表 7 - 3 得知 $k = 7$,并且此时的特征值累计贡献率已经达到了 92.72%,表明这 7 个主成分已经涵盖了原始数据中的主要信息,可以用它们表示目标形状的主要变化规律。

表 7 - 3　协方差矩阵中前 10 个最大特征值及其贡献率

特征值序号	特征值	贡献率/%	累积贡献率/%
1	380.38	58.52	58.52
2	89.27	13.73	72.25
3	44.87	6.90	79.15
4	31.35	4.82	83.97
5	27.14	4.17	88.14
6	17.87	2.75	90.89
7	11.92	1.83	92.72
8	6.00	0.92	93.64
9	4.66	0.71	94.35
10	4.20	0.64	94.99

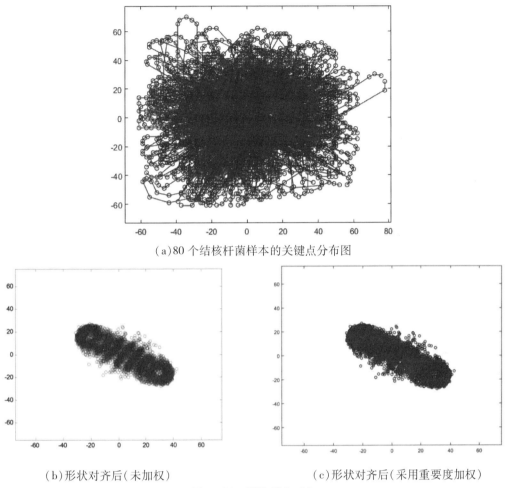

(a)80 个结核杆菌样本的关键点分布图

(b)形状对齐后(未加权)　　　　　　　　(c)形状对齐后(采用重要度加权)

图 7 - 25　训练样本对齐

图 7 - 26 所示是建立的形状模型的变形规律,每一行对应着不同主成分分量所描述的形状变化规律(此时其他主成分分量为 0),每一列对应着形状模型不同的变化程度与方向,其中 λ_i 是特征值,i 是主成分序号,中间一列是形状参数矢量 $\boldsymbol{b} = \boldsymbol{0}$ 时的目标形状,也就是平均形状。从图中目标形状变化的形式可以看出,第一主分量描述的是目标的 U 型弯曲变化,第二和第三主分量分别描述的是目标长短和粗细的变化,第四主分量描述的是目标的 S 型弯曲变化,剩下的三个主分量则描述目标局部轻微的弯曲变化。结核杆菌是一种杆状的非刚体目标,目标的形状变化方式主要包括 U 型弯曲、长短、粗细、S 型弯曲等。因此文中建立的目标形状模型所描述的目标形状变化规律与目标的实际情况基本相符,我们可以利用形状参数矢量 $\boldsymbol{b}$ 表征目标的形状特点。

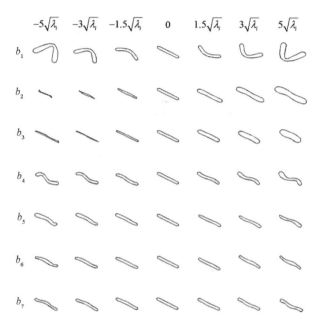

图 7 - 26   形状模型目标变形规律

7.3.2   基于形状模型的识别准则

根据式(7.22),当给定一个待识别目标,通过所提点分布模型得到它的形状矢量后,就可以计算出该目标形状的参数矢量 $\boldsymbol{b}$。前面介绍了形状参数 $\boldsymbol{b}$ 可以控制目标的形状,当 $\boldsymbol{b}$ 的取值超出了合理的范围时,所呈现的目标形状也就脱离了目标实际。同理,若待识别目标不是结核杆菌目标,则它的形状参数 $\boldsymbol{b}$ 的取值必然超出了 $\boldsymbol{b}$ 的取值范围,故利用形状参数的取值范围作为判断待检测目标是否是结核杆菌目标的标准之一。

(1)形状参数约束

从图 7 - 26 和式 7.22 中可以看出, $\boldsymbol{b}$ 中各元素的绝对值越高,所对应的目标形状变化就越剧烈,绝对值越低,则越接近平均形状。根据式(7.23) ~ (7.25),我们假设形状参数 $\boldsymbol{b}$ 符合高斯分布,为了降低目标轮廓不平滑带来的影响,根据各主成分分量的变化规律,将各主成分(不含 b_2 和 b_3)取值范围扩大到 $\pm 5 \sqrt{\lambda_i}$ 以降低漏检率。b_2 和 b_3 分别表示目标在长短和粗细方面的形状变化,这两个分量与其他分量不同的是它们在正负两个方向上的变化并不是完全对称的。如图 7 - 26 所示,分量 b_1 所对应的第一行形状变化描述的是 U 型弯曲变化,此种变化在正负两个方向是对称的,其他表示形状弯曲的分量如 b_4 也是。b_2 和 b_3 描述目标形状的尺寸,如果它们超出了取值范围,则目标的尺寸会超出所能接受的范围。当 $b_2 = -5 \sqrt{\lambda_2}$,所得到的目标形状几乎变成一条直线,因此将分量 b_2 和 b_3 的取值设置为 $\pm 4 \sqrt{\lambda_i}$ 以降低误检率。至此,结核杆菌形状参数的取值范围满足

$$\begin{cases} |b_i| \leqslant 5 \sqrt{\lambda_i} \, (i \neq 2,3) \\ |b_i| \leqslant 4 \sqrt{\lambda_i} \, (i = 2,3) \end{cases} \quad (7.37)$$

其中,b_i是形状参数$\boldsymbol{b}$的分量,i是从 1 到 k 的整数,λ_i是每一个主成分分量的特征值。

（2）宽度一致性约束

在建立目标点分布模型时,沿着每一个骨架关键点的法线方向向目标轮廓延伸可以找到 2 个标记点,因为同一个结核杆菌目标的宽度保持不变,并且目标骨架位于目标的中轴线上,所以骨架上每个关键点到所对应的两个标记点之间的距离也应该保持不变。将此特征称为宽度一致性,并将其引入到目标识别当中。在对目标提取轮廓标记点的过程中计算出各关键点到标记点之间的距离,记为 $d_m,m=1,2,3,\cdots,18$,进而得到它们的归一化方差 v_d,用于描述沿着骨架方向的目标宽度的变化,当 $v_d \leqslant v_{thr}$ 时认为其满足目标形状要求。故结合形状参数约束,我们得到如下目标识别准则

$$\begin{cases} b_i \leqslant 5\sqrt{\lambda_i}(i \neq 2,3) \\ b_i \leqslant 4\sqrt{\lambda_i}(i=2,3) \\ v_d \leqslant v_{thr} \end{cases} \tag{7.38}$$

当待识别目标的形状参数取值范围和宽度一致性都满足时,我们认为此目标是结核杆菌目标,否则是非结核杆菌目标。目标形状参数描述目标形状变化的一般规律,从目标形状变化的方式、程度来判断待识别目标是否符合结核杆菌的形状变化规律;宽度一致性则描述了目标形状的基本特点。为了减少因目标边缘不平滑而影响形状参数的大小,造成目标漏检,我们扩大了形状参数的取值范围,但这样会增大目标误检的风险,通过宽度一致性约束来降低目标误检。

7.3.3　实验结果与讨论

7.3.3.1　典型样本实验

实验选取了 240 幅典型的结核杆菌图像,其中包括 160 幅阳性图像(含目标),80 幅阴性图像(不含目标),部分实验结果如图 7 - 27 所示(见附录彩图 28)。图 7 - 27(a)是输入的原始图像,其中前三幅图像是含有目标的阳性图像,最后一幅是不含目标的阴性图像,图 7 - 27(b)是图 7 - 27(a)中对应的识别结果,目标用红色方框标记,杂质用绿色方框标记(详见附录彩图 28 左图)。从识别结果中可以看出,形状变化不同的结核杆菌(U型弯曲和 S 型弯曲)都被本书算法所识别出来,借助于重叠目标分离该算法也将单个目标从重叠目标中识别了出来,从而可以更加准确地统计图像中的目标数目,如图中第三行所示。最后一行是对阴性图像的识别结果,由于图像中的杂质在颜色上与目标非常接近,在分割阶段很难将其滤除,通过识别算法利用结核杆菌目标的形状特点进一步将其滤除。但是对于颜色与形状都与结核杆菌目标相近的杂质,算法还是很难将其识别出来。

图 7 - 28 中的杂质在颜色和形状上都与结核杆菌目标接近(见附录彩图 28 右图),致使算法误认为该杂质是目标。由于目标颜色受图像质量的影响会存在一定的变化,并且不同背景下的目标颜色也存在一定差异,因此为了避免目标漏检,在分割时会增大目标颜色的取值范围,当杂质在形状上也与目标非常接近时则会出现误检的现象。另外,由于采用了重叠目标分离,有时也会导致从一个杂质中分出形状与结核杆菌相似的杂质,造成目标误检。在计算机辅助诊断中,本着"早发现早治疗"的原则,在保证低漏检率的前提

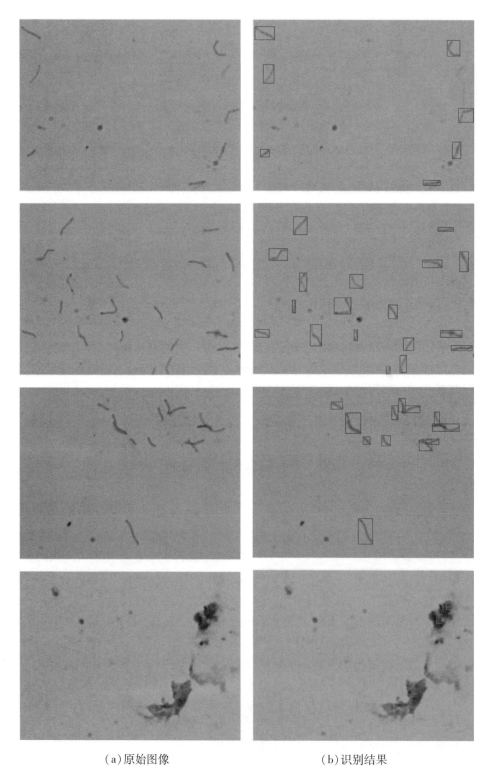

（a）原始图像　　　　　　　　　　（b）识别结果

图 7 - 27　本节算法识别结果

下,尽量降低误检率。

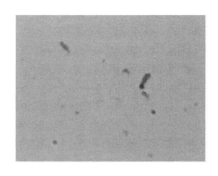

（a）原始图像

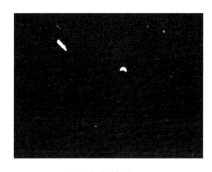

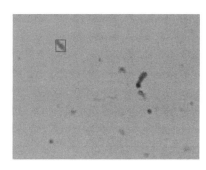

（b）分割结果　　　　　　　　　　（c）识别结果

图 7 - 28　算法误检实例

7.3.3.2　识别结果定量评价

对算法的识别结果从目标和图像两个方面进行了定量的评价,采用灵敏度、特异度和准确率指标衡量算法性能,其定义如下

$$sensitivity = \frac{TP}{TP + FN} \times 100\% \tag{7.39}$$

$$specificity = \frac{TN}{TN + FP} \times 100\% \tag{7.40}$$

$$accuracy = \frac{TP + TN}{TP + TN + FP + FN} \times 100\% \tag{7.41}$$

其中,TP、FP、TN 和 FN 分别表示真阳性目标(true positive),假阳性目标(false positive),真阴性目标(true negative)和假阴性目标(false negative)。在一幅图像中通过将识别结果与专家给出的结果相对比得到上述统计量,例如如果图像标记出的阳性目标的确是结核杆菌目标,则认为是 TP,否则是 FP;如果标记出的杂质的确是杂质,则认为是 TN,否则是 FN。在判断图像的阴阳性时,当一幅图像的识别结果中没有目标,则认为该图像是阴性图像,然后通过与真实情况相比较确定是真阴性图像还是假阴性图像。

本节所采用的目标训练集有 800 个目标,包括 500 个阳性目标和 300 个阴性目标。第六章中采用几何特征长宽比、圆形度、粗糙度、面积实现对目标的分类识别。本章利用上述 4 个几何特征和目标训练集分别对随机森林、逻辑回归和支持向量机分类器进行训练,采用前面所述的 240 幅图像对比不同分类器的分类结果,所得实验结果如表 7 - 4 所示。

表 7 - 4　识别结果定量评价 I

层次	方法	灵敏度/%	特异度/%	准确率/%
目标	本节算法	91.23	83.45	89.11
	RF	83.87	80.38	82.91
	LR	84.14	89.01	85.47
	SVM	86.48	84.27	85.88
图像	本节算法	100	73.75	91.25
	RF	99.37	70	89.58
	LR	97.5	77.5	90.83
	SVM	98.75	73.75	90.41

从表 7 - 4 可以看出本节算法的灵敏度最高,为 91.23%,意味着算法对目标的检出率高,相应的漏检率也就低;从图像方面的统计结果也可以看出,所有的阳性图像算法均能检测出来。算法特异度不是最高的,说明存在一定的误检,但是算法识别的准确率在所有分类器中是最高的,从总体上来说优于采用几何特征的分类识别方法。

表 7 - 5 所示是将目标的几何特征与描述子相结合,采用了长宽比、圆形度以及 Hu 矩的前 4 项。对比这些分类器可以看出,结合了几何特征和描述子后,对目标形状的描述力更强,使得分类器的灵敏度有所上升,但同时也伴随着特异度的下降,如逻辑回归和支持向量机分类器。本节算法在灵敏度和特异度两方面均取得了最高,说明该算法在对目标特征的描述上更加精准。

表 7 - 5　识别结果定量评价 II

层次	方法	灵敏度/%	特异度/%	准确率/%
目标	本节算法	91.23	83.45	89.11
	RF	89.89	81.80	87.64
	LR	90.63	78.07	87.16
	SVM	89.56	82.65	87.66
图像	本节算法	100	73.75	91.25
	RF	100	70	90
	LR	99.37	67.5	88.75
	SVM	100	73.75	91.25

7.3.3.3 系统样机测试试验

我们将本节算法移植到团队自主研发的结核病计算机辅助诊断系统中(Visual Studio 2015 平台下编译实现),与湖南天骑医学新技术有限公司和湖南省胸科(结核病)医院合作,利用该系统样机实现对病人痰液涂片的自动聚焦、图像采集、图像增强、图像分割和目标识别,将检测结果呈现给检验医师,辅助其完成对病人病情的诊断,并将辅助诊断结果与利用人工镜检方法所得结果相对比,最终通过专家复诊确定测试样本的阴阳性。

本次实验共测试了 84 例样本,其中阳性样本 14 例,阴性样本 70 例。实验结果如表 7-6所示,利用计算机辅助诊断方法检测出真阳性样本 13 例,假阳性样本 15 例,真阴性样本 55 例,假阴性样本 1 例;而通过人工镜检方法检测出真阳性样本 8 例,假阳性样本 0 例,真阴性样本 70 例,假阴性样本 6 例,各方法所对应的灵敏度、特异度和准确率如表 7-7 所示。

表 7-6 系统样机测试结果

方法	TP	FP	TN	FN
计算机辅助诊断	13	15	55	1
人工镜检	8	0	70	6

表 7-7 系统样机测试定量评价

方法	灵敏度/%	特异度/%	准确率/%
计算机辅助诊断	92.8	78.5	80.9
人工镜检	57	100	92.8

从实验结果中可以看出,与人工镜检方法相比,基于本节算法的计算机辅助诊断方法有效提高了对阳性样本的灵敏度,降低了对阳性样本的漏检率,但在一定程度上增加了对阳性样本的虚警率(对应的特异度低)。因为所有的阴性样本均被准确地检测出,人工镜检方法所得的特异度达到了 100%,说明人工镜检方法在阴性样本的检测上具有明显的优势,但是该方法灵敏度较低,导致部分阳性样本漏检,不利于对结核病病情的早期诊断。灵敏度和特异度是相互矛盾的两个指标,灵敏度的提升会导致特异度的降低,在实际应用中通常在保证具有较高灵敏度的前提下,尽量提高特异度。因此,本节研究的计算机辅助诊断方法可以应用于结核病的早期诊断当中。

7.4 本章小结

本章主要围绕结核杆菌目标形状模型展开研究,首先建立了结核杆菌目标的形状模型,同时基于目标骨架还实现了对断裂目标和重叠目标的处理,然后利用目标轮廓上若干关键点来表征目标形状,接着通过 PCA 变换得到目标轮廓标记点形状变化的规律,最后结合模型的形状参数和宽度一致性约束实现了对结核杆菌目标的识别。

第三部分　宫颈细胞图像的分割与识别

　　宫颈细胞涂片最早是由"现代细胞学之父"Papanicolaou 于 1942 年创建的,通常称为巴氏涂片。巴氏涂片法应用于临床诊断,对于降低宫颈癌的发病和致死率起到了很大的作用。随着细胞涂片制片技术的发展,1996 年美国食品药品监督管理局(Food and Drug Administration, FDA)批准通过了一种改善的制片技术,即液基细胞学制片技术。目前,国内外对于宫颈细胞涂片自动制片技术的研究都已经比较成熟。而由于宫颈细胞图像内容的复杂性,宫颈细胞图像处理系统研究中现存主要技术瓶颈在于细胞图像的分割、特征提取以及分类识别等方面,因此,本书第三部分着重在这几个方面展开研究,主要研究目标在于解决相关研究中现存的一些关键问题。

　　细胞图像的分割主要是为了实现从图像中提取有效的实质细胞区域(细胞核与细胞质),从而为后续对细胞的定量分析提供必要的基础准备;而细胞图像的分类识别主要是通过对宫颈细胞图像进行特征参数提取与分析,然后根据不同类别细胞的特征参数差异采用一定的分类方法对正常宫颈细胞和异常宫颈细胞实现正确分类。从近些年相关领域的发展来看,由于模式识别领域对于分类问题的研究已经比较广泛,很多分类方法都可以引入针对宫颈细胞图像分类问题的研究中,宫颈细胞图像分类识别的方法相对成熟;而由于宫颈细胞图像内容的复杂性,从近些年国内外可查阅的文献来看,尽管研究宫颈细胞图像分割问题的文献很多,但宫颈细胞图像分割方面还有很多问题没有得到充分的研究。另外,分割方法的效果直接影响到后续对宫颈细胞的特征参数提取与分类识别。因此,本书第三部分更侧重于对宫颈细胞图像分割方法的研究。

第八章　基于灰度边缘信息的
单细胞图像分割

　　单细胞图像分割是宫颈细胞图像分割研究领域中的一个重要分支。自从丹麦科技大学公布了巴氏涂片单细胞图像数据集(Herlev 数据集)以来,已经有很多学者围绕着单细胞图像的分割展开了研究。根据分割方法所利用的图像信息划分,相关研究可以划分为三类:第一类利用细胞图像的灰度边缘信息提取细胞轮廓;第二类利用细胞图像的区域信息进行细胞分割;第三类则是综合利用图像的边缘与区域信息获取细胞的轮廓。在第一类基于灰度边缘信息提取细胞轮廓的相关研究中,Yang-Mao 等提出的(Edge Enhancement Nucleus and Cytoplasm Contour detector, EENCC)方法是一种比较有代表性的方法。EENCC 方法的提出主要针对边缘模糊单细胞图像的细胞轮廓提取问题。该方法首先采用三均值滤波器(trim-meaning filter)和双组增强器(bi-group enhancer)对细胞图像进行滤波和边缘增强。然后提出一种均值向量差分(Mean Vector Difference, MVD)方法对细胞图像的弱边缘做进一步的增强。最后采用自适应阈值和形态学图像处理技术得到细胞的轮廓。该方法对于边缘模糊的单细胞图像分割取得了一定的效果。但是,在实际采集的细胞图像中,往往会有一些细胞的边缘过于模糊,此时 EENCC 方法很难提取细胞完整的边缘信息,从而造成细胞轮廓的断裂。为了提取细胞完整的闭合轮廓,本章将变分与偏微分方程方法引入解决断裂边缘连接的问题中,研究了一种基于断点抑制梯度向量场的闭合轮廓提取方法。本章将该方法与 EENCC 方法结合,一方面将闭合轮廓提取方法成功应用到了单细胞图像分割中,另一方面实现了对原始 EENCC 方法的改进,使得改进后的方法更容易提取细胞完整的闭合轮廓。

8.1　基于断点抑制梯度向量场的闭合轮廓提取方法

　　闭合轮廓提取在图像处理与计算机视觉中有着重要的应用。为了能够定位图像中的感兴趣目标并提取其完整清晰的轮廓,相关的方法一般首先对图像进行边缘检测,然后对边缘检测结果进行后处理,剔除掉虚假的边缘,保留目标的轮廓。目前大部分边缘检测算子主要采取微分算子检测图像中灰度剧变的区域作为边缘,但是由于某些图像边缘过于模糊,很难提取完整的边缘信息,所以边缘检测不可避免地会出现边缘断裂的情况。为了提取目标完整的闭合轮廓,关键一步是进行断裂边缘的连接。虽然对于人类视觉而言,识别断裂的边缘并正确地予以连接很容易,但是由于图像本身、边缘的结构等复杂性,采用计算机自动实现却并非易事。

目前已有很多学者研究了断裂边缘连接的方法,如自适应形态学方法、代价函数最小化方法、智能布线方法等。Farag 等将断裂边缘连接视为一个搜索图问题,采用顺序搜索的办法实现边缘连接。Farag 等给出了较好的边缘连接结果,但是该算法含有太多的参数,而且这些参数的设置与具体图像有关,算法普适性不好。Sappa 等采用基于代价函数最小化的方法连接断裂的边缘,该方法将图论引入到边缘连接问题中,并得到了较好的实验效果,但是这种基于代价函数最小化的方法对于代价函数的定义有待改进。当断裂边缘发生在目标轮廓的边角位置时,很多方法都无法恢复目标轮廓丢失的边角信息,使得轮廓提取的结果与目标原始形状不吻合。

近二十几年在图像处理与计算机视觉领域,变分与偏微分方程方法备受关注。1988年由 Kass 等提出的 Snake 模型(也称为主动轮廓模型)是该领域非常具有影响力的变分模型之一。1998 年 Xu 等提出 GVF Snake 模型,采用变分与偏微分方程方法将新的外力场——GVF 场引入 Snake 模型中,从而解决了传统 Snake 模型中无法提取边缘凹陷轮廓的问题。到目前为止,围绕着 Snake 模型已有很多学者提出了改进算法。Snake 模型采用一个逐渐演化的轮廓线来逼近目标的真实轮廓,由于该演化的轮廓线始终保持闭合状态,因而可以用于连接断裂边缘,从而实现闭合轮廓提取。但是,将 Snake 模型用于处理边缘断裂的图像存在三点不足:①传统 Snake 模型是一种半自动的轮廓提取方法,需要人工设置初始轮廓;②传统 Snake 模型不能够同时提取多个目标的轮廓;③当断裂边缘发生在目标轮廓的边角位置时,Snake 模型将断点直接相连,无法恢复目标轮廓丢失的边角信息,使得轮廓提取的结果与目标原始形状不吻合。

为了解决目标边缘断裂的问题,从而提取目标完整的轮廓,本章提出了一种新颖的闭合轮廓提取方法。该方法的提出受到了 GVF Snake 模型和 MVD 方法的启发。其中,MVD 方法由 Yang-Mao 等在分割边缘模糊的细胞图像时提出,该方法利用 GVF 向量来实现细胞图像中弱边缘的提取。在研究了 GVF Snake 模型和 MVD 方法的基础上,本章将变分与偏微分方程方法引入到解决断裂边缘连接的问题中,提出一种断点抑制能量函数,该能量函数改进了 GVF Snake 模型中用于获取 GVF 场的能量函数。通过最小化这一能量函数可以获得一个新的向量场——断点抑制梯度向量场,本章将该向量场简称为端点约束梯度向量流(Ending point restrained Gradient Vector Flow,ERGVF)场。ERGVF 场将连续边缘处的梯度向量扩散到断裂边缘处,从而将目标轮廓断裂处的边缘信息恢复。与原始 GVF 场相比,ERGVF 场能够恢复目标轮廓边角处丢失的边缘信息。为了基于 ERGVF 场提取边缘,本章改进了 MVD 方法,从而能够更有效地提取目标的边缘信息。由于本章提出的方法在最后提取轮廓时主要基于 ERGVF 场而并未利用 Snake 模型,因此可以同时处理多个目标的闭合轮廓提取问题。

8.1.1　闭合轮廓提取方法概览

本章提出的闭合轮廓提取方法主要是针对单像素边缘图像。这里我们假设输入图像是对原始图像进行边缘检测后得到的二值边缘图像。Sobel 算法、Canny 算法和 Otsu 自适应阈值分割法等都可以用于获取二值边缘图像。在二值边缘图像中,边缘像素点为 1,背景像素点为 0。本章提出的闭合轮廓提取方法的流程如图 8 – 1 所示。首先,采用形态学细化(morphological thinning)方法对输入二值边缘图像处理得到单像素边缘图像,同时计算其对应的梯度图像。其次,对单像素边缘图像进行边缘断点的标注,并且生成断点映射图。然后,提出断点抑制能量函数从而获取 ERGVF 场。最后,采用改进的 MVD 方法(Vector-based Mean Vector Difference,VMVD)利用 ERGVF 场中的梯度向量来检测边缘信息,从而提取最终的闭合轮廓。

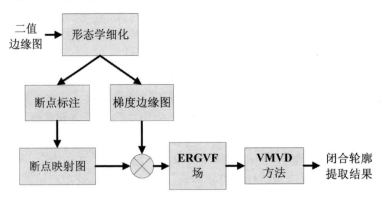

图 8 - 1　闭合轮廓提取方法流程图

8.1.2　断点标注

本节首先对边缘图像进行形态学细化处理,得到单像素边缘图像,然后进行断点标注,得到断点图像。这里定义断点为只有一个 8 邻居点的边缘像素点。在标记断点时,本节还根据其邻接边缘点的位置赋予该断点一个边缘断裂方向的标识,这里的边缘断裂方向描述了断点处的边缘是沿着哪个方向断裂的。为了描述简便,本节将断点处的边缘断裂方向简称为断点方向。本节参考 zhu 等所提方法定义了 8 个断点方向,分别为 N、E、S、W、NE、SE、NW 和 SW。这 8 个断点方向可分别由图 8 - 2 中给出的 8 个模板描述,其中每一个方块代表一个像素点。

断点标记的过程为:遍历图像中每一个边缘像素点,如果有某一个像素点及其邻域与图 8 - 2 所示的 8 个模板中的某一个模板匹配,则标记该像素点为断点,同时根据模板标记其断点方向。这里设原始输入的边缘图像为 f_o,经过形态学细化后的单像素边缘图像为 f。

8.1.3　断点抑制梯度向量场

传统 Snake 模型的缺点:一是要求初始轮廓设置在目标附近,作用范围小;二是不能处理目标轮廓凹陷的情况。为了解决这些问题,Xu 等提出一种新的外力场——GVF 外力场,通过 GVF 外力场,Snake 模型可以解决上述问题。GVF 外力场是一种向量场 $v(x, y) = [u(x,y), v(x,y)]$,它是通过最小化如下能量函数而得来的。

$$E = \iint \mu \left| \nabla v \right|^2 + \left| \nabla f \right|^2 \left| v - \nabla f \right|^2 \mathrm{d}x\mathrm{d}y \qquad (8.1)$$

其中, ∇f 是原始边缘图像的梯度图像, μ 是一个加权参数, $v(x,y)$ 就是待求解的 GVF 场。

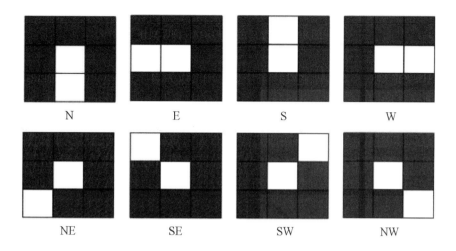

图 8 - 2　不同断点方向对应的模板

求解上式的 Euler 方程,即:

$$\begin{cases} \mu \cdot \Delta u - (u - f_x)(f_x^2 + f_y^2) = 0 \\ \mu \cdot \Delta v - (v - f_y)(f_x^2 + f_y^2) = 0 \end{cases}$$

$$(8.2)$$

其中,Δ 是 Laplace 算子,f_x 和 f_y 是 f 的偏微分。

　　首先分析一下图像中断裂边缘处的原始梯度场和 GVF 场的特点。根据 GVF 中的能量模型式(8.1),在边缘区域,$|\nabla f|$ 较大,最小化式(8.1)主要由第二项主导,即 $v = \nabla f$;而在非边缘区域,$|\nabla f|$ 较小,最小化式(8.1)主要由第一项主导,于是会形成一个缓变的向量场。因此,GVF 场相对于原始梯度场是一个扩展的梯度向量场,它将边缘处的梯度向量扩散到了非边缘区域,如图 8 - 3 所示。图 8 - 3(b)和图 8 - 3(c)中每一个点对应于图像中的一个像素点,处于该点的向量代表该边缘点处的梯度向量。从图 8 - 3(c)的 GVF 场中可以看出,边缘点附近的梯度向量都流向了边缘点。因此边缘附近的梯度向量呈汇聚的趋势,而非边缘区域的梯度向量呈平行或发散的趋势。我们还可以从图中发现边缘的一个特点,即在 GVF 场中边缘处于梯度向量汇聚的位置。

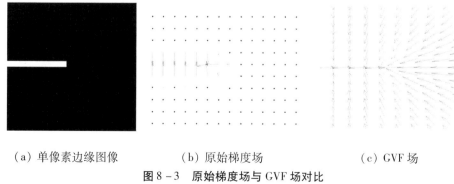

　(a) 单像素边缘图像　　　　　　(b) 原始梯度场　　　　　　(c) GVF 场

图 8 - 3　原始梯度场与 GVF 场对比

　　然而,当原始灰度图像中目标的轮廓过于模糊,使得对目标轮廓的边缘提取结果发生边缘断裂时,断裂边缘处也变成了非边缘区域。因此在断裂边缘区域,GVF 场中的梯度向量都流向了断点,如图 8-3(c)所示。那么我们是否能够恢复原始目标轮廓边缘处的梯度向量信息,或者将连续边缘处的梯度向量扩散到断裂边缘处呢?受到这一思想的启发,本章在 GVF 中的能量函数式(8.1)的基础上,同时基于保持断点处边缘原方向的假设,提出了断点抑制能量函数:

$$E_{ER} = \iint \mu \, |\nabla V_{ER}|^2 + |G(x,y) \cdot \nabla f|^2 \, |V_{ER} - G(x,y) \cdot \nabla f|^2 \mathrm{d}x\mathrm{d}y \quad (8.3)$$

其中,G 是断点映射图,$V_{ER}(x,y) = [u(x,y), v(x,y)]$ 是待求解的新的向量场,∇f 是单像素边缘图像 f 的梯度图像,μ 是加权因子。本章将新的向量场 $V_{ER}(x,y)$ 称为断点抑制梯度向量场。该能量函数(8.3)的积分式中包含两项,第一项 $\mu|\nabla V_{ER}|^2$ 反映了向量场 V_{ER} 沿着坐标 (x,y) 的变化,该项越小 V_{ER} 的变化越小,则整个向量场 V_{ER} 是缓变的;第二项 $|G(x,y) \cdot \nabla f|^2 |V_{ER} - G(x,y) \cdot \nabla f|^2$ 反映了向量场 V_{ER} 与 $G(x,y) \cdot \nabla f$ 的差异度,该项越小,V_{ER} 与 $G(x,y) \cdot \nabla f$ 越相近。因此整个能量函数 E_{ER} 的最小化由这两项共同控制。本章后面会根据 $G(x,y)$ 的构成方式解释能量函数(8.3)最小化的过程。这一过程将会使得最终的向量场 V_{ER} 在由 $|G(x,y) \cdot \nabla f|^2$ 主导的区域保持原始梯度场的信息,而在其他区域由于第一项的控制使得整个向量场是一个缓变的场,原始边缘附近的梯度向量被扩散到了图像中的非边缘区域。基于这一特性,断裂边缘区域的梯度向量场信息得以恢复。参数 μ 是一个加权因子,主要用于控制能量函数(8.3)第一项的权重系数,也同时控制第一项和第二项之间对于整个能量函数最小化的影响。对于同一类型的图像该参数的取值基本固定。断点映射图 G 用来抑制 ∇f 中位于断点附近的梯度向量,本章将在后面详述 G 的生成方法。

根据 GVF 向量场的推导过程,采用变分法,最小化式(8.3)求解 ERGVF 场的 Euler 方程,即:

$$\begin{cases} \mu \cdot \Delta u(x,y) - [u(x,y) - G(x,y) \cdot f_x(x,y)] \cdot |G(x,y) \cdot \nabla f|^2 = 0 \\ \mu \cdot \Delta v(x,y) - [v(x,y) - G(x,y) \cdot f_y(x,y)] \cdot |G(x,y) \cdot \nabla f|^2 = 0 \end{cases} \quad (8.4)$$

$$|G(x,y) \cdot \nabla f|^2 = [G(x,y) \cdot f_x(x,y)]^2 + [G(x,y) \cdot f_y(x,y)]^2 \quad (8.5)$$

其中,∇ 是 Laplace 算子,f_x 和 f_y 是 f 的偏微分。将 u 和 v 看作是随时间变化的函数:

$$\begin{cases} u = u(x,y,t) \\ v = v(x,y,t) \end{cases} \quad (8.6)$$

上述方程(8.4)可以通过最速下降法来求解。由于 $G(x,y) \cdot f_x(x,y)$ 和 $G(x,y) \cdot f_y(x,y)$ 都是标量积,上述方程的数值求解过程与 GVF 模型中的相似,需要将 $f_x(x,y)$ 和 $f_y(x,y)$ 分别与 $G(x,y)$ 相乘,由于文献已经给出了详细的推导细节,限于篇幅此处不再详述。

下面介绍断点映射图 G 的生成方式。为了数值实现 G,本书用图像像素点的索引值 i 和 j 来代替直角坐标系中的坐标值 x 和 y,即 $G(x,y) = G(i,j)$。本书定义了 8 个结构元素,每个结构元素是一个包含 3 像素×3 像素的窗口(简称抑制窗 W_r)。每个像素点的取值代表了一定的抑制系数,如图 8-4 所示,4 个抑制系数分别是 α_1、α_2、α_3 和 1。每个抑制窗同时还对应着前文定义的断点方向。抑制窗 W_r 的主要作用是沿着边缘断裂的方向对断点附近的梯度值进行一定程度的削弱。因此,本书定义了 8 个代表不同断点方向的抑制窗。

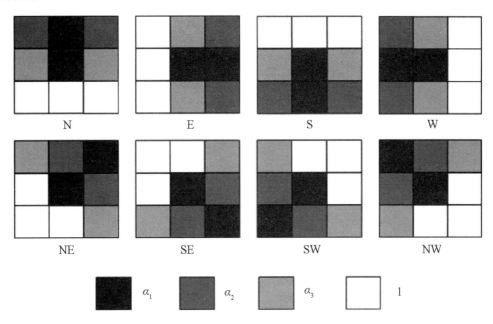

图 8 - 4　8 个抑制窗及其对应的抑制系数

基于抑制窗,采用下式定义断点映射图 G:

$$G(i,j) = \begin{cases} \text{corresponding value in } W_r(k), \ (i,j) \in W_r(k) \\ 1, \quad \text{otherwise} \end{cases} \quad (8.7)$$

其中,G 的尺寸与原始边缘图像一致,k 是被标记的第 k 个断点,$W_r(k)$ 是与第 k 个断点的断点方向对应的抑制窗。$W_r(k)$ 的中心点在 G 中的位置与第 k 个断点在边缘图像中的位置一致。实际上,我们可以将 G 理解为这样的一个矩阵:在 G 中,除了断点附近的元素,其他元素取值均为 1,而断点附近的元素被 $W_r(k)$ 重新定义。因此,G 削弱了梯度图像 ∇f 中断点附近的梯度值,而保留了其他区域的梯度值。

下面分析一下新的能量函数式(8.3)的特点:G 的存在对 ∇f 进行了重定义,$G(x,y) \cdot \nabla f$ 只有在连续边缘附近才会比较大。因此,在连续边缘区域,能量函数式(2.3)由第二项控制,其最小值在 $V_{ER}(x,y) = G(x,y) \cdot \nabla f$ 时得到。然而在其他区域(包括断裂边缘区域和非边缘区域),$G(x,y) \cdot \nabla f$ 较小,最小化式(8.3)主要由第一项来控制,从而将产生一种缓变的向量场。其最终的效果是:连续边缘区域的梯度向量以保持断点处边缘方向的方式被扩散到断裂边缘区域,从而断裂边缘区域的边缘信息得到恢复。图 8 - 5 给出了 GVF 场和 ERGVF 场的对比。

在图 8 - 5 中的第一行,白色边缘发生断裂分成左右两段,断裂边缘区域对应的 GVF 向量都流向了断点,如图 8 - 5(c)所示。与之相比,断裂边缘区域的 ERGVF 向量保留了连续边缘区域向量的走势,断裂边缘的信息得到恢复。另外,ERGVF 场还有一个有益的特性,即恢复目标边角处断裂的轮廓信息。如图 8 - 5(d)第二行所示,在矩形边缘尖角处发生了轮廓断裂,但是 ERGVF 恢复了尖角处的梯度向量信息,从而恢复了该区域的边缘信息。为了进一步验证 ERGVF 的特性,图 8 – 5 中的最后三行还给出了处理细胞边缘图像的例子,这些细胞图像的边缘获取方式将在本章 8.2 节给出。由于原始细胞图像边缘过于模糊,致使细胞轮廓在边缘提取之后发生了断裂。从图 8 – 5(d)中可以看出,断裂边缘区域的轮廓信息在 ERGVF 中恢复了。

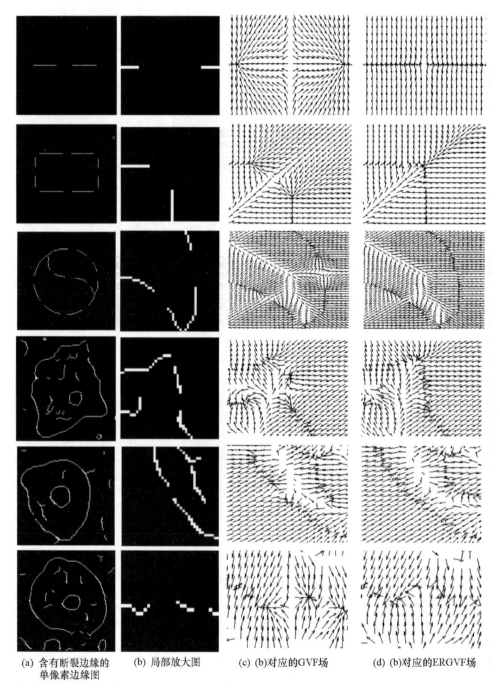

 (a) 含有断裂边缘的 (b) 局部放大图 (c) (b)对应的GVF场 (d) (b)对应的ERGVF场
   单像素边缘图

图 8 – 5 GVF 场与 ERGVF 场的对比

8.1.4 改进的均值向量差分方法

Yang-Mao 等在分割边缘模糊的细胞图像时提出一种均值向量差分方法提取细胞图像中的弱边缘。区别于传统的基于微分算子提取边缘的方法,MVD 方法是利用 GVF 向量来提取边缘。该方法的由来是基于对 GVF 向量场的观察。在 GVF 向量场中,边缘像素点往往是那些 GVF 向量所汇聚的点。下面简述一下 MVD 方法。

首先,MVD 方法在每个像素点对应的 $m_M \times m_M$ 窗口内估计该点处的边缘方向。MVD 方法一共定义了 4 个边缘方向分别是 0°、45°、90°和 135°,如图 8−6 所示(以 $m_M = 5$ 为例)。对于每个像素点,根据其边缘方向将其对应的窗口划分为两个区域,分别命名为黑区域(black region)和白区域(white region)。图 8−6 中的第一行给出了 4 种边缘方向所对应的黑区域和白区域的位置分布。然后采用 MVD 方法计算黑区域和白区域内像素点平均灰度的差值,以差值最大的那个方向作为像素点边缘方向 θ_e 的估计。

在得到边缘方向的估计之后,像素点(i,j)的 MVD 值f_{MVD}通过下式计算。

$$f_{\text{MVD}}(i,j) = \frac{\sin(\theta_b - \theta_e) + \sin(\theta_e - \theta_w) + 2}{4} \times 255 \tag{8.8}$$

其中,θ_b 和 θ_w 分别是黑区域和白区域内 GVF 向量方向的平均值。

MVD 方法实际上是通过式(8.8)来计算点(i,j)附近的梯度向量的汇聚程度。然而,直接将 MVD 方法用于处理断裂边缘的连接问题时会出现一些问题:①在断裂边缘区域,由于对比度过低,将导致边缘方向的估计并不可靠;②MVD 方法实际上是通过计算梯度向量的角度值的差异来衡量向量的汇聚程度,需要事先将向量所对应的角度计算出来,然后再用角度值来进行后续计算。这样就需要计算反三角函数,从而导致多余的计算步骤的产生。

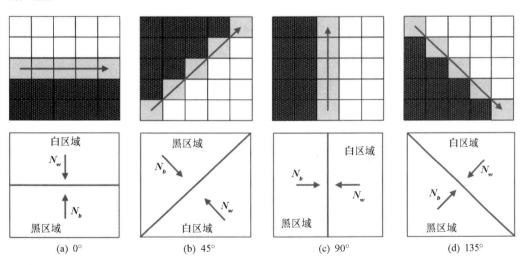

图 8−6 四种边缘方向示意图及对应的法向量

鉴于 MVD 方法存在上述问题,本书改进了 MVD 方法,改进后的方法简称为 VMVD 方法。VMVD 方法通过计算向量内积的方式来衡量向量的汇聚程度。首先,分别在黑区域和白区域定义两个法向量 $\mathbf{N}_b$ 和 $\mathbf{N}_w$。法向量垂直于窗口内的边缘线,如图 8-6 第二行所示。然后,点 (i,j) 的 VMVD 值 f_{VMVD} 由下式计算得到:

$$f_{\mathrm{VMVD}}(i,j) = \frac{\mathbf{V}_b \cdot \mathbf{N}_b + \mathbf{V}_w \cdot \mathbf{N}_w + 2}{4} \times 255 \qquad (8.9)$$

其中,$\mathbf{V}_b$ 和 $\mathbf{V}_w$ 分别是对黑区域和白区域内的 ERGVF 向量求和再归一化后得到的单位向量,如下式所示。

$$\begin{cases} \mathbf{V}_b = \dfrac{\sum\limits_{i=1}^{M} \mathbf{V}_{bi}}{\left| \sum\limits_{i=1}^{M} \mathbf{V}_{bi} \right|} \\[4mm] \mathbf{V}_w = \dfrac{\sum\limits_{i=1}^{M} \mathbf{V}_{wi}}{\left| \sum\limits_{i=1}^{M} \mathbf{V}_{wi} \right|} \end{cases} \qquad (8.10)$$

其中,$\mathbf{V}_{bi}$ 和 $\mathbf{V}_{wi}$ 分别是黑区域和白区域内第 i 个像素点对应的 ERGVF 向量,M 是每个区域内(黑区域或白区域)像素点的总数,$|\cdot|$ 表示取模。上式中仅用到了 ERGVF 向量而不需要事先将向量转化为角度,这样便省去了一些多余的角度转化步骤。设 (x_b, y_b)、(x_w, y_w)、(x_{Nb}, y_{Nb}) 和 (x_{Nw}, y_{Nw}) 分别是 $\mathbf{V}_b$、$\mathbf{V}_w$、$\mathbf{N}_b$ 和 $\mathbf{N}_w$ 对应的坐标值。在每一个边缘方向,(x_{Nb}, y_{Nb}) 和 (x_{Nw}, y_{Nw}) 所对应的坐标值分别定义为:在 0° 方向为 $(0,1)$ 和 $(0,-1)$;在 45° 方向为 $(\sqrt{2}/2, -\sqrt{2}/2)$ 和 $(-\sqrt{2}/2, \sqrt{2}/2)$;在 90° 方向为 $(1,0)$ 和 $(-1,0)$;在 135° 方向为 $(\sqrt{2}/2, \sqrt{2}/2)$ 和 $(-\sqrt{2}/2, -\sqrt{2}/2)$。向量的内积运算可以由对应的坐标相乘获得,如下式所示。

$$\begin{cases} \mathbf{V}_b \cdot \mathbf{N}_b = x_b \cdot x_{Nb} + y_b \cdot y_{Nb} \\ \mathbf{V}_w \cdot \mathbf{N}_w = x_w \cdot x_{Nw} + y_w \cdot y_{Nw} \end{cases} \qquad (8.11)$$

由于在断裂的边缘区域没有明显的边缘方向信息,VMVD 方法在计算某个点的 VMVD 值的时候,并未先估计边缘方向,而是先计算在每一个方向上的 VMVD 值,然后选择结果最大的那个值作为该点的 VMVD 值,如下式所示。

$$f_{\mathrm{VMVD}}(i,j) = \max_{\theta = 0°,45°,90°,135°} \{(f_{\mathrm{VMVD}}(i,j))_\theta\} \qquad (8.12)$$

图 8-7 显示了 MVD 方法与 VMVD 方法针对相同的 ERGVF 场进行处理后得出的结果对比,输入的图像既包括仿真的边缘图像,也包括细胞边缘图像(参见图 8-5)。可以看出,由于 MVD 方法对于断裂边缘区域内的边缘方向估计不准,导致其得到的边缘提取结果不好。与之相比,VMVD 方法提取了更为光滑、连续的边缘。

在得到 VMVD 的结果后,进一步计算下式

$$f_r(i,j) = \lambda \cdot f_o(i,j) + (1-\lambda) \cdot f_{\mathrm{VMVD}}(i,j) \qquad (8.13)$$

其中,λ 是权值参数,f_o 是原始梯度边缘图像,f_r 是得到的新的边缘图像。在 f_r 中断裂的边缘信息得到恢复。为了得到最终的二值边缘图像,采用 Otsu 自适应阈值技术进行处理。设 T_h 为 Otsu 阈值门限,r 为最终的二值边缘图,则

$$r(i,j) = \begin{cases} 1, & f_r(i,j) \geq T_h \\ 0, & \text{otherwise} \end{cases} \qquad (8.14)$$

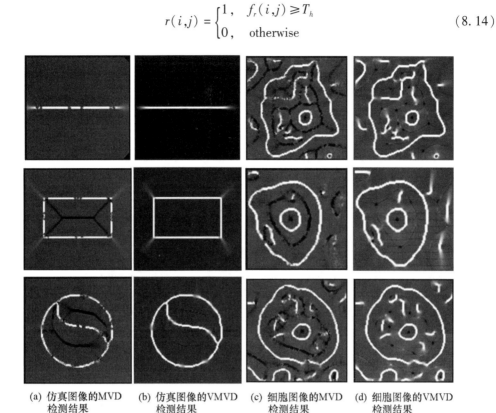

(a) 仿真图像的MVD
检测结果
(b) 仿真图像的VMVD
检测结果
(c) 细胞图像的MVD
检测结果
(d) 细胞图像的VMVD
检测结果

图 8 - 7　MVD 与 VMVD 结果对比

8.1.5　仿真图像的实验结果

为了验证上述闭合轮廓提取方法的效果,本节测试了一些具有不同边缘结构的仿真图像(如图 8 - 8 所示),图像中的边缘线都发生了断裂。这些仿真的边缘图像可以看作是对原始灰度图像做边缘提取后的结果。另外,本章还将这种闭合轮廓提取方法应用到了单细胞图像的分割中,实验结果将在下一节给出。整个实验基于 MATLAB R2013a 软件实现。仿真图像的尺寸约为 128 像素 ×128 像素。实验用到的参数设置为 $\alpha_1 = \alpha_2 = \alpha_3 = 0.1$, $\mu = 0.2$, $m_M = 5$, $\lambda = 0.5$。这些参数是在针对实验图像的实际测试后得出的。

由于 GVF Snake 模型采用一个逐渐演化的闭合轮廓线来逼近目标的真实轮廓,所以它可以用于连接断裂边缘,从而实现闭合轮廓提取。实验中采用 GVF Snake 模型的实验结果作为对比,从而验证本章提出的方法的性能。在实验中,GVF Snake 模型的参数设置参照其原文,初始轮廓设为位于图像中心、半径为图像宽度一半的圆形轮廓线。

图 8 - 8 给出了实验结果对比。图 8 - 8(a)中前两行分别显示了带有断裂边缘的矩形和三角形,断裂边缘发生在边界和拐角的位置。值得说明的是,目标的原始形状为矩形或三角形,这里将原始形状中的拐角去掉,从而模拟目标在边角位置发生边缘断裂的情况。对于本章提出的方法,断裂边缘得到了有效的连接从而形成闭合的轮廓。另外还可

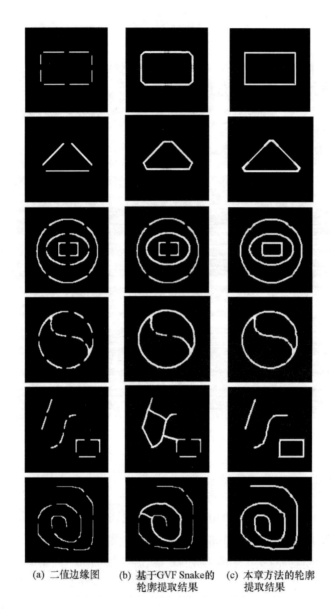

(a) 二值边缘图　(b) 基于GVF Snake的　(c) 本章方法的轮廓
　　　　　　　　　轮廓提取结果　　　　提取结果

图 8-8　轮廓提取结果对比

以看到,目标的拐角位置的边缘信息同样得到恢复。但是对于 GVF Snake 模型,虽然断裂的边缘也得到了连接,但是拐角处的边缘信息没有得到恢复。

图 8-8 中还给出了含有多个目标的情况,可以看出,GVF Snake 模型不能够有效地处理这种情况,其处理结果要么仅仅恢复了一个目标的闭合轮廓,如图 8-8(b)最后一行所示;要么由于周边轮廓的干扰而无法提取有效的轮廓,如图 8-8 所示。在图 8-8 的最后一行设置了一个复杂一点的螺旋线。可以看出,本章提出的闭合轮廓提取方法得到的结果更好。这里值得说明的是,在实验中设置的一些非闭合的曲线主要是为了验证本章方法对于实现断裂边缘连接从而提取连续轮廓的效果。另外,经过对实验图像的测试,当

图像中断裂边缘处的距离在 20 个像素点以内时,本章方法能够实现对断裂边缘的有效连接,而断裂边缘处的距离过大将会降低本章方法的效果。

8.2　断点抑制梯度向量场在细胞轮廓提取中的应用

8.2.1　细胞轮廓提取

细胞图像分割的主要目的是提取细胞核与细胞质的轮廓。在基于灰度边缘信息分割单细胞图像的相关研究中,Yang-Mao 等提出的 EENCC 方法是一种比较有代表性的方法。但是,在处理一些边缘模糊的细胞图像时,EENCC 方法存在细胞轮廓断裂的问题。为了解决这一问题,本节在 EENCC 方法的基础上,将本章上一节提出的闭合轮廓提取方法应用到单细胞图像分割中,从而得到完整的细胞轮廓。

本节首先基于 EENCC 方法提取原始细胞图像的边缘图像。在提取细胞图像的边缘时,EENCC 方法首先采用三均值滤波器和双组增强器对细胞图像进行滤波和图像增强;然后采用 Sobel 算子初步提取图像的边缘;最后将采用 MVD 方法得到的结果与 Sobel 边缘检测结果进行融合形成细胞边缘提取的结果。为了进一步突出微弱边缘,本节在提取边缘时对 EENCC 方法进行了一点修改,即将上一节提出的 VMVD 方法替换了 EENCC 中的 MVD 方法。虽然进行了简单的修改,在细胞的边缘提取结果中仍然会存在一些断裂边缘,如图 8 – 9(b)所示。其中实验用的细胞图像由湖南省中医院病理科提供,这些单细胞图像的尺寸约为 256 像素 × 256 像素,这些图像由于采集时曝光过强,图像的对比度较低、边缘相对模糊。

在提取细胞边缘后,本节进一步采用 8.1 节提出的闭合轮廓提取方法对细胞边缘图像进行断裂边缘的连接并提取细胞的轮廓,如图 8 – 9(c)所示。为了得到单像素的细胞轮廓,本节先采用形态学细化技术对闭合轮廓提取方法得到的结果进行处理,如图 8 – 9(e)所示。然后参考 EENCC 方法最后提取细胞轮廓的步骤,即去除掉单像素边缘提取结果中的毛刺,再提取最大的闭合轮廓作为细胞质的轮廓,并选择细胞质内最大的闭合轮廓作为细胞核的轮廓,从而得到最终的细胞分割结果,如图 8 – 9(f)所示。

图 8 – 9 中给出了本章方法提取细胞轮廓的一些中间结果,并且对比了本章提出的细胞轮廓提取方法与原始 EENCC 方法的轮廓提取结果。从图中可以看出,由于原始细胞图像边缘过于模糊,EENCC 方法提取的单像素边缘图像中的细胞轮廓发生多处断裂,这导致 EENCC 方法无法提取完整的细胞轮廓。与之相比,本章提出的细胞轮廓提取方法对断裂的边缘进行了有效连接,使细胞轮廓更完整,从而有效地改进了 EENCC 方法的不足。这里值得说明的是,本章在最初提取细胞边缘时采用的是 EENCC 方法中的细胞边缘提取方法,但这并非是唯一的,此处也可以采用其他有效的弱边缘提取方法,主要是要求在边缘提取结果中细胞轮廓断裂的距离不要过大(可以参见 8.1.5 节最后一段的讨论)。

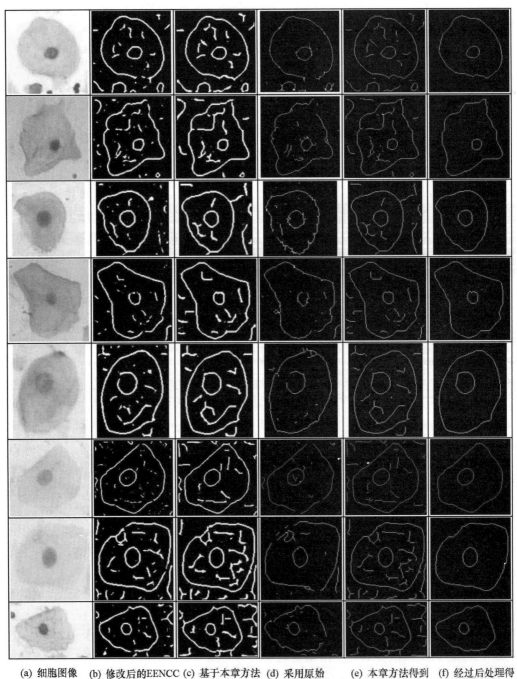

(a) 细胞图像   (b) 修改后的EENCC   (c) 基于本章方法   (d) 采用原始   (e) 本章方法得到   (f) 经过后处理得
   方法检测到的二   的闭合轮廓提   EENCC方法提   的单边缘图   到的细胞轮廓
   值边缘图   取结果   取的单边缘图   提取结果

图 8 - 9   EENCC 方法与本章方法的实验结果对比

8.2.2　关于图像噪声影响的讨论

图像中的噪声会严重影响到本章提出的细胞轮廓提取方法的性能。因此,为了使分割效果更好,预先对图像进行去噪处理是十分必要的。有效地去除噪声能够显著地减少边缘检测结果中多余边缘的干扰,使得断裂边缘连接的结果更准确。EENCC 方法在处理细胞图像时采用了三均值滤波器进行去噪,而鉴于非局部均值(non-local means)滤波器已经被相关研究证明是一种能够有效去除细胞图像噪声的滤波器,本章还研究了采用非局部均值滤波器进行滤波后的细胞轮廓提取方法的性能。由于很难获取细胞图像噪声的真实模型,采用传统的"加噪声再去除"的方式对于分析细胞图像噪声的影响并不适用,所以本章直接通过细胞轮廓提取结果来分析噪声的影响。

图 8 - 10 中分别给出了在边缘提取之前对图像进行去噪和不去噪处理对应的轮廓提取结果对比,可以看出采用三均值滤波器和非局部均值滤波器都能够明显减少边缘检测结果中多余边缘的干扰,从而更容易获取完整的细胞轮廓信息。但若不进行去噪处理,将会产生很多杂质边缘的干扰,从而导致轮廓提取结果较差,如图 8 - 10(e)所示。另外,从图中我们可以看到即便进行了去噪处理,边缘检测结果中仍然存在一些多余的边缘。但是,由于这些多余的边缘具有尺寸小、非闭合的特点,可以在后续处理中予以剔除。少量的干扰边缘并不会对本章提出的细胞轮廓提取方法产生很大影响,如图 8 - 9(f)所示,后续处理步骤能有效地提取出细胞核与细胞质的闭合轮廓。

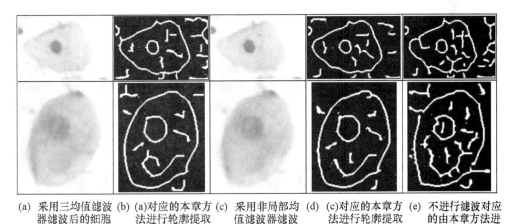

(a) 采用三均值滤波器滤波后的细胞图像　(b) (a)对应的本章方法进行轮廓提取的结果　(c) 采用非局部均值滤波器滤波后的细胞图像　(d) (c)对应的本章方法进行轮廓提取的结果　(e) 不进行滤波对应的由本章方法进行轮廓提取的结果

图 8 - 10　图像噪声对轮廓提取结果的影响

8.3　本章小结

本章首先分析了基于灰度边缘信息分割单细胞图像的相关方法存在的问题,其中主要针对 EENCC 方法存在断裂边缘的问题进行了研究。然后,本章研究了一种新颖的闭合轮廓提取方法。区别于传统的方法,该方法将变分与偏微分方程方法引入断裂边缘连接的问题处理中。最后,本章将该闭合轮廓提取方法应用到了单细胞图像分割中,取得了较好的结果。本章介绍的单细胞分割方法仅利用了图像中的灰度边缘信息,该方法能够分割边缘相对模糊的单细胞图像。但是,对于一些更为复杂的细胞图像分割问题,如含有重叠细胞的细胞图像分割,本书将在后续章节进行详细介绍。

第九章　基于色差向量场的单细胞图像分割

在宫颈细胞涂片的制片过程中,医务人员往往采用一定的染色剂对细胞涂片进行染色处理。因此,实际采集的细胞图像中含有丰富的颜色信息。有效利用图像中的彩色信息可以在很大程度上提高细胞分割算法的性能。但是在单细胞图像分割领域很多算法仅仅是基于灰度图像的,本书上一章研究的分割算法也只利用了图像中的灰度信息。为了充分利用细胞图像中的彩色信息,本章研究了一种彩色细胞图像的分割方法。

在利用彩色信息分割细胞图像的相关研究中,Plissiti 等将彩色图像视为 R、G、B 三个单独通道的图像来分别处理,最后将处理结果进行简单的融合。Bergmeir 等同样基于 RGB 空间对细胞图像进行分割处理。Zhang 等将彩色图像变换到 HSV 空间,在 H、V 通道利用模糊聚类的方法进行图像分割。这些彩色细胞图像处理方法多是利用现有的彩色空间(如 RGB、HSV 空间),将原图像变换到某一彩色空间下进行处理,而没有能够深入挖掘彩色细胞图像的颜色特性,对于彩色细胞图像的适用性差。因此,相关研究对细胞图像中彩色信息的利用并不充分,彩色细胞图像分割还有待大量深入的研究。

本章在深入分析光学显微细胞图像颜色特征的基础上,指出图像中彩色信息的出现在某种程度上是由于像素点的 R、G、B 三分量之间出现了差值,不同的差值将会导致像素点呈现不同的颜色,从而提出了一种彩色细胞图像颜色特征的分析方法——色差向量场分析法。通过对比已有的典型彩色空间(HSV、YIQ、CIE $L^* a^* b^*$)处理细胞图像的结果,验证了本章方法对彩色细胞图像的有效性。通过对色差向量场下细胞图像边缘特点的分析,本章介绍了一种循环匹配的方法实现了单细胞图像分割。

9.1　色差向量场

对于一幅图像,人眼只能识别图像中的几十种灰度级,但可以识别成千上万种颜色,所以彩色图像处理逐渐受到越来越多学者的关注。人眼所感知的色彩是由通常称为红(R)、绿(G)、蓝(B)三种颜色混合而成,由 RGB 表示的 RGB 彩色空间广泛应用于图像的显示及存储领域。虽然 RGB 空间在图像显示方面比较有效,但并不适合应用于图像分割。主要原因是 RGB 三分量之间的相关性大,而且 RGB 空间是不均匀的,与人类视觉认知色彩的机理不吻合。由 RGB 空间做线性或非线性变换,可以得到其他的彩色空间,如 HSV 空间、YIQ 空间、CIE $L^* a^* b^*$ 空间等。但是这些经典的彩色空间也都具有一定的局限性,不适用于所有彩色图像的处理,因此在彩色图像处理领域,选择最佳的彩色空间是一个普遍性的难题。

本章首先利用不同的彩色空间对光学显微宫颈细胞图像进行分析,如图 9-1 所示(见附录彩图 29)。以图像中的主体细胞作为待分割的对象进行分析,从细胞内部的均匀性、内部区域与外部区域的差异度这两个角度来定性地分析不同彩色空间的应用价值。图 9-1 中分别给出了原始彩色细胞图像及其在 HSV 空间中 H 通道的图像、YIQ 空间 I、Q 通道的图像、CIE $L^*a^*b^*$ 空间中 a^*、b^* 通道的图像(将对应通道的像素值线性拉伸至 [0~225] 后显示)。从图中我们可以得出一些结论:①对于 HSV 空间,H 通道图像的细胞内部存在一些亮度与主体区域不一致的"斑点",区域内的一致性差;②对于 YIQ 空间,细胞内外区域的差异度较小;③对于 CIE $L^*a^*b^*$ 空间,细胞内外区域的差异度也比较小,可用性较差。对细胞图像进行分割,很重要的一点是:在所使用的彩色空间下,细胞内部的均匀性高、内部区域与外部区域的差异度大,但是,这些经典的彩色空间都不能够满足这一点要求,尤其针对大量图像样本的普适性差。

提出一种分析细胞图像颜色变化规律的新方法——色差向量场方法,从色差向量场的角度来分析细胞图像的颜色变化规律,进而提出一种新的彩色细胞图像分割法。

在由 RGB 表示的彩色图像中,灰度(不含彩色信息)由 R、G、B 三分量两两相等来表示,即当 $R=G=B$ 时,图像不含彩色信息,只含有亮度信息,如 $R=G=B=255$ 表示纯白色。但是当 R、G、B 三分量彼此不全相等的时候,则会出现彩色信息,如 $R=255,G=B=0$ 表示红色,而 $B=255,R=G=0$ 表示蓝色。R、G、B 的不同组合可以表示不同的颜色,那么从某种程度上可以近似地认为,当 R、G、B 三分量之间出现差值的时候就出现了彩色信息。受到这一思路的启发,提出归一化色差向量 $[u,v]$ 来表征彩色信息:

$$\begin{cases} u = \dfrac{R-G}{\sqrt{(R-G)^2+(R-B)^2}} \\ v = \dfrac{R-B}{\sqrt{(R-G)^2+(R-B)^2}} \end{cases} , R、G、B 不同时相等 \tag{9.1}$$

其中,当 $R=G=B$ 时,规定 $u=v=0$,此时色差向量为 **0**,不含有彩色信息。

在给出色差向量的定义后,图像中的每个像素点就对应了一个色差向量。图 9-2 给出了细胞图像的色差向量场分布图(见附录彩图 30),所提色差向量场指的是:在一幅图像中,每个像素点由其对应的色差向量来表示,这样一幅图像就由一系列方向和幅值不同的向量来表示,从而形成一个向量场——色差向量场。图 9-2(c) 对应的是图 9-2(a) 中红色圆区域的放大图。从图 9-2 中可以看出,在原始图像对应的色差向量场下,边缘点的邻域内色差向量方向的分布不同。从图 9-2(d) 给出的放大色差向量场图中可以明显地分辨出边缘位置,即为色差向量交汇的点组成的边缘(但是在灰度图像中这种边缘信息则比较弱)。

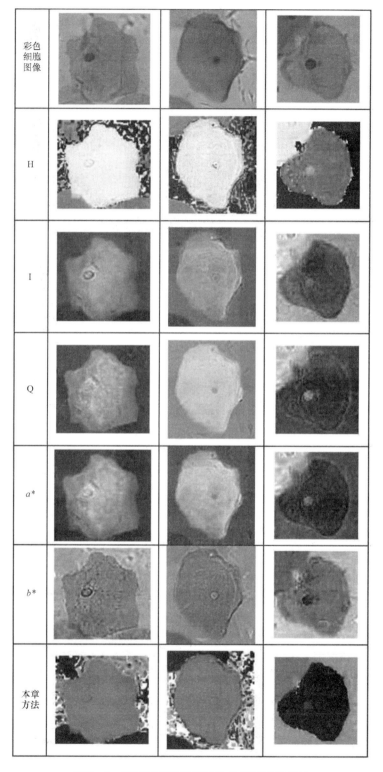

图 9 – 1　细胞图像在不同彩色分量下的效果图

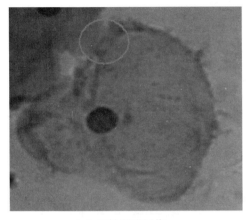

（a）原始细胞图像

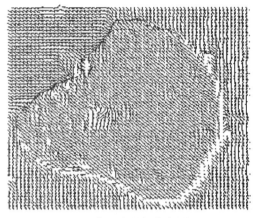

（b）色差向量场分布图

（c）细胞图像的放大图

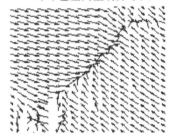

（d）色差向量场放大图

图 9 - 2　细胞图像的色差向量场图示

为了便于对比分析,这里将色差向量转换为角度 θ:

$$\theta = \arctan \frac{u}{v} \tag{9.2}$$

然后将角度值转换为灰度图像对应的灰度值进行显示,并将该图简称为色差向量角度图,如图 9 - 1 中的最后一行所示。可以看出所提色差向量角度图更能够反映出图像中主体细胞的颜色与其他区域的差异,综合区域内一致性和区域内外差异度两个方面来看,这种方法优于经典的彩色空间。

9.2　基于色差向量场提取细胞轮廓

9.2.1　色差向量场下的细胞边缘特性分析

在色差向量场中,细胞区域内的像素点颜色分布均匀,每个像素点对应的色差向量大小和方向近乎一致,如图 9 - 3(c)所示;在细胞边缘处,边缘点附近的色差向量分布规律为:有一部分色差向量与细胞区域内的色差向量一致,另一部分色差向量则不同,如图 9 - 3(a)和图 9 - 3(b)所示;而在非细胞区域内,色差向量的分布杂乱无章、没有明显的规律可循,如图 9 - 3(d)所示。

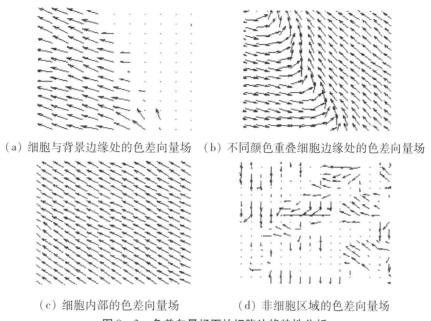

（a）细胞与背景边缘处的色差向量场　（b）不同颜色重叠细胞边缘处的色差向量场

（c）细胞内部的色差向量场　　　　（d）非细胞区域的色差向量场

图 9 - 3　色差向量场下的细胞边缘特性分析

　　根据上述分析,本章提出了一种循环匹配的方法基于色差向量场实现对图像中主体细胞的分割。该方法的大致思路为:首先定位图像中的细胞核,根据细胞核位于细胞内部、被细胞质环绕这一特性,选取细胞核周围的一部分像素点所对应的色差向量均值作为模板。然后在每个像素点周围顺时针取 16 个点对应的色差向量,用这 16 个色差向量与模板循环匹配,将匹配结果赋予一定的数值作为该像素点在粗分割图像中的像素值,如下详述。

9.2.2　色差向量模板提取

　　细胞的边缘是细胞质与背景和其他细胞区域的交界处,本章方法需要提取细胞质内部的色差向量作为模板。由于细胞核被细胞质环绕,所以本章提取细胞核周围的一部分细胞质的色差向量的均值作为模板。在图像中,细胞核的颜色比周围区域深,对应于灰度图像中的局部极小值区域。本章采用形态学重构方法提取图像中的局部颜色较深(对应灰度图像中的局部极小值)的区域作为候选细胞核区域。在提取的这些区域中除了细胞核区域之外还可能包含一部分杂质,但杂质与细胞核在形态上有差异。因此本章在分割出候选细胞核区域后,通过提取区域的面积、周长、区域面积与外接凸多边形面积比(凸度)、长宽比等参数对分割后得到的细胞核区域进行筛选,一方面剔除杂质,另一方面从中提取有效的细胞核区域,具体过程如图 9 - 4 所示。本章的细胞核分割仅作为一个中间处理步骤,而本书第十一章将会详细研究细胞核分割的问题,基于形态学重构方法提取细胞核的具体细节将在本书第十一章给出。

　　提取细胞核后,首先对细胞核区域进行两次形态学膨胀,设提取细胞核后的图像为 f_{nuclei},用于获得采样区域的模板图像为 f_{sample},则

$$f_{\text{sample}} = f_{\text{nuclei}} \oplus SE_2 - f_{\text{nuclei}} \oplus SE_1 \tag{9.3}$$

其中，$\oplus$ 代表形态学膨胀运算，SE_1 和 SE_2 为椭圆型结构元素，尺寸不同。如图 9 - 4(d) 所示，图中的白色区域即为获取颜色模板的区域，记为 Ω。颜色模板 T 通过计算该区域内的色差向量均值获得。

$$T = \frac{1}{N} \left[\sum_{i \in \Omega} u_i, \sum_{i \in \Omega} v_i \right] \tag{9.4}$$

其中，i 为区域 Ω 内的第 i 个像素点，N 为 Ω 内的像素点数量。

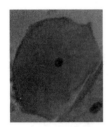 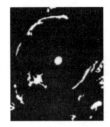 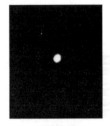 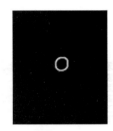

(a) 原始细胞图像   (b) 形态学重构提取的区域   (c) 细胞核提取   (d) 用于提取颜色模板的区域

图 9 - 4   细胞核及颜色模板提取过程

9.2.3　细胞轮廓的提取

在色差向量场中，以某个像素点 (i,j) 为中心，取一个窗口(本章选取 5 像素 ×5 像素，这一尺寸的选择可以根据图像的分辨率进行调整)，顺时针方向选取窗口外围的所有像素点对应的色差向量，组成一个色差向量数组，设为 Q，Q 内的每个元素对应一个色差向量。Q 内色差向量的分布规律为：对于细胞边缘，色差向量与模板向量相近，Q 内将会有连续多个向量与模板向量一致；对于非感兴趣的细胞区域，与色差向量模板接近的元素很少或者几乎没有，而且这些元素的分布呈现杂乱的态势；对于细胞内部区域，几乎所有的点都与模板一致。这样本章的算法寻找 Q 内与模板接近的连续分布的点的数量，数量越大说明该点越有可能是属于细胞内部的点，而数量越小则该点属于细胞的可能性越小。算法遍历图像中的每一个像素点，以像素点 (i,j) 为例，循环匹配后得到的图像为 f_{match}，流程如下：

Step1：设置一个 5×5 窗口，像素点 (i,j) 对应该窗口的中心位置，顺时针选取该窗口最外围的像素点，总共 16 个点(5 像素 ×5 像素窗口最外围包含 16 个像素点)，组成一个 16 维的数组 Q，如图 9 - 5 所示。将该数组 Q 的每一个元素与模板进行相减，取模值得到数组 Q_d。

Step2：然后计算 Q_d 内元素连续小于阈值 T_{h1} 的个数 C_{nt}。

Step3：像素点 (i,j) 的像素值被赋予 $f_{\text{match}}(i,j) = C_{nt}$。

本章选取的色差向量由于进行了归一化处理，如式(9.5)所示，这样做可能带来的一个问题是某些背景像素点虽然亮度很大，但仍然存在微弱的色差分量，如果对其进行归一化处理，将放大背景像素点的色差分量，从而影响整个图像的分割结果。为了避免这个问题，本章进一步提出色差强度 C_s，定义如下：

$$C_s = \frac{|R-G| + |R-B|}{R+G+B}，R、G、B 不同时为 0 \tag{9.5}$$

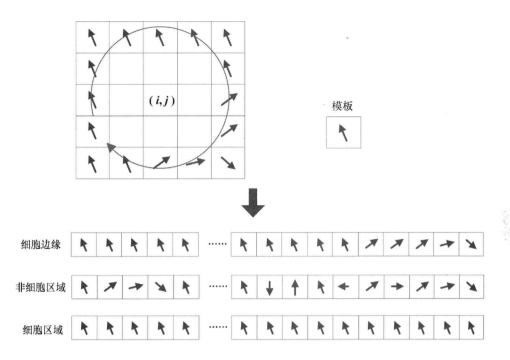

细胞边缘

非细胞区域

细胞区域

图9-5 循环匹配的分割算法示意图

其中,当 $R=G=B=0$ 时规定色差强度为0。色差强度定义了像素点的色差分量与整体亮度的比值,其在一定程度上反映了像素点所包含彩色信息的丰富程度。一般地,色差强度越大,彩色信息越丰富,反之彩色信息越少。表9-1列举了细胞图像不同区域(细胞质、背景)的平均色差强度(见附录彩图31),从中我们可以看出背景的色差强度低,视觉效果偏亮;细胞质的色差强度高,彩色信息丰富。

表9-1 细胞质与背景的色差强度对比

	背景			细胞质	
示例图像					
平均色差强度	0.024 1	0.036 3	0.323 2	0.155 5	0.238 3

为了进一步得到精确的细胞分割结果,本章利用色差强度对分割结果作进一步处理。设循环匹配后得到的图像为 f_{match},经过色差强度修正的图像为 f_{refine}。f_{refine} 中细胞区域与非细胞区域的像素值差异已经比较大,本章采用阈值分割的方法得到最终的分割结果 f_{result}

$$f_{\text{refine}} = f_{\text{match}} \times C_s \qquad (9.6)$$

$$f_{\text{result}}(i,j) = \begin{cases} 1, & f_{\text{refine}}(i,j) \geqslant T_{h2} \\ 0, & \text{otherwise} \end{cases} \qquad (9.7)$$

其中，T_{h2} 为阈值分割的门限，(i,j) 表示图像中的像素点。由于 f_{refine} 中细胞已经非常明显，且与非细胞区域的像素值差异较大，所以阈值 T_{h2} 选取一个适度的值即可，而且这个阈值 T_{h2} 对图像的依赖性不强。图 9 - 6 中显示的经过色差强度修正的分割结果，可以看出经过色差强度的修正，可以排除一部分背景像素点的影响，细胞分割效果更好。

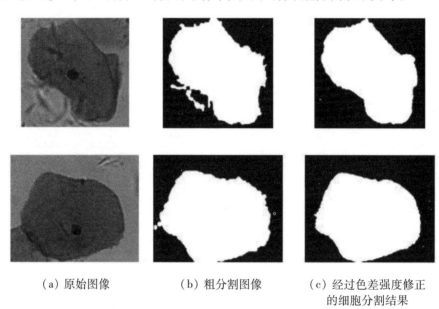

  （a）原始图像   （b）粗分割图像   （c）经过色差强度修正
                       的细胞分割结果

图 9 - 6 细胞分割过程示意图

9.3 实验结果

9.3.1 实验平台及图像数据获取

  本书作者所在团队自行研发了一套全自动显微镜图像采集系统，如图 3 - 11 所示。该系统采用 Olympus 显微镜光路系统及大恒 CCD 相机采集图像，其中物镜放大率为 40 倍，数值孔径为 0.65，CCD 相机分辨率为 1392 像素×1040 像素。初始采集的细胞图像是包含多个细胞的多细胞图像，为了测试本章方法，本章先从初始采集的细胞图像中选取聚焦效果较好的细胞，然后对图像进行裁剪，使得裁剪后的图像只包含一个完整的细胞（或者同时包含邻近不同颜色重叠细胞的一部分）。裁剪后的细胞图像共 200 幅，平均尺寸约为 270 像素×270 像素。其中一部分如图 9 - 7 和图 9 - 8 所示，本章只研究单细胞图像的分割。

9.3.2 细胞分割结果

  为了验证本章方法的性能，将本章方法与国际上近些年提出的用于分割单细胞图像的径向梯度向量场（Radiating Gradient Vector Flow，RGVF）Snake 方法进行对比，如图 9 - 7 和

图9-8所示。图9-7(见附录彩图32)中绿色的线代表分割得到的细胞区域的边缘轮廓线。可以看出 RGVF Snake 方法很容易受到重叠细胞区域或者背景中的杂质的影响(杂质的灰度与细胞接近,但颜色差异明显),使得细胞分割的结果与真实细胞存在着一定的差异。例如图9-7的第一、第二行图像,RGVF 算法的分割结果与真实的细胞相近,但是仍存在一定的过分割(第一行图像)和误分割(第二行图像);第三行,RGVF 的分割结果将一部分深色的杂质误分割到细胞内;第四行,RGVF 的分割结果将一部分与中心细胞重叠的细胞质误分割到细胞内。图9-8(见附录彩图33)列举了另外一些 RGVF 误分割的图像,误分割主要发生在重叠细胞区域。与 RGVF 方法相比,本章方法对于分割这种彩色信息丰富的单细胞图像的效果更好,分割结果与真实细胞基本吻合,而对于颜色差异明显的不同颜色重叠细胞图像,本章方法也能够得到较好的分割结果。

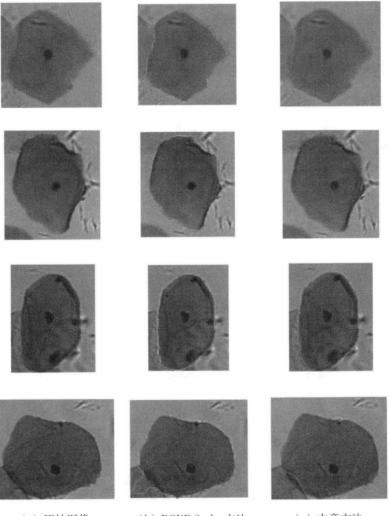

（a）原始图像　　（b）RGVF Snake 方法　　（c）本章方法

图9-7　细胞分割结果对比1

在本章的方法中有两个阈值(见9.2节)T_{h1} 和 T_{h2},对于阈值 T_{h1},由于 Q_d 内的数值反映的是待处理像素点与模板像素点之间的颜色差异,数值越小差异越小,所以 T_{h1} 选取一个较小的数值;对于 T_{h2},由于在经过色差强度修正的分割结果 f_{refine} 中,主体细胞区域的像素点的像素值较大,而非细胞区域的像素点像素值较小,所以 T_{h2} 同样选取一个较小的数值即可。这两个参数的取值是通过这样的方式确定的:首先从本章的实验样本集中随机选取 30 幅图像,然后将这 30 幅图像作为训练集,通过实验获得每个参数的一个最佳取值。实验发现,当上述两个阈值选取一个固定的经验值(T_{h1} 取 0.18,T_{h2} 取 0.10)时,这 30 幅图像中仅有 2 幅图像的分割结果不理想。这两幅细胞图像的特点是:图像背景较暗或者背景颜色偏红(背景像素点也包含了较多的彩色信息),这种细胞图像的出现可能是由于宫颈细胞涂片制片过程中染色不均匀而导致的。

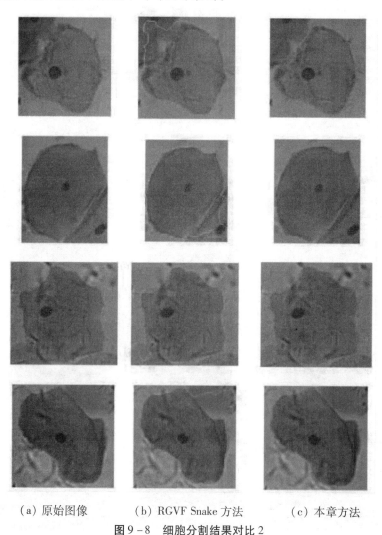

(a) 原始图像　　　　(b) RGVF Snake 方法　　　　(c) 本章方法

图 9 - 8　细胞分割结果对比 2

为了定量分析本章方法的分割精度,本章对图像样本进行了统计实验,实验中 T_{h1} 取 0.18,T_{h2} 取 0.10,采用 5.2.2 节中提到的 ZSI 相似指数计算分割结果的精度。

表 9 - 2 给出了本章方法与 RGVF Snake 方法对于分割实验所用的图像样本的分割

精度对比。可以看出本章方法的精度更高。

表 9 - 2　平均 ZSI 指数和标准差对比

	$\mu_{ZSI} \pm \sigma_{ZSI}$
RGVF	$0.929\,7 \pm 0.061\,2$
本章方法	$0.950\,2 \pm 0.060\,7$

本章的分割方法虽然主要针对的是单细胞图像,但是这种单细胞图像分割方法对于多细胞图像的分割是有意义的。因为对于一幅含有多个细胞的大图像的分割问题,可以首先进行细胞核的定位,在逐一定位每一个细胞核之后,可以以每一个细胞核为中心采用单细胞图像分割方法分割属于该细胞核的细胞区域。这样多细胞图像的细胞核定位方法结合单细胞图像的精确分割方法就可以实现整个多细胞大图像的精确分割。

9.4　本章小结

本章研究了一种针对单细胞图像的彩色图像分割方法。该方法在研究了细胞图像中的颜色差异机理的基础上,提出了色差向量场用于分析彩色细胞图像。色差向量表征了细胞图像中的颜色信息,图像中不同颜色的像素点对应的色差向量会有明显的差异。基于对细胞图像色差向量场的分析,本章提出了一种基于循环匹配的细胞图像分割方法。但是,本章介绍的方法主要是利用图像中的主体细胞与其他区域的颜色差异来进行分割的,所以该方法不适用于分割含有相似颜色细胞重叠的图像。本书将在下一章深入研究重叠细胞图像的分割方法。

第十章　基于稀疏动态搜索与 GVF Snake 模型的重叠细胞图像分割

重叠细胞图像分割是医学图像处理领域的难点之一。在实际采集的宫颈细胞图像中，重叠细胞大量存在，因此研究重叠细胞图像分割对于有效识别图像中的病变细胞具有很重要的应用价值。

在重叠细胞图像分割领域，按照分割的对象划分，相关研究主要有两类：第一类是针对重叠细胞核的分割，第二类是针对重叠细胞质的分割。第一类研究已经吸引了大量学者的关注，同时也涌现了大量的分割方法，包括基于凹点对的方法、基于分水岭变换的方法、基于形状建模的方法等。而对于第二类问题，相关的研究还不够充分，重叠细胞核分割的相关方法并不能直接应用于重叠细胞质分割，这主要是因为：与细胞核相比，细胞质的形状变化更多、更加不规则，细胞质重叠的情况也比细胞核重叠更加复杂，很难用精确的模型来对细胞质的形状建模，因此基于形状建模分割重叠细胞质的方法的可行性并不高。另外，将第一类研究中基于分水岭变换或者基于凹点对定位的分割方法应用于重叠细胞质的分割也不合适，因为基于分水岭变换的分割方法往往容易受到过分割的影响，而基于凹点对定位的方法对于凹点对的准确定位比较敏感，对于重叠细胞质而言，不规则的细胞质轮廓将会降低凹点对定位算法的准确度。因此，重叠细胞质分割比重叠细胞核分割的问题更复杂、难度更大。目前，针对重叠细胞质的分割问题还有待大量深入的研究。

本章重点研究了重叠细胞图像中重叠细胞质的分割问题。在细胞图像分割研究领域，主动轮廓模型(Snake)是一种能够有效分割细胞的工具，例如 Bamford 和 Lovell 等提出了一种双 Snake 模型用于精确分割细胞核，Li 等提出了一种 RGVF Snake 模型分割细胞核与细胞质。因此本章提出的方法结合了 Snake 模型。在研究细胞分割的过程中，双 Snake 模型与 RGVF Snake 模型都采用相似的思路来分析细胞轮廓的规律，即首先定位细胞核中心，然后从细胞核中心出发，沿着细胞核的径向方向分析细胞轮廓的变化规律。本章提出的分割方法受到了这两种方法的启发。但是这两种方法均不能有效分割重叠细胞质，而本章提出的方法对于重叠细胞质的分割效果更好，同时本章方法也能够有效分割单个无重叠的细胞。如无特别说明，本章所述的重叠细胞指的是细胞质之间发生重叠，而重叠细胞分割指的是细胞整体区域的分割，分割结果所得到的轮廓即为细胞质的外轮廓。

10.1 本章的分割方法概览

在实际采集的细胞图像中,经常会出现重叠细胞。图 10-1 给出了一些典型的重叠细胞图像,这些图像来自 Herlev 数据集[65-67]。在重叠细胞图像中,有很多细小的杂质散布在整个图像中,而且由于细胞重叠和光照不均匀的影响,细胞质区域内像素点的颜色(或灰度)分布不均匀。另外,在细胞重叠区域内,属于不同细胞的轮廓相互交错,对于人类视觉而言,正确分辨不同细胞的轮廓也是一项耗时的任务。以上这些因素都对重叠细胞图像分割提出了很大的挑战。

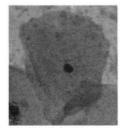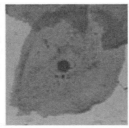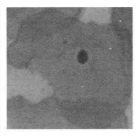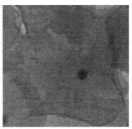

图 10-1 包含重叠细胞的宫颈细胞图像

在细胞图像分割研究领域有很多方法采用 GVF Snake 模型进行细胞图像的精确分割。细胞轮廓的形状变化多样,而 Snake 模型是一个弹性形状模型,很适合描述细胞的轮廓,所以本章研究采用 GVF Snake 模型对细胞图像进行精确分割。但是将 GVF Snake 模型应用于重叠细胞的分割仍然存在两个问题:①GVF Snake 模型需要事先设置初始轮廓,如何有效实现自动设置合适的初始轮廓是一个问题;②细胞重叠区域的虚假边缘会对 Snake 轮廓的收敛产生干扰,如何增强感兴趣的细胞边缘同时抑制虚假边缘也是一个待解决的问题。虽然有大量研究试图解决这两个问题,但是针对重叠细胞质的分割,这些方法仍然不能够得到好的分割结果。要么是初始轮廓定位不准,使得 Snake 轮廓的演化很难越过假边缘的干扰;要么是在削弱假边缘的同时也抑制了大量的真边缘,致使目标的轮廓信息丢失,分割结果不准确。为了有效分割重叠细胞质,本章提出了一种稀疏动态搜索算法,并将该算法与 GVF Snake 模型结合用以实现重叠细胞质的分割。

通过对细胞轮廓的几何结构的分析,本章总结了典型细胞轮廓的特点,并采用以下三点假设来近似描述细胞轮廓:

1)细胞轮廓由一系列轮廓点组成,这些轮廓点环绕在细胞核的周围。从细胞核沿着径向引出一条射线,这条射线与细胞轮廓交于一点,即细胞在这个径向方向的轮廓点。以细胞核中心作为原点,以极坐标 (ρ, θ) 表示细胞轮廓点的位置坐标。ρ 是轮廓点到细胞核心的距离,x 是轮廓点所在半径方向的角度。则细胞轮廓可以由一系列点的集合 P 来表示,如式(10.1)所示。

$$P = \{ p_i \mid (\rho_i, \theta_i) \text{ are the coordinates of } p_i \}, \quad i = 1, \cdots, \infty \tag{10.1}$$

2)由于近似描述细胞轮廓的形状并不需要细胞轮廓中的所有点,所以本章将轮廓点

集合 P 定义为一系列稀疏的轮廓点的集合。即对于相邻的两个轮廓点 x 和 (ρ_j,θ_j),其对应的角度相差 $\Delta\theta=\theta_i-\theta_j$。要求 $\Delta\theta$ 为一个较小的数值,且该数值与细胞图像的尺寸有关,本章 10.4 节将会详细讨论 $\Delta\theta$ 的取值。这样,细胞的轮廓就可以由一系列稀疏的轮廓点来描述,如图 10-2 所示。设 N 为轮廓点的总数,则

$$P=\{p_i\},\quad i=1,\cdots,N \tag{10.2}$$

3)本章进一步将细胞轮廓点分为两部分:一部分是细胞与背景交界处的轮廓点,用 Ps 表示,称为强轮廓点。这一部分轮廓点明显可辨,对应的边缘较清晰。另一部分是位于细胞重叠区域内部的轮廓点,用 Pw 表示,称为弱轮廓点。这一部分轮廓点处的边缘相对模糊。则细胞的轮廓点集为:

$$P=Ps\cup Pw \tag{10.3}$$

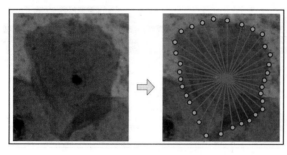 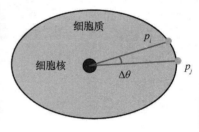

(a)细胞图像与对应的稀疏轮廓点示意图　　　(b)含有两个轮廓点的细胞模型示意图

图 10-2　细胞轮廓结构分析

根据上述三点假设,本章将细胞分割的问题转化为细胞轮廓点的定位问题。为了定位细胞的轮廓点,本章提出了基于稀疏动态搜索(Dynamic Sparse Contour Searching, DSCS)的细胞轮廓点定位方法。该方法分为两大步骤:第一步,定位细胞的强轮廓点;第二步,以强轮廓点为基准轮廓点,沿着基准轮廓点进行环形搜索以定位弱轮廓点,最终确定细胞的整体轮廓。本章方法的流程图如图 10-3 所示。首先,本章采用基于形态学滤波的 K 均值方法(简称 MF-K 均值法)对细胞图像进行预分割获得细胞核与背景区域。其次,本章提出基于梯度分解的边缘增强方法实现图像中主体细胞(中心细胞)的边缘增强,同时对不感兴趣的细胞边缘和杂质边缘进行了抑制。再利用该边缘增强图像和已提取的背景区域进一步提取细胞的强轮廓 Ps 作为基准轮廓。然后,从基准轮廓出发,本章提出 DSCS 算法在边缘增强图中定位细胞轮廓中的弱轮廓点 Pw。由这些关键轮廓点获得细胞的初始轮廓,最后采用 GVF Snake 模型提取精确的细胞轮廓。

由于真实宫颈细胞轮廓的形状变化多样,有些细胞并不完全是凸状的,其轮廓可能有一部分凹陷,上述三点假设并不能完全描述所有细胞的轮廓。另外,本章提出的 DSCS 算法并不是定位细胞轮廓中的所有轮廓点,而只是定位一系列稀疏的轮廓点。鉴于 GVF Snake 模型能够处理轮廓凹陷的问题,因此,本章将 DSCS 算法与 GVF Snake 模型相结合。DSCS 算法为 GVF Snake 模型提供了一个非常接近于细胞真实轮廓的初始轮廓,而 GVF Snake 模型同时又弥补了 DSCS 算法的不足,二者的结合实现了重叠细胞图像的精确分割。

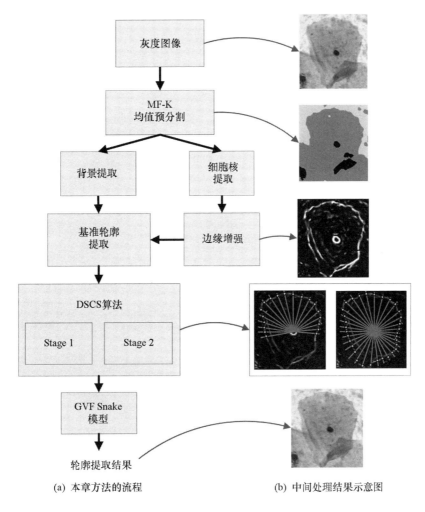

(a) 本章方法的流程　　　　　(b) 中间处理结果示意图

图 10 - 3　本章分割方法流程概览

10.2　预分割与边缘增强

10.2.1　预处理

在重叠细胞图像中,既含有相似颜色的细胞发生重叠的情况,也含有不同颜色的细胞发生重叠的情况。分割不同颜色的重叠细胞可以利用图像的彩色信息来实现,从而降低分割的难度。但是,对于分割相似颜色的重叠细胞,细胞之间的颜色差异很小,仅能利用灰度信息实现分割。因此,为了使本章的重叠细胞分割方法适用性更强,本章先将原始彩色细胞图像转换为灰度图像再进行处理。细胞图像在采集的过程中往往包含噪声,由于非局部均值滤波器已经被相关研究证明是一种能够有效去除高斯噪声和冲击噪声的滤波器,本章采用该滤波器对细胞图像做去噪处理。

10.2.2 形态学滤波与 K 均值算法结合的预分割

本节所做的预分割的目的是提取图像中的细胞核与背景区域,提取的这些内容是后续处理的基础。一幅理想的细胞图像应该只包含细胞核、细胞质和背景 3 部分物质。但是,实际的细胞图像都或多或少地包含一些细小的杂质。这些杂质的普遍特点是颜色深、面积小、形状不规则,出现的位置不固定,既有可能在细胞内部,也有可能在细胞外部(背景中)。为了消除这些杂质对于预分割的影响,得到更干净的背景区域,本章提出了采用形态学滤波的方法对细胞图像进行处理。形态学滤波具有去除图像中小的"暗斑"的能力。设上述经过非局部均值滤波器处理输出的细胞图像用 f 来表示,形态学滤波输出的图像用 f_m 来表示,则形态学滤波的具体过程为:

$$f_m = (f \oplus SE_1) \odot SE_1 \tag{10.4}$$

其中,SE_1 代表半径为 7 个像素点的圆盘形结构元素,其尺寸主要由图像中大量分布的细小杂质的尺寸决定;$\oplus$ 代表形态学膨胀运算;$\odot$ 代表形态学腐蚀运算。图 10 – 4 中显示了采用形态学滤波对细胞图像进行处理后的效果。可以看出,形态学滤波可以消除图像中大部分细小的杂质,从而使细胞内部更均匀、背景更干净,这样有利于后续聚类分割得到更准确、更干净的细胞与背景区域。

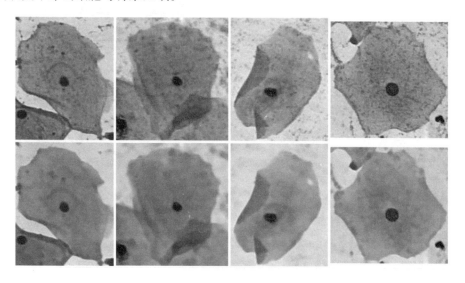

图 10 – 4 原始灰度细胞图像及其形态学滤波结果

细胞图像中的像素点可以分为三类,分别是细胞核、细胞质和背景。因此,一幅典型的细胞图像的灰度直方图将会呈现三类灰度分布。对于这种直方图具有特定分布规律的图像,可以采用自适应阈值分割,也可以采用 K 均值聚类分割。Li 等采用空间 K 均值聚类算法并将图像的像素点分为三类,但是这种方法容易受到图像中小块杂质和重叠细胞的影响,不能分割出更准确的细胞和背景区域。在真实的细胞图像中,由细胞重叠、光照不均匀等因素的影响,细胞质区域内部的灰度并不均匀,真实细胞图像的直方图其实更倾向于呈现四类灰度分布,分别是细胞核、偏暗的细胞质、偏亮的细胞质和背景,如图 10 – 5 所示。该图给出了一幅经过形态学滤波后的重叠细胞图像及其对应的灰度直方图,图中采用高斯分布来近似每一类像素点的灰度分布(由黑色曲线标注)。

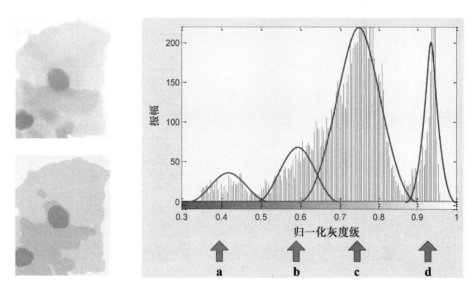

注:左上图为经过形态学滤波的细胞图像;右图为对应的直方图(a、b、c、d 分别代表细胞核区域、较暗的细胞质区域、较亮的细胞质区域、背景区域);左下图为聚类结果图(其灰度由低到高分别表示右图 a、b、c、d 区域的灰度均值)。

图 10 – 5　细胞图像灰度值分布特点分析

本章提出采用基于形态学滤波的 K 均值聚类方法(简称 MF-K 均值)实现细胞图像的预分割。该方法将细胞图像中的像素点划分为四类(分别是细胞核、偏暗的细胞质、偏亮的细胞质和背景),而不是像传统聚类方法中的三种分类方式(如空间 K 均值)。具体而言,本章先采用 K 均值算法将形态学滤波后的图像中的像素点分为四类,然后将位于中间灰度级的两类像素点合并作为细胞质,而剩下的两类像素点分别作为细胞核(灰度级最低的一类)与背景(灰度级最高的一类)。图 10 – 6 显示了 MF-K 均值方法与空间 K 均值方法的处理结果对比,可见 MF-K 均值方法获得的预分割结果比空间 K 均值方法更接近真实的细胞和背景区域,从而可以为后续分割提供更有利的条件。

在预分割之后,本章参考 Li 等筛选细胞核的方法选择形状接近圆形、位置最靠近图像中心的区域作为感兴趣的细胞核区域。细胞核中心的位置(x_{cen}, y_{cen})由下式确定。

$$\begin{cases} x_{cen} = \dfrac{\sum\limits_{i \in \Omega} x_i}{N} \\[4mm] y_{cen} = \dfrac{\sum\limits_{i \in \Omega} y_i}{N} \end{cases} \tag{10.5}$$

其中,Ω 为细胞核区域,(x_i, y_i) 为细胞核区域内像素点(i, j)的位置坐标,N 为细胞核区域内像素点总数。

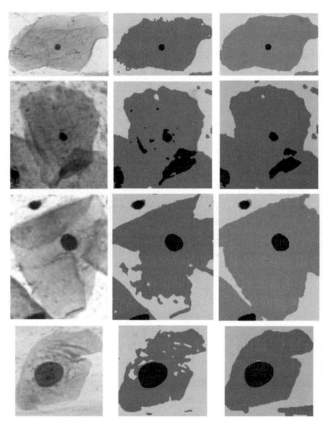

(a) 原始细胞图像　(b) 空间 K 均值聚类　(c) MF-K 均值聚类
的粗分割结果　　　的粗分割结果

图 10 - 6　预分割结果

10.2.3　基于梯度分解的边缘增强

　　在细胞重叠区域,细胞的轮廓发生交错,一个细胞的轮廓嵌入到了另一个细胞内部,这样细胞轮廓的清晰度也同时降低。增强属于同一个细胞的轮廓边缘,同时抑制不属于该细胞的轮廓边缘是实现重叠细胞分割的有效途径之一。本章根据对细胞轮廓几何结构的分析,采用梯度分解的方法实现了中心细胞的边缘增强。

　　首先,研究细胞轮廓与细胞核心的几何关系。图 10 - 7 是一幅模拟的重叠细胞图像,左侧细胞(感兴趣细胞)的部分细胞质与邻近细胞发生重叠。可以发现,因为细胞的轮廓一般是凸状的,而且图像中重叠细胞质的灰度比周围非重叠细胞质和背景的灰度低;所以属于同一个细胞的细胞轮廓点的梯度方向与细胞核心径向方向的夹角一般较小,而对于不属于该细胞的细胞轮廓点,这个夹角将会比较大。在图 10 - 7 中,以左侧细胞作为主体细胞来分析。细胞轮廓点 p_1 和 p_2 位于重叠区域,分别属于主体细胞和邻近细胞。图中的箭头代表细胞轮廓点处的梯度方向,虚线代表由细胞核心向细胞轮廓点引出的射线。根据上述分析我们可以推断:α_1 一般是锐角,其值较小;而 α_2 一般是钝角,其值较大。

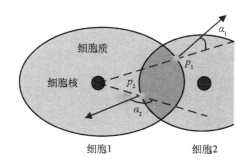

图 10 - 7　不同细胞轮廓点处的梯度方向差异分析

根据上述规律,本章先采用 Sobel 算子对 10.2.1 节经过非局部均值滤波器滤波后的细胞图像进行梯度检测。令图像的像素点 (i,j) 对应的窗为 $W(i,j)$,梯度向量为 $\boldsymbol{g}(i,j)$,则

$$\boldsymbol{g}(i,j) = (M_x * W(i,j), M_y * W(i,j)) \tag{10.6}$$

$$|\boldsymbol{g}(i,j)| = \sqrt{[M_x * W(i,j)]^2 + [M_y * W(i,j)]^2} \tag{10.7}$$

其中, $*$ 表示卷积运算, M_x 和 M_y 分别为 Sobel 算子的两个模板 (3×3)。

设增强后的图像为 f_{gde},得到最终的边缘增强图像

$$f_{\mathrm{gde}}(i,j) = |\boldsymbol{g}(i,j)| \cdot \frac{\cos\alpha + |\cos\alpha|}{2} \tag{10.8}$$

其中, α 是梯度向量 $\boldsymbol{g}(i,j)$ 与射线方向的夹角。图 10 - 8 给出了采用本章方法的边缘增强结果。可以看出,属于中心细胞的大部分边缘被有效增强,而属于其他细胞和杂质的边缘得到了一定程度的抑制。这里值得说明的是,实际的细胞轮廓可能并不完全是凸状的,因此在边缘增强图像中,这些轮廓凹陷部分的细胞边缘并没有得到有效增强。但是,此处对细胞边缘增强的目的一方面是增强中心细胞的边缘,另一个很重要的方面则是抑制那些不属于中心细胞的干扰边缘。而且,在后续分割步骤中,本章还会将最初采用 Sobel 算子得到的边缘图像与边缘增强图像进行融合以获取最终的细胞轮廓提取结果,因此少量的中心细胞边缘没有得到增强并不会对本章的分割方法产生显著的影响。

为了防止虚假的弱边缘对后续处理的干扰,本章对增强后的图像做进一步的弱边缘抑制:

$$f_{\mathrm{gde}}(i,j) = \begin{cases} f_{\mathrm{gde}}(i,j), & f_{\mathrm{gde}}(i,j) > \mu\max\{f_{\mathrm{gde}}\} \\ 0, & \text{others} \end{cases} \tag{10.9}$$

其中, μ 为加权参数, $\max\{f_{\mathrm{gde}}\}$ 为 f_{gde} 中的最大像素值。参数 μ 控制了弱边缘抑制的程度,取值过大可能会使大量有价值边缘信息被抑制,而取值过小则达不到抑制虚假边缘的目的。本章将其取值为 0.1 能够得到较好的效果。

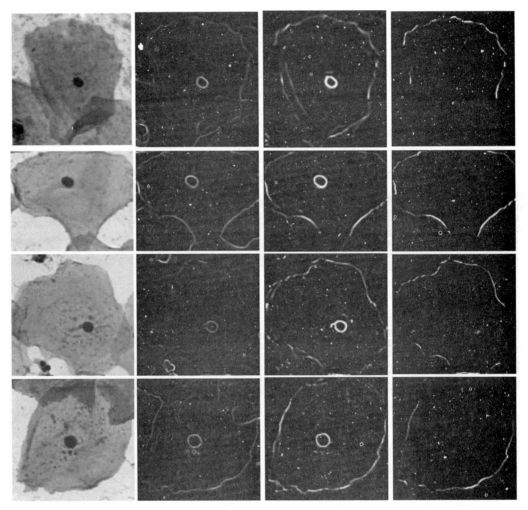

　(a) 原始细胞图像　　　(b) Sobel 边缘检测结果　　(c) 本章方法的边缘增强结果　　(d) 基准轮廓提取结果

图 10-8　边缘增强与基准轮廓提取

10.3　细胞轮廓的精确提取

　　重叠细胞分割的主要难点在于细胞重叠区域的正确分割。在细胞重叠区域,细胞质的轮廓比较模糊,而且不同细胞的轮廓相互交错。因此,如何排除虚假轮廓,从而准确定位细胞的真实轮廓是实现重叠细胞分割的关键之一。本章上一节提出的细胞边缘增强方法能够使得感兴趣的细胞轮廓在图像中更加明显,但是如何进一步提取整个细胞的轮廓仍然是一个问题。在采用主动轮廓模型分割细胞图像的相关研究中,有的方法采用对图像进行粗分割得到的细胞区域(包含一部分邻近重叠细胞)的外轮廓作为初始轮廓,有的方法则采用一个包含细胞区域的圆作为初始轮廓。但这些方法所获得的初始轮廓与细胞的真实轮廓距离较远,易受到杂质的干扰,尤其是易受到细胞重叠区域的虚假轮廓的干扰,从而导致最终的分割结果与真实细胞差别较大。本章提出了一种稀疏动态搜索算法,由该算法定位到的细胞轮廓点所组成的轮廓与细胞真实轮廓非常接近。本章进而将该算法与 GVF Snake 模型结合,实现了对重叠细胞的有效分割,具体细节如下详述。

10.3.1　基准轮廓提取

在 10.1 节中,本章提出了用于描述细胞轮廓的 3 点假设。根据假设 3,细胞轮廓可以分为两部分:强轮廓,位于细胞与背景交界处的非重叠细胞轮廓;弱轮廓,位于细胞重叠区域的细胞轮廓。在图像中,细胞的强轮廓比弱轮廓更明显、更易分辨。而细胞的弱轮廓虽然相对不明显,但其在某种程度上与强轮廓是相互连接的,如图 10 - 8(c)所示。基于这一特点,本章的重叠细胞分割方法的主要思想是:首先提取强轮廓作为基准轮廓,然后采用本节提出的稀疏动态搜索算法从基准轮廓点出发逐步定位细胞的弱轮廓点。因此,本节要定位的基准轮廓点即是细胞的强轮廓中的轮廓点。

强轮廓位于细胞质与背景的交界处,本节先提取预分割结果中的背景区域,再采用形态学技术提取背景区域的边界。设 f_{bkg} 为背景区域,∇f_{bkg} 为背景区域的边界,则

$$\nabla f_{bkg} = f_{bkg} \oplus SE_2 - f_{bkg} \odot SE_2 \tag{10.10}$$

其中,SE_2 代表半径为 3 个像素点的圆盘形结构元素,其尺寸主要由边缘增强图中细胞边缘的宽度决定。由于一些杂质的影响,背景区域内部可能会存在一些小的孔洞。为了排除掉这些小孔洞的影响,本节在提取背景区域时,事先去除掉了一些面积小于一定阈值的孔洞,该阈值为整个细胞图像面积的 1%(由统计实验分析得到)。然后,本节采用下式获得基准轮廓 f_{cb}:

$$f_{cb}(i,j) = f_{gde}(i,j) \times \nabla f_{bkg}(i,j) \tag{10.11}$$

一些基准轮廓的提取结果如图 10 - 8(d)所示,可以看出,这些基准轮廓属于本章定义的强轮廓,其位置在图像中心细胞(感兴趣细胞)与相应的背景区域的交界处。

10.3.2　稀疏动态轮廓搜索

在提取基准轮廓之后,本节提出的稀疏动态搜索算法从基准轮廓出发,以细胞核为中心,环绕细胞核进行环形搜索,以尽可能找到细胞的大部分轮廓点。通过观察细胞的边缘增强图像可以发现:以细胞核心为原点,向细胞轮廓引一条射线,则这条射线将会与细胞的轮廓线交于一个轮廓点。本章定义位于这条射线上的边缘值为径向边缘值。如果取这条射线上对应的径向边缘值组成一个一维数据,则细胞轮廓点位于该一维数据的一个峰值点。

根据上述规律和 10.1 节提出的假设,DSCS 算法就是在每一条这样的射线上定位一个细胞轮廓点,其中每个角度的径向边缘值从边缘增强图像 f_{gde} 中获取。DSCS 算法首先在基准轮廓对应的角度方向定位基准轮廓点,然后以基准轮廓点作为已知的细胞轮廓点,采用环形搜索的方法逐步定位细胞的大部分轮廓点。即在每一个以细胞核为中心、角度为 θ_i 的方向,确定细胞轮廓点与细胞核心的距离 ρ_i,轮廓搜索完成后,细胞轮廓点 $P = \{p_i | (\rho_i, \theta_i)\}$,随之确定完毕。

DSCS 算法搜索的流程为：从已知轮廓点所在的角度出发，环绕细胞核的每一个角度进行扫描；每扫描到一个新的角度，首先估计该角度方向的轮廓点位置，确定轮廓点位置的可能范围作为搜索区间；然后在该方向的径向边缘数据中搜索，确定轮廓点位置，更新已知轮廓点；之后扫描下一个方向进行新的轮廓点搜索。在该算法中，如何估计轮廓点的位置和设置合适的搜索区间对于算法的设计至关重要。为了使该算法的性能更稳定，本章将最小二乘估计方法引入轮廓点的位置估计中，同时，本章还提出了一种动态搜索准则，详述如下。

10.3.3 细胞轮廓点初始位置估计

由于宫颈细胞轮廓的形状变化多样，很难找到一种精确的数学模型来描述整个细胞的轮廓。然而，我们可以将局部区域内的一小段细胞轮廓近似视为一个弧段。因此，本章先采用二次函数来近似描述一小段细胞轮廓，进而采用最小二乘估计的方法根据待估计轮廓点的 k 个邻近轮廓点（位于待估计轮廓点的同一侧）来估计该轮廓点的位置。k 值与这一小段细胞轮廓的长度有关，取值过大会造成估计值与真实值偏差过大。本章通过对实验细胞图像的统计分析确定 $k=4$ 能够达到较好的估计效果。

设在一小段细胞轮廓内有 k 个相邻的轮廓点，其坐标分别为 $(\rho_1,\theta_1),(\rho_2,\theta_2),\cdots,(\rho_k,\theta_k)$，该轮廓由如下二次函数描述：

$$\rho = a\theta^2 + b\theta + c \tag{10.12}$$

其中，a、b 和 c 为 3 个待估计的参数。由于上式是一个近似模型，设 θ 为已知量，而 ρ 被高斯噪声干扰。则对于每一个轮廓点，上式应重新定义为

$$\rho_i = a\theta_i^2 + b\theta_i + c + w(i) = \boldsymbol{H}(i)\boldsymbol{X} + w(i),\, i = 1,2,\cdots,k \tag{10.13}$$

其中，$\boldsymbol{H}(i) = [\theta_i^2,\theta_i,1]$，$\boldsymbol{X} = [a,b,c]^{\mathrm{T}}$。

最小二乘估计要求最小化下式：

$$\boldsymbol{J}(\hat{\boldsymbol{X}}) = [\boldsymbol{\rho} - \boldsymbol{H}\hat{\boldsymbol{X}}]^{\mathrm{T}}[\boldsymbol{\rho} - \boldsymbol{H}\hat{\boldsymbol{X}}] \tag{10.14}$$

其中，$\boldsymbol{\rho} = [\rho_1,\rho_2,\cdots,\rho_k]^{\mathrm{T}}$，$\boldsymbol{H} = \begin{bmatrix} H(1) \\ H(2) \\ \vdots \\ H(k) \end{bmatrix}$，$\hat{\boldsymbol{X}}$ 是 $\boldsymbol{X}$ 的估计。

对 $\boldsymbol{J}(\hat{\boldsymbol{X}})$ 求 $\hat{\boldsymbol{X}}$ 的偏导数并使结果为零有：

$$\frac{\partial \boldsymbol{J}(\hat{\boldsymbol{X}})}{\partial \hat{\boldsymbol{X}}} = -2\,\boldsymbol{H}^{\mathrm{T}}[\boldsymbol{\rho} - \boldsymbol{H}\hat{\boldsymbol{X}}] = 0 \tag{10.15}$$

求解上式可以得到最小二乘估计：

$$\hat{\boldsymbol{X}} = (\boldsymbol{H}^{\mathrm{T}}\boldsymbol{H})^{-1}\boldsymbol{H}^{\mathrm{T}}\boldsymbol{\rho} \tag{10.16}$$

根据上式可以得到 $\hat{\boldsymbol{X}} = [\hat{a},\hat{b},\hat{c}]^{\mathrm{T}}$ 的估计值，然后第 $k+1$ 个轮廓点的位置估计可以通过下式得到。

$$\rho_{k+1} = \hat{a}\theta_{k+1}^2 + \hat{b}\theta_{k+1} + \hat{c} \tag{10.17}$$

这里值得说明的是，本章采用最小二乘估计的方法估计细胞轮廓点的位置仅仅是采用近似的方法给出轮廓点的一个初始位置估计，本章将会根据轮廓点位于细胞径向边缘

的一个峰值点上这一特点,进一步确定细胞轮廓点的实际位置。

10.3.4　动态搜索准则

按照 10.1 节的第二点假设,为了提高算法的搜索效率,本章提出的轮廓搜索算法在搜索轮廓点时,不是每一个角度都做一次搜索,而是每次步进一个角度 $\Delta\theta$,最后搜索得到的并不是全部轮廓点,而是一系列稀疏的轮廓点。其中 $\Delta\theta$ 由下式定义。

$$\Delta\theta = \frac{\varepsilon}{m+n}\pi \tag{10.18}$$

其中,m 与 n 分别是细胞图像的宽度和高度,ε 取决于细胞轮廓的光滑程度。对于比较光滑的细胞轮廓,ε 的取值可以大一些,而对于粗糙的细胞轮廓,其取值应该小一些。由于很难事先对细胞轮廓的光滑程度进行有效的估计,ε 应该选取一个较小的数值,从而能够同时适应光滑与粗糙的细胞轮廓。

通过观察图 10 - 8(c),可以发现本章提出的细胞边缘增强算法能够对中心细胞轮廓的大部分边缘进行增强,但是仍然有少量的边缘没有得到有效增强,这就造成细胞轮廓上的边缘出现断裂。因此,当 DSCS 算法搜索轮廓点时,可能会出现找不到轮廓点的问题。为了解决这一问题,算法引入参数 φ,用来控制当在某个角度找不到符合条件的轮廓点时继续跳至下一个角度搜索的次数。另外,算法还引入参数 δ 来控制在某一个角度沿着径向射线搜索轮廓点的区间范围。由于当轮廓发生断裂时,φ 用来控制 DSCS 算法继续进行搜索的角度区间范围,而 δ 用来控制在某一角度方向沿着径向射线搜索的径向区间范围。因此,当轮廓发生断裂时,由 φ 和 δ 共同决定的搜索区间是一个近似扇形的区域。

本章提出的动态搜索准则可以描述为:整个轮廓搜索过程分为两个阶段,如第 1 阶段(Stage 1)采用小范围(φ 较小)、固定尺寸(δ 较小、尺寸固定)的搜索区间,搜索基准轮廓附近的轮廓点,该阶段的算法流程如算法 10 - 1 所示;第 2 阶段(Stage 2)采用大范围(φ 较大)、尺寸动态调整(δ 动态变化)的搜索区间,搜索距离基准轮廓点(或第 1 阶段已定位的轮廓点)稍远一些的轮廓点。第 2 阶段算法的执行步骤与第 1 阶段相似,区别仅在于第 2 阶段的参数 δ 由动态变化的参数 δ_d 来代替:

$$\delta_d = \delta \times round\left[\frac{t}{2}\right] \tag{10.19}$$

其中,$round[\ ]$ 表示采用四舍五入方式取整。此时的径向搜索区间为 $[\rho_e - \delta_d, \rho_e + \delta_d]$,该区间将会随着计数器 t 的变化而变化。

算法先执行第 1 阶段的小范围搜索,再执行第 2 阶段的大范围动态搜索。在每一个阶段,算法均做两次循环搜索,一次顺时针方向,一次逆时针方向,再将两次搜索得到的轮廓点位置取均值,这样可以提高搜索算法的鲁棒性。DSCS 算法的整个搜索过程可以由图 10 - 9(见附录彩图 34)简要描述。

算法 10-1　动态搜索算法(第1阶段)

初始化:

　　根据基准轮廓点设置一个初始搜索角度 θ_0;

　　设置计数器 $t=0$;

角度扫描(轮廓点搜索):

　　角度扫描过程开始于 θ_0,每次步进 $\Delta\theta$,直到整个圆周扫描完毕。算法扫描某个角度 θ_i 时执行下列语句:

　　if(当前角度的轮廓点已经定位过)

　　　　计数器清零 $t=0$;

　　　　继续扫描下一个角度 θ_{i+1};

　　else

　　　　if($t<\varphi_{small}$)

　　　　　　估计当前角度对应轮廓点的位置(基于前述的最小二乘方法);

　　　　　　设置沿着径向射线的搜索区间 $[\rho_e-\delta,\rho_e+\delta]$;

　　　　　　if(搜索区间内没有亮度峰值点)

　　　　　　　　更新 $t=t+1$,并继续搜索下一个角度 θ_{i+1};

　　　　　　else

　　　　　　　　在搜索区间内找到距离估计轮廓点最近的一个峰值点作为当前角度对应的实际轮廓点;

　　　　　　　　计数器清零 $t=0$;

　　　　　　end

　　　　else

　　　　　　继续扫描下一个角度 θ_{i+1};

　　　　end

　　end

由于 DSCS 算法搜索得到的轮廓点是一些稀疏的轮廓点,而且在搜索过程中采用了动态的搜索准则。所以本书将该搜索算法命名为稀疏动态搜索算法。图 10-10 显示了 DSCS 算法得到的细胞轮廓点。可以看出,DSCS 算法得到的轮廓点与真实细胞的轮廓非常接近。然而,如果仅采用一般的搜索方法(不采用动态搜索准则、搜索区间尺寸固定不变),那么对于一些细胞图像很难得到大量有效的轮廓点。此时得到的初始轮廓与真实轮廓差别较大,会导致最后的分割结果不正确,如图 10-10(b)所示。而采用动态搜索准则能够得到细胞的大部分关键轮廓点,算法的性能更好,后续分割结果更准确,如图 10-10(d)所示。

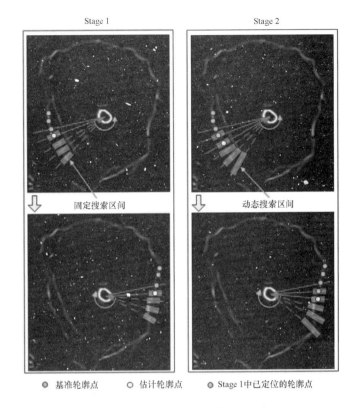

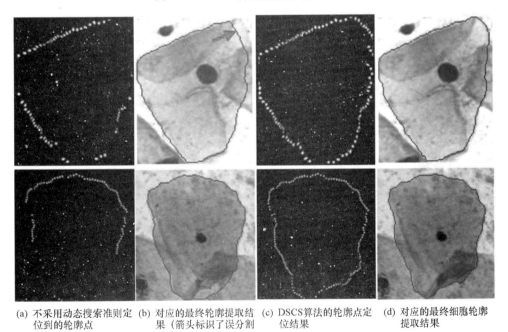

图 10 - 9　DSCS 算法的搜索过程示意图

(a) 不采用动态搜索准则定位到的轮廓点　(b) 对应的最终轮廓提取结果（箭头标识了误分割区域）　(c) DSCS算法的轮廓点定位结果　(d) 对应的最终细胞轮廓提取结果

图 10 - 10　搜索算法定位轮廓点的图示分析

10.3.5　采用 GVF Snake 模型提取细胞轮廓

经过上述步骤确定的轮廓点所组成的初始轮廓已经十分接近细胞的真实轮廓,为了进一步得到更精确的细胞轮廓提取结果,将 DSCS 算法得到的轮廓点所组成的轮廓作为 GVF Snake 模型的初始轮廓,采用 GVF Snake 模型进行分割得到最后的细胞轮廓。由于在边缘增强图像中会存在少量的细胞轮廓边缘没有得到有效增强,因此为了得到更准确的分割结果,将边缘增强图 f_{gde} 与原始 Sobel 边缘图 $|g|$ 采用下式进行融合得到用于计算 GVF 外力场的边缘图像 f_{fusion}。

$$f_{\text{fusion}}(i,j) = \lambda \cdot |g(i,j)| + (1-\lambda) \cdot f_{\text{gde}}(i,j) \tag{10.20}$$

其中,λ 为加权参数,取 0.4。该参数控制了 GVF Snake 模型在进行轮廓逼近的过程中分别对原始细胞边缘图和边缘增强图的依赖权重。

10.4　实验结果与讨论

实验部分主要验证本章提出的分割方法对于细胞整体的分割,即针对细胞质的分割。而对于细胞核的分割,本书将在第十一章详细研究。所以细胞核的分割不是本章研究重点,实验部分没有给出细胞核的分割结果。实验部分的软件编程环境为 MATLAB R2013a,计算机配置:CPU 为 Pentium Dual-core 2.6 GHz,内存为 2 GB。

10.4.1　测试数据集

本章实验用的测试细胞图像样本包括两个部分:Herlev 数据集由 77 幅不含重叠细胞的单细胞图像(Dataset 1 - A)和 65 幅含有部分重叠细胞的单细胞图像(Dataset 1 - B)组成;自有数据集由 182 幅不含重叠细胞的单细胞图像(Dataset 2 - A)和 168 幅含有部分重叠细胞的单细胞图像(Dataset 2 - B)组成。自有数据集来自本书作者所在团队研发的全自动显微镜系统所采集的宫颈细胞图像数据集。初始采集的细胞图像是包含多个细胞的多细胞图像。为了组建自有数据集,本章先从初始采集的细胞图像中选取聚焦效果较好的细胞,然后对图像进行裁剪,使得裁剪后的图像只包含一个完整的细胞(或者同时包含邻近重叠细胞的一部分)。裁剪后的细胞图像尺寸约为 270 像素 × 270 像素。在本章测试用的两个数据集的细胞图像中仅包含一个完整的细胞,有的是单个无重叠的细胞,有的细胞的一部分与邻近细胞发生重叠。对于单个无重叠的细胞分割,相关算法已经取得了较好的效果,但是对于含有重叠的细胞分割,相关研究还不够充分。为了便于表述,以下将本章实验用的含有部分重叠细胞的单细胞图像简称为重叠细胞图像。

10.4.2　细胞分割结果

在宫颈细胞图像分割领域,由于 RGVF Snake 方法的测试细胞图像同样来自 Herlev 数据集,因此实验部分将本章提出的方法与 RGVF Snake 方法作对比,从而验证本章提出的方法对于分割重叠细胞图像的优越性。本章方法中几个关键参数设置为:ε 取为 3,μ

取为 0.1，δ 取为 5，φ_{small} 取为 5，φ_{large} 取为 8。实验部分得到的统计结果均是基于这些参数设置。

为了定量分析本章方法的分割精度，本章对图像样本进行了统计实验，并采用 ZSI 指数和 MHD 指数(modified Hausdorff distance)计算分割结果的精度。ZSI 指数的定义在式(5.67)中已经给出，表 10-1 给出了本章方法与 RGVF Snake 方法对于实验所用的两个图像样本数据集的分割精度对比。可见，对于不含重叠细胞的细胞图像，两种方法分割结果的 ZSI 指数均高于 0.95；但是对于重叠细胞图像，本章方法的精度更高，所得分割结果与标准分割结果更接近。

MHD 参数的定义如下：

$$MHD = \max\{d_{\text{MHD}}(A_1, A_2), d_{\text{MHD}}(A_2, A_1)\} \tag{10.21}$$

$$d_{\text{MHD}}(A_1, A_2) = \frac{1}{\#\{A_1\}} \sum_{a_1 \in A_1} \min_{a_2 \in A_2} \|a_1 - a_2\| \tag{10.22}$$

其中，A_1 为真实细胞区域(标准分割结果)，A_2 为算法分割结果得到的细胞区域，$\|a_1 - a_2\|$ 代表 A_1 中的像素点与 A_2 中的像素点之间的欧氏距离。MHD 指数反映了测试轮廓与基准轮廓之间的平均距离差异，其值越小表明测试轮廓与基准轮廓越相似。表 10.2 给出了两种方法的 MHD 指数对比。对于不含重叠细胞的细胞图像，两种方法分割结果的 MHD 指数均较低(低于 0.4)；但是对于重叠细胞图像，本章方法的 MHD 指数明显低于 RGVF Snake 方法。表 10-1 与 10-2 的统计结果表明：对于不含重叠细胞的细胞图像，本章提出的细胞分割方法与 RGVF Snake 方法都能够取得较好的效果；但是对于重叠细胞图像，本章提出的细胞分割方法更有效。

表 10-1　不同方法的平均 ZSI 指数与标准差对比

Dataset	$\mu_{\text{ZSI}} \pm \sigma_{\text{ZSI}}$	
	RGVF Snake	本章方法
Dataset 1-A	0.960 4 ±0.040 2	0.971 0 ±0.028 5
Dataset 1-B	0.932 2 ±0.056 0	0.959 5 ±0.042 6
Dataset 2-A	0.951 2 ±0.046 2	0.965 2 ±0.030 2
Dataset 2-B	0.927 3 ±0.059 5	0.950 6 ±0.050 6

表 10-2　不同方法的平均 MHD 指数与标准差对比

Dataset	$\mu_{\text{MHD}} \pm \sigma_{\text{MHD}}$	
	RGVF Snake	本章方法
Dataset 1-A	0.353 3 ±0.689 5	0.189 1 ±0.268 9
Dataset 1-B	1.491 0 ±2.171 9	0.562 2 ±0.867 5
Dataset 2-A	0.322 0 ±0.652 5	0.180 2 ±0.256 3
Dataset 2-B	1.501 0 ±2.625 7	0.579 5 ±0.961 9

图 10－11 和图 10－12 给出了一部分细胞图像的分割结果,其中图 10－11 的细胞图像来自 Herlev 数据集,图 10－12 的细胞图像来自自有数据集,图中的深色线代表分割得到的细胞区域的边缘轮廓线。在图中的重叠细胞图像分割结果中,RGVF Snake 方法容易受到细胞重叠区域的影响,使得最终结果与真实细胞轮廓差别比较明显。但是,本章的方法得到了更准确的分割结果,尤其是针对细胞重叠区域的分割结果,如图 10－11(c)和图 10－11(d)所示。对于图 10－11 最后两行中的非重叠细胞图像,RGVF Snake 方法分割结果的准确度有所改善,但本章方法的分割结果仍然更接近真实细胞轮廓。

由于 RGVF Snake 方法直接采用细胞图像的粗分割结果作为 Snake 模型的初始演化轮廓,该粗分割结果既包含图像中的中心细胞,也包含与中心细胞重叠的邻近细胞的一部分区域,采用这种方式获得的初始轮廓与中心细胞的真实轮廓相距较远,因此,Snake 模型很难收敛到细胞真实轮廓。与之相比,本章的分割方法将 DSCS 算法与 GVF Snake 模型结合。由 DSCS 算法获得的细胞轮廓点所组成的轮廓与细胞真实轮廓非常接近,从而 GVF Snake 模型更容易收敛到细胞的真实轮廓。图 10－12 列举了另外一些 RGVF Snake 误分割的图像,误分割主要发生在重叠细胞区域。与 RGVF Snake 方法相比,本章方法的分割效果更好,结果与真实细胞更吻合。

10.4.3　讨论

本章方法所用参数的取值是通过这样的方式确定的:首先从本章的实验样本集中随机选取 50 幅图像,其中每个样本集各取 25 幅图像(5 幅是单个无重叠细胞图像,20 幅是含重叠的细胞图像);然后,本章将这 50 幅图像作为训练集,通过实验获得每个参数的一个最佳取值。实验发现,基于统一的参数取值,在这 50 幅图像中仅有 2 幅图像的分割结果不理想,这 2 幅细胞图像的特点是:细胞之间的重叠程度较高(中心细胞的大部分细胞质都与邻近细胞发生重叠),导致重叠区域的细胞轮廓不易分辨。

为了测试本章方法的运行时间,本章实验基于 Dataset 1 测试了本章方法各个步骤的耗时,如表 10－3 所示。Dataset 1－A 和 Dataset 1－B 中细胞图像的平均尺寸分别为 270 像素×296 像素和 280 像素×302 像素。从表 10－3 可以看出,边缘增强与 DSCS 耗时最多,而这两个步骤也恰恰是本章方法的关键步骤。本章实验部分也对 RGVF Snake 方法的运行时间进行了测试,RGVF Snake 处理 Herlev 数据集中图像的平均耗时约为 92.98 秒/幅。虽然 RGVF Snake 的耗时较少,但该方法不能有效分割重叠细胞图像。另外,如果对本章分割方法的代码采用 C 语言优化,或者移植到硬件平台(如现场可编程门阵列(Field-Programmable Gate Array, FPGA)、数字信号处理(Digital Signal Processor, DSP))实现,那么其运行速度将会显著提高。

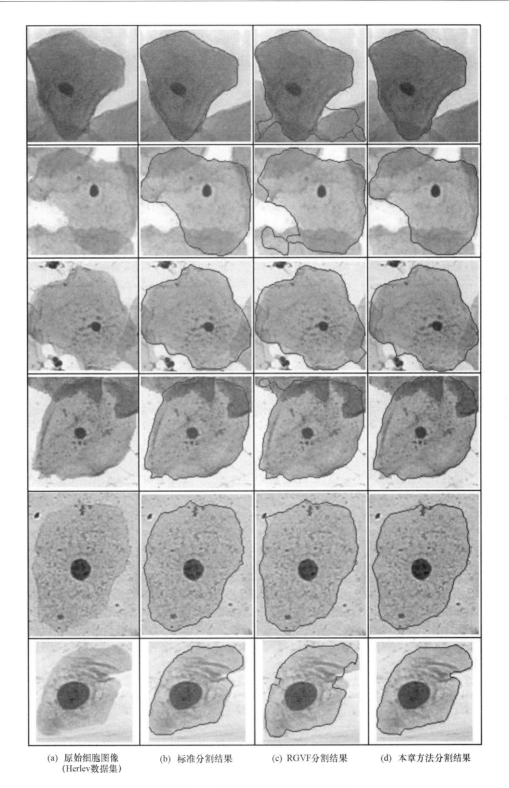

(a) 原始细胞图像　　　(b) 标准分割结果　　　(c) RGVF分割结果　　　(d) 本章方法分割结果
　　（Herlev数据集）

图 10 – 11　重叠细胞分割结果对比 1

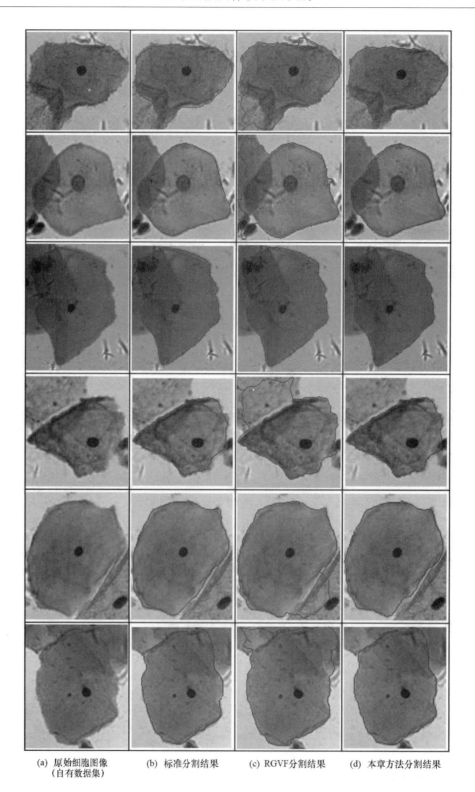

(a) 原始细胞图像　　(b) 标准分割结果　　(c) RGVF分割结果　　(d) 本章方法分割结果
　　（自有数据集）

图 10 – 12　重叠细胞分割结果对比 2

表 10 – 3　本章方法在 Herlev 数据集上的平均耗时　　　　　　　s/幅

Step	Dataset 1 – A	Dataset 1 – B
预处理 + MF-K 均值	21.06	21.35
边缘增强 + DSCS	130.76	143.16
GVF Snake 演化	5.94	6.23

　　在实际采集的宫颈细胞图像中,细胞的形状变化多样,细胞重叠的方式也是变化多样的。本章研究的是一类比较典型的细胞重叠情况,即相邻细胞彼此的一部分细胞质发生重叠。但是本章方法并不适合对那一类极端复杂的细胞重叠问题的分割处理,例如细胞的变形很严重,或者一个细胞完全嵌入到另一个细胞中的情况。另外,本章提出的分割方法虽然仅针对含有单个细胞或含有一个完整细胞和邻近部分重叠细胞的图像,但是该方法是可以扩展到处理含有重叠细胞的多细胞图像分割问题的。对于更为复杂的多细胞图像分割问题,本书将在下一章深入研究。

10.5　本章小结

　　本章研究了医学图像处理领域中的难题之一——重叠细胞图像的分割。本章的分割方法主要针对显微镜高倍物镜采集的细胞图像的分割研究,在图像中只有一个主体细胞。有的细胞图像中只含有一个单独的细胞,这种情况相对容易处理。但是,还有很多图像中的主体细胞与相邻细胞发生重叠,致使细胞质的大部分出现重叠,这类图像的分割难度大、挑战性高。本章研究的方法在一定程度上解决了这种类型重叠细胞图像的分割问题。实际采集的宫颈细胞图像往往包含多个细胞,对于多细胞图像分割问题,本书将在下一章深入研究。

第十一章　多细胞图像分割

实际采集的宫颈细胞图像往往包含多个宫颈细胞,为了实现对宫颈细胞病变状态的识别从而为医务人员提供有效的辅助诊断,需要分割得到图像中的每个细胞。因此,研究多细胞图像分割对于实际工程应用具有很大的价值。在多细胞图像分割领域,国内外学者已经做了大量研究。按照分割的内容划分,相关研究可以划分为两类:第一类是针对多细胞图像中细胞核的分割;第二类是针对多细胞图像中细胞质的分割。

在第一类研究中,Mat-Isa 等采用种子点区域增长的方法分割细胞核, Harandi 等采用自适应阈值法分割细胞核,Genctav 等采用多尺度分水岭方法分割细胞核,Plissiti 等根据细胞核颜色较深(灰度低)的特点,采用形态学重构方法通过对细胞图像提取灰度局部极小值区域,从而分割得到细胞核。但是,由于光照、细胞重叠等原因造成实际采集的宫颈细胞图像中存在一些对比度较低的细胞核,对于这些细胞核无论采用自适应阈值分割或是直接采用形态学重构方法分割都不能取得好的效果。这些方法往往只能顾及到那些对比度较高的细胞核的分割,而漏掉了对比度较低的细胞核。另外,当细胞核发生病变时,细胞核内部的亮度变化增大,导致细胞核区域颜色(或灰度)不均匀,经典的分割方法容易出现漏分割或欠分割等问题。

在第二类研究中,虽然也有一些学者提出了细胞质分割的方法,如 Plissiti 等采用基于 Otsu 阈值分割的方法粗略地获取细胞质区域,而 Genctav 等采用多尺度分水岭方法分割细胞质区域,但是这些方法多是针对多细胞图像中的整体细胞质区域进行分割,并没有提及对重叠细胞质的分割。对于重叠细胞质的分割问题,相关研究还不够充分。虽然本书第十章提出了一种重叠细胞分割方法,但是该方法主要是针对含有一个完整细胞(该细胞的一部分细胞质与邻近细胞重叠)的单细胞图像,而不能够直接应用于多细胞图像的重叠细胞质分割。

本章分别研究了多细胞图像中的细胞核分割与细胞质分割。考虑到多细胞图像分割问题的复杂性,本章在研究多细胞图像分割的问题时,采用了由粗到精的分割思路。针对细胞核的分割问题,本章首先介绍了一种融合灰度与彩色信息的细胞核区域的增强方法,然后在细胞核区域的增强图像中采用形态学重构方法获得细胞核的粗分割结果,最后基于 GVF Snake 模型得到每一个细胞核的精确分割结果。本章基于瓶颈点对定位重叠细胞核的分离点,然后结合约束椭圆拟合的方法重构出缺失的细胞核轮廓,从而获得重叠细胞核的分割结果。针对细胞质的分割问题,本章将第十章介绍的方法扩展到了多细胞图像分割中,从而提出了一种针对多细胞图像的重叠细胞质分割方法,并且取得了较好的分割效果。该方法在一定程度上解决了多细胞图像中重叠细胞质分割这一医学图像处理领域的难题。

11.1　多细胞图像中细胞核区域的增强

细胞核的形状、尺寸等形态参数是判断宫颈细胞病变程度的重要参考依据之一,因此在宫颈细胞图像处理中,实现细胞核的准确分割至关重要。由于光照、细胞重叠等因素影响,图像中会存在一些亮度与周围差异较小、对比度较低的细胞核,经典分割方法在处理这类对比度较低的细胞核分割时常常存在漏分割或欠分割的问题。为了解决这一问题,本章提出了一种融合灰度与彩色信息的细胞核区域增强方法。通过该方法处理后,图像中的细胞核区域能够得到有效的凸显,从而为后续细胞核的精确分割提供了有利条件。

11.1.1　基于灰度信息的细胞核区域增强

在宫颈细胞图像中细胞核一般染色较深,其亮度低于周围区域(细胞质或背景区域),如图 11 - 1 所示(见附录彩图 35)。如果将原始彩色细胞图像转换为灰度图像,可以发现细胞核区域内部像素点的灰度值通常低于其外部区域(细胞质或背景区域)。因此,灰度低于周围区域是细胞核区域在图像中的一个典型特征。在包含细胞核的一个局部区域内,如果一个像素点属于细胞核,那么它的灰度通常会比它外围(细胞质或者背景)区域像素点的灰度低,或者认为比它所在局部区域(一定尺寸的窗口)内的像素灰度均值低。而对于背景中或者细胞质中的大部分像素点,其灰度值与其所在局部区域内的像素灰度均值接近,或者高于均值。因此,根据这一特点采用如下方法处理细胞图像获得增强图。

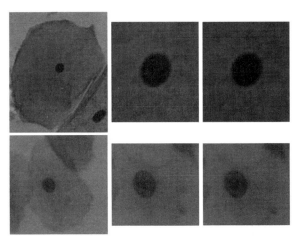

(a) 原始彩色　　　(b) 细胞核区域　　　(c) 对应的
　　细胞图像　　　　　放大图　　　　　灰度图像

图 11 - 1　细胞核特点

首先将原始彩色细胞图像转换为灰度图像,设转换后的灰度图像为 f,增强后的图像为 f_{eg},则像素点 i 处的增强值由下式得出:

$$f_{eg}(i) = \frac{\mu - f(i)}{\mu} \qquad (11.1)$$

其中,μ 是像素点(i,j)所在局部区域 Ω 内的像素点的灰度均值,Ω 为以像素点 i 为中心、尺寸为 $m \times m$ 的窗口。式(11.1)计算的结果实质上是像素点(i,j)的灰度与其周围像素点的平均灰度之间的差值。对于细胞质与背景中的大部分像素点,该差值较小或为负数;而对于细胞核内的像素点,该差值较大。另外,窗口的尺寸选择与细胞核的尺寸有关,选取时应使得该窗口能够覆盖整个细胞核的大部分区域。这样才能使得计算结果更加突出细胞核区域。考虑到异常(可疑癌变)细胞核的尺寸较大(约为正常细胞核尺寸的 2~3 倍),而细胞核分割算法应该兼顾正常细胞核与异常细胞核的分割,所以本章选取的窗尺寸为异常细胞核尺寸的 1.5 倍左右。在本书实验所采集的宫颈细胞图像中,异常细胞核的尺寸(长径)一般在 50 个像素点以内,因此取 m 为 79。

经过式(11.1)计算后,细胞质与背景中的大部分像素点的计算结果接近零或为负数,因此本书将结果仅保留非负数的值,如下式所示。

$$f_{eg}(i) = \begin{cases} f_{eg}(i), & f_{eg}(i) > 0 \\ 0, \text{others} \end{cases} \qquad (11.2)$$

图 11-2 显示了经过上述处理的结果。为了进行对比,本节还给出了采用直方图均衡方法(普通直方图均衡方法和自适应直方图均衡方法)对细胞图像进行增强后的结果,如图 11-2(b)和图 11-2(c)所示。为了公平对比,在具体实现过程中,首先对灰度细胞图像进行直方图均衡,然后将结果反相显示(使细胞核区域的灰度值最高)。从图 11-2 中可见,普通直方图均衡方法和自适应直方图均衡方法均不能有效增强图像中所有的细胞核区域,而本节提出的增强方法得到了更好的效果,细胞核区域明显被"点亮"了。由于细胞质的边缘部分在其局部区域内也具备类似细胞核区域的特点(边缘点的灰度值低于其局部区域的灰度均值),因此少部分细胞质边缘区域也被增强。但是这并不影响后续细胞核的分割,因为细胞质的边缘在形状和尺寸上与细胞核存在明显的差别,后续分割能够排除掉这些细胞质边缘区域,从而得到正确的细胞核分割结果。

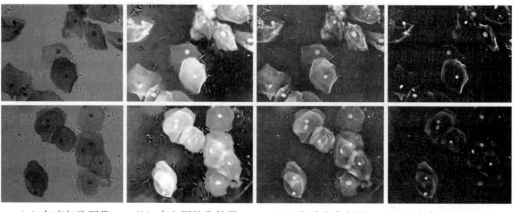

（a）灰度细胞图像　　（b）直方图均衡结果　　（c）自适应直方图　　（d）本章提出的基于
　　　　　　　　　　　　　　　　　　　　　　　　均衡结果　　　　　　　灰度信息的增强结果

图 11-2 细胞核区域的增强结果对比 1

在上述处理得到的增强图像中,细胞核区域在一定程度上被凸显了,但是仍然存在两方面的问题:一方面,一些面积很小的杂质区域很亮,而有些面积稍大一点的细胞核相对较暗;另一方面,有些细胞核(尤其是异常细胞核)内部亮度不均匀,这是由原始细胞图像中细胞核内区域颜色不均匀导致的。这两方面问题的存在不利于后续细胞核的分割。为了在一定程度上减小这两方面问题的影响,同时使细胞核内部亮度更均匀,本书采用高斯滤波对增强后的图像做进一步的处理,以便使细胞核内部的亮度更均匀,同时可以削弱那些面积小的杂质的相对亮度。根据对实验样本的观察与测试,选择标准差为4(假设一个像素点的单位为1)的高斯核函数进行滤波能够达到较好的实验效果。

11.1.2　基于彩色信息的细胞核区域增强

原始细胞图像是彩色图像,有效利用彩色信息能够进一步提高细胞核区域增强的效果。通过观察细胞图像,可以发现细胞核区域的另一个典型特点,即细胞核区域是由一些颜色相似的像素点所组成的团块状区域。这样,在包含细胞核的一个局部小区域内,如果一个像素点属于细胞核,那么与其颜色相似的点将会集中分布在该点周围的一小块区域内。而由于细胞质和背景的面积均较大,因此当一个像素点属于细胞质或背景时,与该点颜色相似的点将会广泛地分布在一个面积较大的区域。本节根据这一特点利用彩色信息对图像中的细胞核区域进行增强处理,增强结果 f_{ec} 由下式得到:

$$f_{ec}(i) = \sum_{k \in \Omega} d_{color}(i,k) \cdot d_{pos}(i,k) \tag{11.3}$$

其中,$d_{color}(i,k)$ 表示像素点 i 与 k 之间颜色的差异,$d_{pos}(i,k)$ 表示像素点 i 与 k 之间的欧式距离,Ω 为以像素点 i 为中心、尺寸为 $m \times m$ 的窗口,尺寸选择与11.1.1节相同。

本书第九章提出了一种基于色差向量场的细胞图像颜色分析方法,本节利用色差向量和色差强度来表征像素点的彩色信息。设色差向量用 $[u,v]$ 来表示,色差强度用 C_s 来表示,则

$$d_{color}(i,k) = \left\{ 1 - \exp\left\{ -\frac{[u(i)-u(k)]^2}{2\sigma^2} \right\} \exp\left\{ -\frac{[v(i)-v(k)]^2}{2\sigma^2} \right\} \right\} \cdot C_s(i) \tag{11.4}$$

其中 σ 取值为0.15。采用高斯函数来衡量像素点颜色值之间的差异度,本书参考了此方法。

采用上述方法得到的彩色图像细胞核增强结果如图11-3所示(见附录彩图36)。本节同样对比了采用直方图均衡法进行图像增强的效果。从图中可以看出,本节提出的增强方法效果更好,细胞核区域得到了有效的凸显,这样对后续分割比较有利。

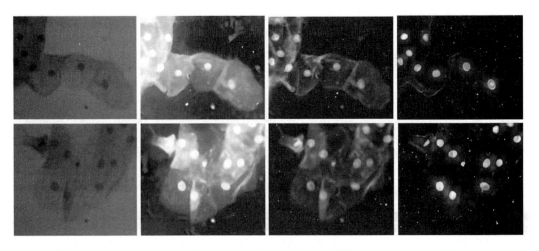

（a）彩色细胞图像　　（b）直方图均衡结果　　（c）自适应直方图　　（d）本章提出的基于
　　　　　　　　　　　　　　　　　　　　　　　均衡结果　　　　　　彩色信息的增强结果

图 11 - 3　细胞核区域的增强结果对比 2

11.1.3　融合灰度与彩色信息的细胞核区域增强

在实际采集的细胞图像中,有些细胞核区域的亮度与周围区域差异较小,而颜色差异却更明显,对于这类细胞核采用基于彩色信息的增强方法效果更好。但是基于彩色信息的增强方法不适合于这样的图像:图像染色不均匀,或者图像中存在一些较亮、较小的非细胞核区域(此时这些小区域会被明显增强)。因此,为了在一定程度上减小这种问题的影响,使最终的增强图像效果更好,同时考虑到灰度信息对于分割细胞核更有价值,本书采用如下方式将基于灰度信息与基于彩色信息的增强结果进行融合,获得最终的增强图像 f_e :

$$f_e(i) = f_{eg}(i) + f_{eg}(i) \cdot f_{ec}(i) \tag{11.5}$$

采用式(11.5)处理的好处是:基于灰度信息的增强方法主要针对图像中灰度低于周围的区域,而不会增强图像中灰度高于周围的区域,因此 $f_{eg}(i)$ 能够在一定程度上弥补基于彩色信息增强方法中的不足,从而使最终的增强效果更好。图 11 - 4(见附录彩图 37)分别给出了基于灰度信息、基于彩色信息和融合后的细胞核区域增强结果,可以看出融合灰度与彩色信息的增强效果更好,尤其是对那些与周围细胞质的灰度差异较小的细胞核(如第三行细胞图像左上部的细胞核)。

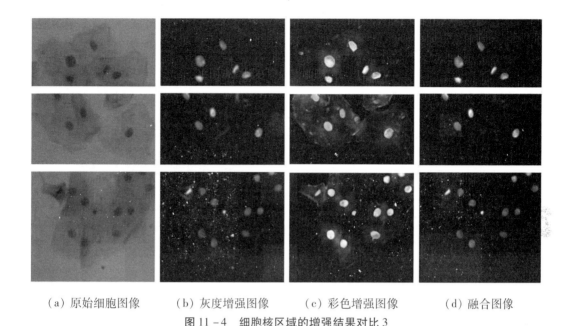

（a）原始细胞图像　　　（b）灰度增强图像　　　（c）彩色增强图像　　　（d）融合图像

图 11 - 4　细胞核区域的增强结果对比 3

11.2　多细胞图像中的细胞核分割

本节先从细胞核区域的增强图像中获取细胞核的粗分割结果,然后根据粗分割结果获取初始轮廓,进而在每一个粗分割得到的细胞核所在局部区域内采用 GVF Snake 模型获取更精确的细胞核分割结果。

11.2.1　细胞核粗分割

11.2.1.1　基于 Otsu 算法的细胞核粗分割

在上一节得到的增强图像中,细胞核比其周围区域的亮度高,因此可以采用阈值法分割得到细胞核。阈值分割是图像分割中的一种简单、有效的方法,但是固定单一的阈值难以适应图像中的光照、噪声等因素的影响。而在自适应阈值分割方法中,Otsu 算法是一种热门的算法。该算法(也称为最大类间方差法)最初是针对两分类(目标和背景)问题的。它是基于统计分类的思想,根据图像的灰度直方图,通过遍历直方图中的有效灰度范围,从中找到灰度阈值,使得图像中灰度小于阈值和大于阈值的两类目标之间的类间方差最大,从而确定分割图像的阈值。Otsu 算法也可以扩展到多分类问题,并且已被广泛应用于图像分割领域。但是 Otsu 算法也存在一定的局限性,当图像的直方图不具备典型的多峰分布规律或者像素点的类别数目不易事先确定时,Otsu 算法效果不好。

本节首先尝试采用 Otsu 算法进行细胞核粗分割。由于在增强图像中,细胞核区域的像素点是图像中亮度最高的一类,本节分别尝试采用两分类 Otsu 算法(将图像像素点分为两类)和三分类 Otsu 算法(将图像像素点分为三类)对细胞核的增强图像处理,从而获取针对亮度较高一类像素点的分割阈值,然后对图像进行二值分割。图 11 - 5 给出了采用 Otsu 算法的细胞核粗分割结果。可见,Otsu 算法处理细胞核的粗分割时效果不够理想,具体表现为:由于有一少部分位于细胞边界的细胞质区域也有较高的亮度,两分类 Otsu 算法的过分割较严重,致使分割结果中某些细胞核与细胞质区域粘连到一块;三分类 Otsu 算法的欠分割较严重,致使一部分尺寸较大、亮度较低的细胞核未被提取出来,如图 11 - 5(c)和图 11 - 5(d)所示。

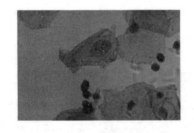

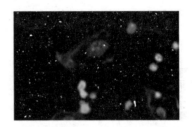

(a)原始细胞图像　　　　　　　　　　　　　(b)细胞核区域增强结果

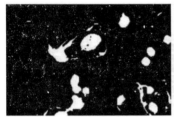
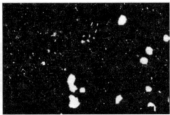
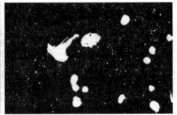

(c)采用两分类 Otsu　　　　(d)采用三分类 Otsu　　　　(e)采用形态学重构
　算法的粗分割结果　　　　　算法的粗分割结果　　　　　的粗分割结果

图 11 - 5　粗分割结果对比

11.2.1.2　基于形态学重构的细胞核粗分割

在细胞核区域的增强图像中,细胞核区域的特点是亮度明显高于其周围区域,即细胞核位于增强图像中亮度的极大值区域。根据此特点,本节采用形态学重构方法提取图像中的灰度局部极大值区域作为细胞核的粗分割结果。

形态学重构是一种形态学变换,它涉及两幅图像和一个结构元素,一幅图像(标记图像,marker)是变换的起始,另一幅图像(掩模图像,mask)用来约束变换过程。结构元素选取尺寸为 3 像素 × 3 像素且值为 1 的矩阵。灰度图像的形态学重构是以原始灰度图像 I 作为掩模图像,而将 I 中每个像素值减去阈值 h 后得到的图像作为标记图像 G,然后在掩模图像的约束下,利用结构元素对标记图像不断地进行膨胀,最终得到重构图像。图 11 - 6 中给出了对 1 维数据进行形态学重构过程的示意图。

设在掩模图像的约束下,利用结构元素对标记图像进行一次膨胀处理后的图像 $\delta_I^{(1)}(G)$ 可以表示为

$$\delta_I^{(1)}(G) = (G \oplus B) \wedge I \tag{11.6}$$

其中,B 为结构元素,$\oplus$ 代表形态学膨胀,$\wedge$ 代表逐点取两侧图像对应像素点的最小值。通过上式对标记图像 G 不断膨胀 n 次的结果为

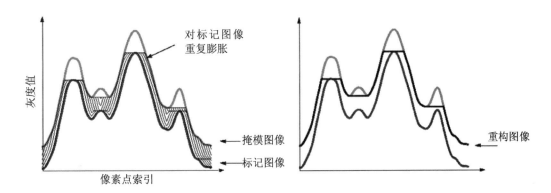

图 11 - 6　形态学重构原理示意图

$$\delta_l^{(n)}(G) = \underbrace{\delta_l^{(1)}(\delta_l^{(1)}(\delta_l^{(1)}\cdots(\delta_l^{(1)}(G))))}_{n\ \text{times}} \qquad (11.7)$$

当 n 值达到一定程度时,标记图像不再变化,即可得到重构图像

$$\rho_l(G) = \lim_{n \to +\infty} \delta_l^{(n)}(G) \qquad (11.8)$$

由图 11 - 6 可知,形态学重构图像能够消除原始灰度图像中的局部极大值,因此可以将原始灰度图像与形态学重构图像相减,从而提取原始灰度图像中的局部极大值区域。本节基于形态学重构提取细胞核的具体过程如下所述。

由于细胞核的增强图像中存在很多幅度较小的峰值区域(即局部极大值区域),这些小的峰值区域的存在会对后续细胞核粗分割造成不利的影响。因此,首先对原始灰度图像进行一次形态学重构,得到重构图像 ρ_1,其中阈值 h 选取为 0.4(增强图像的像素值已经线性拉伸至[0~1])。ρ_1 中消除了较小的峰值区域,但是对于较高的峰值区域,虽然削弱了一些,但还是得到了保留。然后再对 ρ_1 进行一次形态学重构得到重构图像 ρ_2,此时阈值 h 选取为 0.05。最后,将 ρ_1 与 ρ_2 相减,便可以提取图像中有效的局部极大值区域。图 11 - 5(e)给出了基于形态学重构的细胞核粗分割结果。可见,相对于 Otsu 算法,基于形态学重构的细胞核粗分割方法能够有效减少过分割和欠分割,所得结果与真实的细胞核区域更接近。因此,本章在对细胞核进行粗分割时采用基于形态学重构的方法,其中阈值 h 的选取是经过对实验样本的统计分析得到的最佳值。

11.2.2　基于局域 GVF Snake 模型的细胞核精细分割

由于在细胞核区域的增强过程中含有高斯滤波的步骤,因此在细胞核的粗分割结果中,所得的细胞核轮廓与真实细胞核轮廓还存在着一定的差异。另外,一些尺寸较大的细胞核(主要是异常细胞核)染色不均匀,导致这些细胞核的粗分割结果与真实细胞核存在一定的差异,例如图 11 - 5(a)中间位置的较大的细胞核。为了得到更精确的细胞核分割结果,先根据细胞核的粗分割结果定位细胞核所在的局部区域,然后在该局部区域内进一步采用 GVF Snake 模型对细胞核进行精细分割。

GVF Snake 模型是一种弹性形状模型,它解决了传统 Snake 模型捕获距离(capture range)小和不能处理轮廓凹陷的问题。该模型在细胞核的分割中已经得到了很多应用。在进行精细分割之前,本章先将粗分割结果中面积小于 50 像素,或者凸度小于 0.5,或者凸度大于等于 0.5 且面积大于 3000 像素的连通域作为杂质予以剔除,不进行后续处理。其中凸度是指区域面积与最小外接凸多边形面积之比,此处限于篇幅不作详述。然后针对每一个连通域,先根据该连通域边界点的坐标确定能够刚好包含该连通域的矩形,再将该矩形边界向外扩充 8 个像素点,在原灰度图像(经过非局部均值滤波器滤波后的图像)中抠取该矩形对应位置的图像作为当前感兴趣区域(Region Of Interest, ROI)图像。之后,采用直径为 3 的圆盘形结构元素对当前连通域进行一次形态学膨胀,选取区域膨胀后的外轮廓作为 GVF Snake 模型的初始轮廓,并采用 Sobel 算子提取当前 ROI 图像的边缘图。最后在当前 ROI 图像中采用 GVF Snake 模型提取细胞核的轮廓。为了防止周边细胞核的干扰,本书在处理每个连通域时,若当前 ROI 区域内还有除了当前细胞核之外的其他粗分割结果,则将这些区域标记为干扰区域,然后将干扰区域内的边缘屏蔽掉,从而使 GVF Snake 模型更容易收敛到当前细胞核的真实边界处。在对每个粗分割得到的细胞核区域进行精细分割之后,得到最终整幅图像的细胞核精细分割结果,如图 11 - 7 所示(见附录彩图 38)。

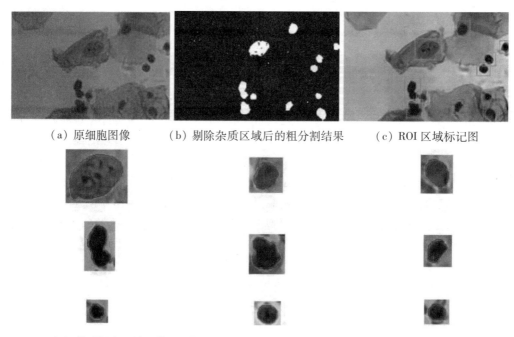

(a) 原细胞图像　　　(b) 剔除杂质区域后的粗分割结果　　　(c) ROI 区域标记图

(d) 若干提取区域的精细分割结果(绿色为初始轮廓线,红色为最终收敛的轮廓线)

图 11 - 7　细胞核精细分割结果图示

11.3　重叠细胞核分割

宫颈细胞图像中常会出现重叠细胞核,当正常细胞核发生重叠时,很可能因为重叠区域的形态特征将其识别为异常细胞核,这对疾病的正确诊断非常不利。因此,实现重叠细胞的分离(尤其是重叠细胞核的分离)对于宫颈细胞图像分割非常重要。本节重点研究了重叠细胞核的分割问题。

实现重叠细胞核的分割首先需要解决的问题是判断已分割出的目标区域是否包含重叠。通过对实验样本的观察和对已有重叠细胞核分割相关文献的阅读,采用圆度和凸度两个参数来判别待分割目标区域是否包含重叠。限于篇幅,圆度和凸度的具体定义此处不作详述。凸度反映了目标区域与其最小外接凸多边形的面积比,当目标区域包含重叠时,其外轮廓通常会出现凹陷,此时该区域的凸度将小于1。圆度反映了目标区域与圆形的相似度,当目标区域包含重叠时,其圆度参数将明显小于1。通过对实验样本的测试,当给定的目标区域满足条件:(凸度 < 0.85)或者(凸度 ≥ 0.85,且圆度 < 0.6)时,本书将其判断为包含重叠。

11.3.1 重叠细胞核的分离

对于判断为包含重叠的目标区域,首先需要确定一对分离点将重叠区域分开。相关研究很多采用基于凹点对定位分离点的方法,但是这种方法对目标区域边界的噪声比较敏感,当目标区域边界的凹陷不是成对出现时,这种方法往往很难定位准确的凹点对。考虑到基于凹点对的方法的不足,采用 Wang 等提出的基于瓶颈点对的方法来确定重叠细胞核的分离点。

瓶颈点对是指目标区域边界上的两个点,并且这两点之间的部分是目标区域最窄的部分。设 A,B 分别代表目标边界上的两个点,定义代价函数:

$$E_s(A,B) = \frac{dist(A,B)}{\min\{length(A,B), length(B,A)\}} \tag{11.9}$$

其中,$dist(A,B)$ 是指 A 与 B 之间的欧式距离,$length(A,B)$ 代表目标边界上 A 与 B 之间的长度(沿顺时针方向计算),min 代表取最小值。那么瓶颈点对 A^*,B^* 即为使得上述代价函数 E_s 达到最小的一对边界点。

在采用基于瓶颈点的方法定位分离点之后,连接分离点对形成分离线,从而将重叠的目标区域分开,如图 11 – 8(b)所示。考虑到实际的细胞核重叠区域可能包含多个细胞核,本书采用算法 11 – 1(重叠核分离算法)来实现重叠细胞核的分离。

算法 11 – 1 重叠核分离算法

---

1)若当前目标区域包含重叠,确定分离点对;

2)连接分离点对,形成重叠区域的分离线,分离线将该区域分成两部分;

3)继续判断分开的各部分是否包含重叠,若包含重叠,则继续调用重叠分离算法将含重叠的部分分开,否则停止算法。

11.3.2 缺失细胞核轮廓的重构

上述重叠分离算法可以将重叠的细胞核分开,形成无重叠的单细胞核。但由于重叠区域是根据分离点对采用直线直接分开的,这样得到的细胞核轮廓与真实轮廓存在较大差异,也会对后续细胞核识别的准确度产生影响。根据细胞核的形状一般可以近似为椭圆形这一特点,采用椭圆拟合方法实现缺失细胞核轮廓的拟合是重叠细胞核分割领域比较常用的方法。因此,采用约束椭圆拟合方法来拟合细胞核重叠区域缺失的轮廓。约束椭圆拟合方法主要根据已知的目标轮廓点,采用最小二乘椭圆拟合方法得到椭圆轮廓,并且使拟合后的椭圆轮廓经过重叠细胞核的分离点,从而重构出细胞核缺失的轮廓。约束椭圆拟合方法的具体细节,限于篇幅,本书不作详述。缺失轮廓重建后的细胞核分割结果如图 11 - 8 所示(显示的是细胞核轮廓),更多细胞核分割的结果如图 11 - 9 所示。

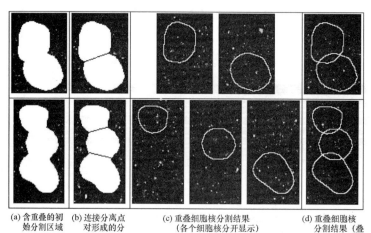

(a) 含重叠的初始分割区域 (b) 连接分离点对形成的分离线 (c) 重叠细胞核分割结果(各个细胞核分开显示) (d) 重叠细胞核分割结果(叠加显示)

图 11 - 8　重叠细胞核分割过程示意图

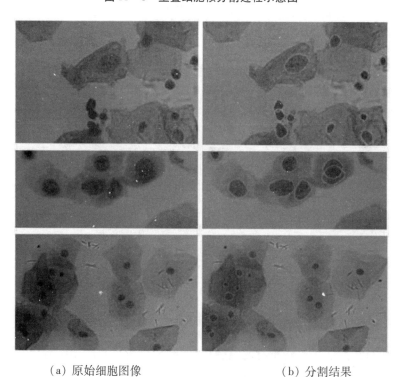

(a) 原始细胞图像　　　　　　　　　(b) 分割结果

图 11 - 9　重叠细胞核分割结果图示

11.4　多细胞图像中的细胞质分割

细胞质的形态特征是判断细胞病变状态的重要依据之一。在实际采集的细胞图像中,不同细胞的细胞质之间往往发生重叠,重叠细胞质的分割是多细胞图像分割中的难点之一。本节按照由粗到精的分割思路,首先应用多分类 Otsu 分割方法获得细胞质区域的粗分割结果,然后在第十章的重叠细胞图像分割方法的基础上,提出了一种针对多细胞图像的重叠细胞质分割方法。本节细胞质分割的主要目的是获得细胞质的外轮廓。

11.4.1　细胞质区域的粗分割

粗分割的目的一方面是为了粗略地获得细胞质区域,另一方面是为了剔除掉一些非实质细胞区域(血液细胞或杂质)。细胞图像中的像素点按照灰度由低到高可以大致分为三类:细胞核、细胞质和背景。因此采用多分类 Otsu 分割方法可以实现细胞质的粗分割。由于背景区域的灰度值最高,而细胞核一般位于细胞质区域内部,本节将多类 Otsu 分割方法分割结果中灰度值较小的两类合并,然后进一步将面积小于 3000 像素或凸度小于 0.5 的连通域作为杂质剔除,从而得到细胞质的粗分割结果。如图 11 – 10 所示,图中非细胞区域用白色覆盖。

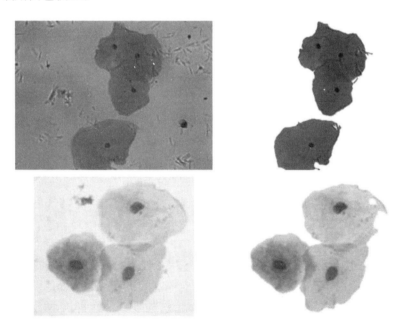

（a）原始细胞图像　　　　　　　　（b）粗分割结果

图 11 – 10　细胞质粗分割结果图示

11.4.2　重叠细胞质的分割

本书第十章提出了一种重叠细胞图像分割方法。该方法要求事先对原始采集的细胞图像进行人工裁剪,使得裁剪后的图像中仅包含一个完整细胞(或同时包含相邻重叠细胞的一部分)。这种分割方法并不能直接应用于多细胞图像中重叠细胞质的分割。本节根据重叠细胞的几何特征将该方法进行了改进,从而使其能够分割多细胞图像的重叠细胞质。改进的主要思路是:首先进行细胞核的定位(在粗分割结果的每个连通域内采用本章提出的细胞核分割方法提取细胞核),在逐一定位每一个细胞核之后,以每一个细胞核为中心,自动从原始图像中抠取一块小图像作为当前 ROI 图像,使得 ROI 图像包含该细胞核对应的细胞质;然后,采用第十章的方法对这块小图像进行分割,从而得到属于该细胞核的细胞质轮廓。对图像中的每个细胞核依次处理之后,便可以得到整幅图像的重叠细胞质分割结果。其中有两个关键问题需要解决:一是如何确定待抠取的 ROI 图像的尺寸,若尺寸过小,则得到的细胞质轮廓不完整;二是为使 ROI 图像尽量包含完整的细胞质轮廓,需要将所抠取图像的尺寸设置得稍大一些,但是此时可能会将相邻重叠细胞的大部分轮廓包含进来,而这些被包含进来的干扰轮廓将会对分割方法产生不利影响。

解决上述第一个问题的关键是合理确定实际采集图像中的细胞尺寸分布范围。通过对大量实验样本的观察,宫颈细胞的最长直径一般在 200 个像素点以内。因此本书将抠取的 ROI 图像的尺寸设置为 121 像素 × 121 像素,这样可以使 ROI 图像包含完整的细胞。

解决上述第二个问题的关键是排除掉相邻重叠细胞的干扰轮廓。第十章的分割方法将细胞的轮廓分为强轮廓和弱轮廓两部分,该方法首先提取强轮廓点作为基准轮廓点,然后基于强轮廓点采用 DSCS 算法搜索得到弱轮廓点。当图像的尺寸过大,使得相邻重叠细胞的大部分轮廓被包含进来时,这些干扰轮廓主要影响该方法中的基准轮廓提取这一步骤。图 11 - 11 给出了一幅包含三个重叠细胞的示意图,图中虚线的圆圈出的部分轮廓属于干扰轮廓。以分割中间的一个细胞(中心细胞)为例,干扰轮廓位于距离中心细胞较远的那部分轮廓上(属于周边的细胞),干扰轮廓的梯度方向与从中心细胞核引出的射线的夹角较小,这样,干扰轮廓在第十章的边缘增强中同样得到增强,从而会干扰后续基准轮廓的提取。但是,我们仔细观察图像中重叠细胞的几何位置特征可以发现,属于中心细胞的强轮廓距离该细胞的细胞核更近,而干扰轮廓则距离旁边细胞的细胞核更近。根据这一规律,本书提出细胞轮廓支撑区,利用细胞轮廓支撑区来屏蔽掉相邻重叠细胞轮廓的干扰。

本书定义的细胞轮廓支撑区指的是距离感兴趣细胞(待分割细胞)的细胞核更近的区域。具体地,可以由图 11 - 11 给出细胞轮廓支撑区的更直观的解释。图中的中心细胞为待分割细胞,实线是相邻两个细胞核中心连线虚线的垂直平分线,则两条实线之间的区域即为中心细胞的轮廓支撑区。位于细胞轮廓支撑区内的强轮廓一般都属于该细胞,而相邻重叠细胞的干扰轮廓(主要指位于细胞与背景之间的轮廓,即图中采用圆圈标识的轮廓)则被排除在轮廓支撑区之外。值得说明的是,旁边细胞的少部分强轮廓也有可能被包含进中心细胞的轮廓支撑区之内,但这部分轮廓的梯度方向与从中心细胞核引出的射线的夹角将会比较大,从而不会对中心细胞的强轮廓提取产生影响。这样,便可以利用

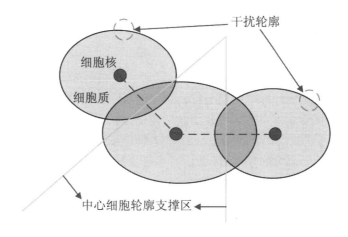

图 11 – 11　细胞轮廓支撑区示意图

细胞轮廓支撑区来对第十章的分割方法进行扩展,使其能够处理多细胞图像分割。具体的改进方法为:在 10.3.1 节提取基准轮廓时(基准轮廓属于强轮廓),仅提取细胞轮廓支撑区内的强轮廓作为基准轮廓,然后继续采用第十章的后续处理步骤获得中心细胞的分割结果。最后,通过对多细胞图像中每个细胞核对应的细胞区域采用相似的处理方式,从而得到整个图像的细胞质分割结果。

图 11 – 12(a)中给出了根据每个细胞核提取的 ROI 图像(矩形框显示),图 11 – 12(b)给出了重叠细胞质分割结果(采用轮廓线标识细胞质的外轮廓提取结果),图 11 – 12(c)给出了对应于图中每个细胞的分割结果。可以看出,该方法能够准确提取图像中每个细胞质的轮廓。

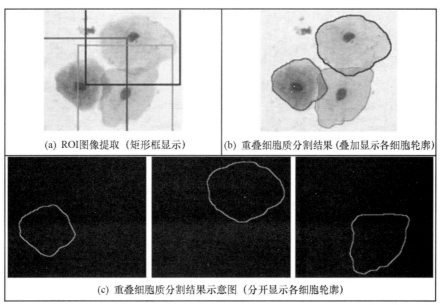

(a) ROI图像提取 (矩形框显示)　　(b) 重叠细胞质分割结果 (叠加显示各细胞轮廓)

(c) 重叠细胞质分割结果示意图 (分开显示各细胞轮廓)

图 11 – 12　重叠细胞质分割过程图示

11.5 实验结果与讨论

实验用的宫颈细胞涂片样本由湖南省妇幼保健医院病理科提供(采用液基细胞学方法制片),宫颈细胞图像由本书作者所在团队研发的全自动显微镜图像采集系统(在第九章已经介绍)采集得到,对 50 个宫颈细胞涂片样本共采集 10 000(50 × 200)幅图像。初始采集的样本中包含一部分聚焦不好、杂质过多和无实质细胞(宫颈细胞)的图像,对这些图像予以去除,再从剩余图像中随机选取 780 幅图像作为实验样本库。实验部分的软件编程环境为 MATLAB R2013a,计算机配置 CPU 为 Pentium Dual – core 2.6 GHz,内存为 2 GB。

11.5.1 细胞核分割结果与讨论

实验部分采用两种方式对细胞核的分割结果进行定量分析。第一种采用人工评价的方式,即对实验样本进行统计实验,然后在专业医生的指导下对每幅图像中每个细胞核的分割结果进行评价。当本书方法分割结果与真实细胞核基本吻合时认为是正确分割;当分割结果漏掉了细胞核的部分区域时认为是欠分割;当分割结果分割出整个细胞核的同时还分割出多余一部分非细胞核区域时认为是过分割;当分割结果漏掉了某个细胞核时认为是漏分割;当分割结果为非细胞核区域时认为是杂质。图 11 – 13 给出了一些典型分割结果的图示,表 11 – 1 给出了统计实验结果。可以看出,本文方法正确检测出了 5324/(5324 + 87 + 16 + 81) = 96.7% 的细胞核。

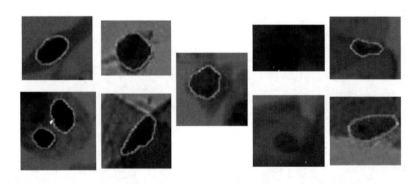

(a) 正确分割　(b) 过分割　　(c)欠分割　　(d) 漏分割　　(e)杂质

图 11 –13　典型分割结果图示

表 11 – 1　人工统计细胞核分割结果(细胞核个数)

	正确分割	过分割	欠分割	漏分割	杂质
目标数量	5324	87	16	81	207

第二种方式采用针对像素的评价方式,即首先从实验样本库中随机选择 80 幅图像进

行统计实验,同时由专业医生对这 80 幅图像采用 Adobe Photoshop 软件进行手工分割,并将手工分割结果作为标准分割结果;然后本章采用医学图像分割领域常用的 ZSI 相似指数计算本书方法的分割结果相对于标准分割结果的分割精度。

为了进一步验证本书方法的性能,实验部分还对比了其他几种常用于分割细胞核的方法,分别是多分类 Otsu 阈值分割法、空间 K 均值聚类法和直接形态学重构方法。其中,多分类 Otsu 阈值分割法(以下简称 Otsu 法)和空间 K 均值聚类方法都是将灰度细胞图像(需要先将彩色图像转换为灰度图像)的像素点分为三类,然后将灰度值最低的一类作为细胞核分割结果。而直接形态学重构(Morphological Reconstruction,MR)方法是直接处理原始灰度细胞图像,通过提取图像中的灰度局部极小值区域作为细胞核的分割结果(具体过程与本书 11.2.1.2 节描述的相同)。在获取最终的细胞核分割结果之前,将每个方法分割结果中面积小于 50(像素点),或者凸度小于 0.5,或者凸度大于等于 0.5 且面积大于 3000 像素的连通域作为杂质去除,不做后续分析。为了提高各方法的执行效率,统计实验过程中将原始细胞图像缩小一半后再进行处理。本书分割方法的主要参数设置为:细胞核增强中使用的窗尺寸 m 为 79,粗分割中形态学重构先后用到的两个阈值 h 分别为 0.4 和 0.05。这些参数的选取方式与第十章相似,即都是从实验样本集中随机选取一部分图像,然后通过实验测试获得每个参数的一个最佳取值,此处不再赘述。

表 11-2 给出了本章方法与其他几种方法对于实验样本的分割精度对比。可见本章方法的精度明显高于其他几种分割方法,所得分割结果与标准分割结果更接近。图 11-14 和图 11-15 给出了采用不同方法对多细胞图像的分割结果。可以看出,对于比较明显的细胞核,本章方法与其他几种方法都取得了较好的分割效果。但是,其他几种方法对于那些与周围区域对比度相对较低的细胞核的分割效果不好,漏分割或误分割现象比较严重。例如图 11-15(见附录彩图 39)的第一行图像,Otsu 法、空间 K 均值法和MR 法的分割结果中都漏掉了图像右下半部分重叠细胞区域内的一个细胞核,Otsu 法和空间 K 均值法都存在一些明显的过分割现象。在第二行图像中,由于重叠细胞区域的颜色较深,Otsu 法和空间 K 均值法都将大面积的细胞重叠区域分割出来(这里为了显示分割结果而没有将此大面积区域去除)。因此,与经典的分割方法相比,本书方法能够有效减小细胞核的漏分割或误分割问题。对于分割包含对比度较低的细胞核的细胞图像,本文方法能够取得较好的分割效果。由于本书采用了由粗到精的分割思路,所以该方法对于异常细胞核同样具有较好的分割结果,前文的图 11-9 中已给出了一些异常细胞核的分割结果(主要是指前两幅图像中尺寸较大的细胞核)。同样也可以看出,这几幅测试图像中背景部分的明暗程度并不相同,但本章方法均得到了较好的分割结果(几幅图像的参数设置是相同的)。可见本章方法对于图像的光照变化或染色深浅并不敏感,这主要是由于本章方法中首先进行了细胞核区域的增强,并在后续分割中采用了由粗到精的分割思路。这两点保证了本章方法更容易获得准确的分割结果。

表 11 - 2　细胞核分割结果的 ZSI 指数及标准差

分割方法	$\mu_{ZSI} \pm \sigma_{ZSI}$
多分类 Otsu	0.535 4 ± 0.212 4
空间 K 均值	0.505 0 ± 0.218 1
MR 法	0.815 2 ± 0.123 6
本章方法	0.935 9 ± 0.070 3

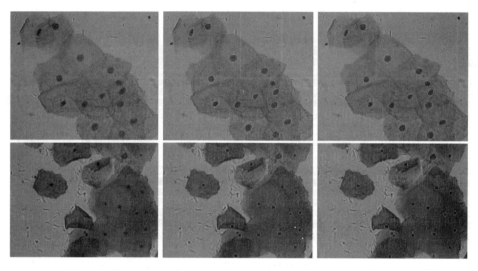

　（a）原始细胞图像　　　　（b）标准分割结果　　　　（c）本书方法分割结果

图 11 - 14　细胞核分割结果对比 1

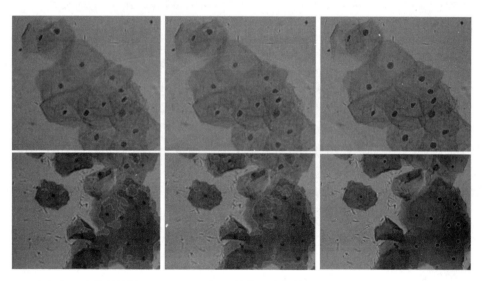

　（a）Otsu 法分割结果　　（b）空间 K 均值法分割结果　　（c）MR 法分割结果

图 11 - 15　细胞核分割结果对比 2

由于在重叠细胞核分割领域,很少有相关论文公开其源程序,因此很难做出实验对比。而且细胞重叠核区域的轮廓已经很难辨认,医生也很难给出准确的标准分割结果,因此本书实验部分对于细胞核分割结果的定量分析暂不考虑重叠细胞核的分离。对于重叠细胞核区域,以该区域整体做定量分析。

为了测试细胞核分割方法的运行时间,本章实验基于上述 80 幅图像测试了不同细胞核分割方法的平均耗时,如表 11-3 所示。可以看出,虽然 Otsu 法、空间 K 均值法和 MR 法的耗时较少,但是这些经典方法的准确度过低导致其很难直接应用到工程实际中。而目前本书实验部分并没有对本节方法的实现代码进行优化,如果对本书的细胞核分割方法的代码采用 C 语言优化,或者移植到硬件平台(如 FPGA、DSP)实现,那么其运行耗时将会显著降低,从而能够满足工程实际的需求。

表 11-3　不同细胞核分割方法下实验样本的平均耗时　　　　　s/幅

分割方法	平均耗时
多分类 Otsu	1.126 4
空间 K 均值	4.876 0
MR 法	1.168 0
本节方法	11.258 6

由于实际采集的细胞图像中细胞核的分布非常复杂,对于一些对比度极低,或者细胞核与某些杂质粘连到一块的情况,本章方法也存在一些误分割。对于这种极端情况的细胞核,自动分割算法是很难做到准确分割的。另外,由于图像中往往包含很多非实质细胞的杂质,如血液细胞、染料杂质等,本章的分割方法也会分割出一些这类杂质。但是杂质的形态、颜色及纹理特征与宫颈细胞会存在一定的差异,可以通过统计分析的方法找出其中的差异,然后在后续处理中将这些杂质剔除。

11.5.2　细胞质分割结果与讨论

多细胞图像中不同细胞的细胞质发生重叠的情况比较多,因此分割的主要难点在于对重叠细胞质的正确分割,但是目前在相关领域能够有效实现重叠细胞质分割的算法较少,而且很少有文献提供其算法的源程序。虽然 Li 等提出了 RGVF 算法用于分割宫颈细胞图像中的细胞质,但是这种方法仅针对含有单个细胞的图像,不能够处理多细胞图像的细胞质分割问题。因此,本章在细胞质的分割实验中没有与其他重叠细胞质分割的算法进行对比。另外,由于本章提出的重叠细胞质分割方法是对第十章方法的改进,而第十章已经对分割方法进行了一些定量精度分析。因此,本章采取人工评价的方式来分析本章提出的细胞质分割方法的性能,即在专业医生的指导下对每幅图像中每个细胞质的分割结果进行评价。当本节方法分割结果与真实细胞质基本吻合时认为该细胞的分割结果满意;当分割结果与真实细胞质差别较大时认为该细胞的分割结果不满意。

实验样本库中包含了很多对于人眼都很难分辨重叠细胞质轮廓的图像,因此先去除这些图像,然后从剩余图像中随机选取 65 幅图像进行统计实验,其中共包含 302 个完整的宫颈细胞。采用人工评价方式的统计实验结果如表 11 - 4 所示,可以看出本章方法正确分割出了 275/302 =91.06% 的细胞。另外,图 11 - 16(见附录彩图 40)中还列举了一些重叠细胞质分割的结果(由彩色轮廓线标识)。可以看出,本章方法能够取得较好的重叠细胞质分割结果。

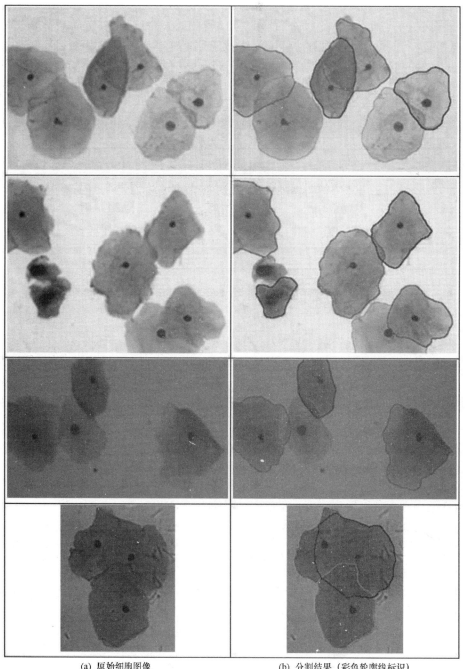

(a) 原始细胞图像   (b) 分割结果 (彩色轮廓线标识)

图 11 - 16　重叠细胞质分割结果图示

表 11 - 4　细胞质分割结果统计(细胞个数)

分割结果	满意	不满意
目标数量	275	27

本章实验部分对重叠细胞质分割方法的耗时也进行了测试。由于图像中细胞的数量会显著影响算法的运行时间,因此本章以图 11 - 16 中给出的 4 幅图像为例给出本章方法的耗时,实验结果如表 11 - 5 所示。可以看出,当图像中的细胞数量较多时,分割耗时也较高。如前述对细胞核分割方法耗时的分析,如果对本节方法的分割代码进行优化或采用硬件加速,则其运行耗时将会显著降低,从而能够应用到工程实际中。

表 11 - 5　重叠细胞质分割方法下图 11 - 16 中细胞图像的耗时　　　　s/幅

细胞图像	耗时
第一行图像(含 6 个细胞)	1252.83
第二行图像(含 7 个细胞)	1552.87
第三行图像(含 4 个细胞)	692.70
第四行图像(含 3 个细胞)	234.75

重叠细胞质分割是医学图像处理领域具有挑战性的难题之一,本章为解决这一难题进行了有益的尝试,提出的方法对于一些多细胞图像能够取得较好的重叠细胞质分割结果。但是,本章提出的方法并不适合处理那些极端复杂的重叠细胞图像,例如细胞的轮廓很难分辨,或者一个细胞完全嵌入到重叠细胞群中的情况(如图 11 - 17 所示)。对于这种图像,即使由人工分割也很难准确地描绘出细胞质的轮廓。

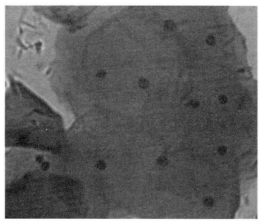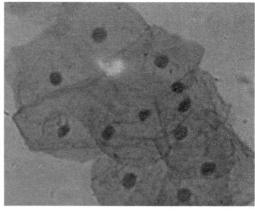

图 11 - 17　难以自动分割细胞质的重叠细胞图像

11.6　本章小结

本章研究了多细胞图像中细胞核与细胞质的分割。在细胞核分割方面,本章首先介绍了一种融合灰度与彩色信息的细胞核区域增强方法,该方法能够有效凸显图像中的细胞核区域。然后按照由粗到精的分割思路,在细胞核区域的增强图像中采用形态学重构方法获得细胞核的粗分割结果,最后基于 GVF Snake 模型得到每一个细胞核精确分割结果。针对重叠细胞核的分割问题,本章基于瓶颈点对定位重叠细胞核的分离点,然后结合约束椭圆拟合的方法重构出缺失的细胞核轮廓,获得重叠细胞核的分割结果。在细胞质的分割方面,本章将第十章介绍的分割方法扩展到了多细胞图像分割中,从而提出了一种针对多细胞图像的重叠细胞质分割方法,并且取得了较好的分割效果。

第十二章 细胞图像的特征参数
提取与分类识别

本书前面章节的内容主要围绕细胞图像分割进行了研究。通过图像分割可以提取细胞区域，但是在提取细胞区域之后，如何对细胞的病变状态进行判别是有待进一步研究的问题。实现异常细胞(病变或癌变细胞)的识别，首先需要对细胞的特征参数进行提取和分析，然后根据不同类别细胞的特征参数差异采用模式识别的相关方法对细胞进行分类，从而筛选出异常细胞。本章对这些问题展开了研究。

在宫颈细胞图像的特征参数提取与分类识别研究领域，丹麦科技大学于 2003 年构建了一个宫颈细胞图像标准数据集(Herlev 数据集，其相应的宫颈细胞涂片采用巴氏涂片法制备)，Martin 等针对该数据集提出了用于描述宫颈细胞的 20 个特征参数。这些特征参数反映了宫颈细胞的形态、亮度和纹理特征。之后很多关于宫颈细胞图像分类的研究都基于这 20 个特征。但是，通过对大量实际采集的宫颈细胞图像的观察和对工程实际需求的分析，本书发现这 20 个特征参数仍然存在着三点不足：第一，宫颈细胞涂片在制片的过程中一般都会有染色的步骤，因此实际采集的宫颈细胞图像一般是彩色图像，图像中含有丰富的彩色信息。但是上述 20 个特征参数完全基于灰度图像，没有充分利用图像中的彩色信息。第二，在描述细胞图像纹理特征方面，上述 20 个特征仅有核极大、核极小等 4 个特征能够反映细胞图像的纹理特征，但这几个特征对于纹理信息的描述还不够充分。第三，这 20 个特征中与细胞质有关的特征完全是基于对细胞质进行准确分割而得到的，Herlev 数据集中的图像都是单细胞图像，而且其给出的细胞分割结果是采用一种人工交互的半自动软件(CHAMP 软件)由专业医师辅助分割完成的。但是本书第十一章已经论述过，实际采集的细胞图像中细胞重叠大量存在，因此对每个细胞的细胞质进行自动准确分割是很难实现的。如果得不到准确的细胞质分割结果，那么上述与细胞质有关的特征参数也就无法计算。因此这些与细胞质相关的特征参数在实际工程应用中无法直接采用。

为了解决上述 20 个特征参数存在的不足，本书在观察大量宫颈细胞图像的基础上，结合对正常宫颈细胞与异常宫颈细胞图像特征差异的分析，新构建了 13 个用于描述宫颈细胞图像的特征参数，这 13 个特征参数在一定程度上弥补了 Martin 等提出的 20 个特征参数的不足，能够进一步提高宫颈细胞图像的分类准确率。然后本书将这 13 个新特征参数与上述 20 个特征中仅与细胞核相关的 9 个特征参数联合，构建了一个新的宫颈细胞图像特征集。

在分类识别部分，鉴于支持向量机、BP 神经网络、随机森林、K 近邻等四种分类器在大量模式识别领域的成功应用，本章选用这四种分类器作为基本分类器研究宫颈细胞图像的分类识别问题,重点研究了一种基于细胞核面积的两级分类方法。

12.1 细胞图像的特征参数提取

特征参数提取对于宫颈细胞的分类识别非常重要,有效的特征参数能够更好地反映正常细胞与异常细胞的差异,从而提高细胞分类的准确率。本节首先总结了正常与异常宫颈细胞的一些典型的病理学特征,然后结合对宫颈细胞图像分类识别相关文献的研究以及对大量宫颈细胞图像样本的观察提出了 13 个特征参数,并构建了本章实验用的宫颈细胞图像特征集。

12.1.1 正常宫颈细胞与异常宫颈细胞的典型特点

宫颈病变和早期宫颈癌通常发生在宫颈黏膜上皮(主要由复层鳞状上皮和单层柱状上皮组成)层内,上皮细胞一般容易脱落,是宫颈细胞涂片的主要细胞成分。细胞学筛查主要是对宫颈细胞涂片中(鳞状)上皮细胞的病变状态进行判别。为了对宫颈细胞涂片的判读准则进行规范,美国国家癌症研究所于 1988 年提出了 TBS(The Bethesda System)报告系统,并于 2001 年对该报告系统进行了修订。目前 TBS 报告系统已经被全世界多数国家作为宫颈细胞涂片的判读标准。TBS 报告系统对于鳞状上皮相关的诊断描述主要包括:无上皮内病变及恶性病变(正常)、未明确意义的非典型鳞状细胞(Atypical Squamous Cell of Undetermined Significance,ASC-US)、不除外高级别鳞状上皮内病变的非典型鳞状细胞(Atypical Squamous Cells-cannot exclude HSIL,ASC-H)、鳞状上皮内低度病变(Low-grade Squamous Intraepithelial Lesion,LSIL)、鳞状上皮内高度病变(High-grade Squamous Intraepithelial Lesion,HSIL)、鳞状细胞癌。

本章通过对宫颈细胞学诊断相关文献的学习,以 TBS 分类准则为主要依据总结了正常宫颈细胞与异常宫颈细胞(包括 ASC-US、ASC-H、LSIL、HSIL、癌变细胞)的典型特点,如表 12 - 1 所示。可以发现,细胞发生病变或癌变主要体现在细胞的形状、尺寸、纹理、颜色等特征的变化上,其中以细胞核的特征变化为主。因此有效的细胞图像特征参数应该能够充分反映细胞的形状、尺寸、纹理、颜色等特征。

表 12 - 1 正常与异常宫颈细胞的典型特点

宫颈细胞的类别	典型特点
正常细胞	细胞核呈近似圆形,核内染色质的分布呈疏松的网状或细颗粒状;核质比小;细胞较大,细胞质丰富
ASC-US	细胞核染色偏深,尺寸增大(约为正常细胞核的 2.5~3 倍),核内染色质的分布不规则;细胞形状不规则
ASC-H	细胞核染色较深,尺寸增大(约为正常细胞核的 2.5~3.5 倍),核内染色质的分布呈颗粒状;细胞形状不规则

表 12 - 1(续)

宫颈细胞的类别	典型特点
LSIL	细胞核尺寸大于正常细胞核的 3 倍,核内染色质分布呈颗粒状;核质比增大;细胞形状不规则
HSIL	细胞核尺寸较大且伴有变形,染色较深,核内染色质分布呈粗颗粒状或块状;核质比较大;细胞形状不规则,细胞质较少
癌变细胞	细胞核尺寸增大,形状畸形,染色深;核内染色质分布呈粗颗粒状或粗块状;核质比严重失调;细胞形状不规则,细胞质较少

12.1.2　细胞图像的特征参数提取

在宫颈细胞特征提取方面比较有代表性的研究是丹麦科技大学的 Martin 等构建的 20 个特征参数。但是,这 20 个特征参数对于宫颈细胞特征的描述仍然不够充分,本章已经论述了其存在的几点不足。为了更有效地对宫颈细胞进行特征提取,根据表 12 - 1 中总结的正常宫颈细胞与异常宫颈细胞的差异和对大量宫颈细胞图像分类识别相关文献的研究,新构建了 13 个特征参数,这些参数反映了细胞核与细胞质的颜色和纹理信息,具体定义详见下文。为了便于区分,本书将丹麦科技大学的 9 个与细胞核相关的参数称为经典参数(限于篇幅,具体定义形式,此处不作详述),将新构建的参数称为新参数。新特征参数与经典特征参数共同组成了本书实验用的宫颈细胞特征集,如表 12 - 2 所示。

表 12 - 2　本书构建的用于描述宫颈细胞的特征集

特征序号	经典参数	特征序号	新参数
1	细胞核面积	10	细胞核灰度方差 A
2	细胞核亮度	11	细胞核灰度方差 B
3	细胞核短径	12	细胞核色差向量方差 Au
4	细胞核长径	13	细胞核色差向量方差 Av
5	细胞核伸展率	14	细胞核色差向量方差 Bu
6	细胞核圆度	15	细胞核色差向量方差 Bv
7	细胞核周长	16	近似细胞质区域的灰度方差 A
8	核极大	17	近似细胞质区域的灰度方差 B
9	核极小	18	近似细胞质区域的色差向量方差 Au
		19	近似细胞质区域的色差向量方差 Av
		20	近似细胞质区域的色差向量方差 Bu
		21	近似细胞质区域的色差向量方差 Bv
		22	近似细胞质区域的灰度均值

（1）新特征中与细胞核相关的特征

从表 12-1 可知，细胞核内染色质的分布情况是区分正常细胞与异常细胞的重要特征。细胞核染色质分布越均匀，反映在图像中，细胞核区域内像素点的颜色和亮度变化越小。对于异常细胞，细胞核染色质分布不均匀，图像中细胞核内像素点的颜色和亮度变化相对较大。

表 12-2 中的特征 10、11 反映了细胞核区域亮度的变化。其中细胞核灰度方差 A（特征 10）是指细胞核像素点的灰度方差，由下式计算得出。

$$f_{10} = \frac{1}{N} \sum_{i \in \Omega} (x_i - \mu)^2 \tag{12.1}$$

其中，N 是细胞核区域 Ω 内像素点的总数，x_i 是 Ω 区域内的第 i 个像素点的灰度值，μ 是 Ω 区域内像素点的灰度均值。而细胞核灰度方差 B（特征 11）是指首先对细胞核像素点的灰度值进行平滑（3 像素 ×3 像素窗口均值滤波）。然后计算平滑之后的细胞核灰度方差，由下式计算得出。

$$f_{11} = \frac{1}{N} \sum_{i \in \Omega} (x'_i - \mu')^2 \tag{12.2}$$

$$x'_i = \frac{1}{3 \times 3} \sum_{i \in W_n} x_i \tag{12.3}$$

其中，x'_i 表示对像素点进行平滑（均值滤波）之后的灰度值，W_n 表示平滑窗口，μ' 表示平滑后 Ω 区域内像素点的灰度均值。

为了提取能够反映细胞核颜色变化的特征参数，本章将第九章提出的色差向量 $[u, v]$ 引入到细胞的特征参数计算中。表 12-2 中的特征 12~15 反映了细胞核区域颜色的变化程度。其中细胞核色差向量方差 Au 是指细胞核内色差向量的 u 分量的方差，定义为：

$$f_{12} = \frac{1}{N} \sum_{i \in \Omega} (u_i - \bar{u})^2 \tag{12.4}$$

其中，u_i 是细胞核区域 Ω 内的第 i 个像素点对应的色差向量 u 分量的取值，$\bar{u}$ 是细胞核区域内像素点的 u 分量的均值。而细胞核色差向量方差 Bu 是指首先对细胞核像素点的 u 分量进行平滑（3 像素 ×3 像素窗口均值滤波）。然后计算平滑之后的 u 分量的方差，由下式计算得出。

$$f_{14} = \frac{1}{N} \sum_{i \in \Omega} (u'_i - \bar{u}')^2 \tag{12.5}$$

$$u'_i = \frac{1}{3 \times 3} \sum_{i \in W_n} u_i \tag{12.6}$$

其中，u'_i 表示对像素点的色差向量 u 分量进行平滑（均值滤波）之后的值，W_n 表示平滑窗口。

特征 13、15 分别是细胞核内色差向量的 v 分量的方差和平滑后 v 分量的方差，其具体定义与特征 12、14 相似，区别只是将其中的 u 分量替换为 v 分量，此处不再赘述。

（2）新特征中与细胞质相关的特征

实际采集的细胞图像中往往包含大量重叠细胞（主要是细胞质发生重叠），对于一些重叠细胞图像,本书第十一章提出的重叠细胞质分割方法能够有效地提取每个细胞核对应的细胞质轮廓。但是采集样本中还包含很多重叠程度比较复杂的细胞,这些细胞的轮廓对于人眼来说也很难分辨。对于这些细胞,自动分割算法很难实现细胞质的准确分割。因此,Martin 等提出的与细胞质相关的特征参数在实际采集的多细胞图像中是很难准确计算的。但是,从表 12－1 中的信息可以发现,正常细胞和异常细胞(尤其是 HSIL 和癌变细胞)的细胞质确实存在着一定的差异,如果能够采用某种方法在一定程度上对细胞质区域进行估计,或者采用某种特征参数描述方法能够利用细胞核周围的细胞质区域的信息,对于提高宫颈细胞的分类准确率将会非常有利。

　　由于细胞的尺寸在一定范围之内,细胞核一般被包含于细胞质之中,将细胞核周围一定范围内的区域作为细胞质的一种近似估计,通过提取该区域内的特征作为细胞质特征的一种近似估计。通过最终的分类实验验证,这种对于细胞质近似估计的方式能够有效地提高细胞图像分类的准确率,具体结果将在本章实验部分给出。

　　考虑到细胞质一般围绕在细胞核的周围,采用形态学技术实现对细胞质区域的近似估计。具体地,本书采用直径为 5 个像素点的圆盘形结构元素对细胞核区域进行 3 次形态学膨胀处理,然后将膨胀后的区域中超出细胞核的那部分区域作为细胞质区域的近似估计(下文称为近似细胞质区域)。特征 16～21 的计算方式与细胞核的相关特征(特征 10～15)的计算方式相似,区别仅在于将公式中的细胞核区域改为近似细胞质区域。特征 22 是指近似细胞质区域内像素点的灰度均值。

　　特征 16～21 实际上反映了细胞质区域内像素点颜色和亮度的变化。对于正常细胞,其细胞质一般比较丰富、面积较大,因此在上述估计出的近似细胞质区域中,像素点颜色和亮度的变化相对较小;而对于异常细胞(尤其是 HSIL 和癌变细胞),其细胞质萎缩、面积较小,上述估计出的近似细胞质区域中将会既包含细胞质区域,同时也有可能包含非细胞质区域,那么该近似细胞质区域内像素点颜色和亮度的变化会更大。从 Herlev 数据集中分别挑选了 4 幅典型的正常细胞图像和 4 幅典型的异常细胞图像,这 8 幅图像如表 12－3 所示。然后,对这 8 幅图像采用新构建的特征参数进行特征提取,参数提取结果如表 12－3 所示。由于正常细胞核内的染色质分布比较均匀,因此细胞核内像素点的颜色和亮度变化比较小,而异常细胞核内像素点的颜色和亮度变化比较大。因此正常细胞的特征 10～15 的数值比异常细胞的特征数值偏小。同样地,对于特征 16～21,正常细胞与异常细胞也呈现出相似的差异,如表 12－3 中的数据所示。Martin 已经对经典特征参数(特征 1～9)有比较详细的描述,本书对这几个特征不再赘述。

　　由于初始构建的宫颈细胞图像特征集可能包含一些冗余特征,这些冗余特征往往会降低分类准确率,因此有必要进行特征选择,即从原始特征集中提取出对分类识别最有效的特征。在构建了宫颈细胞图像特征集后,采用顺序后向特征剔除(Sequential Backwards Feature Selection, SBS)法进行特征选择。该方法从全部特征开始每次剔除一个特征,所剔除的特征要求能够使得尚保留的特征组合的分类准确率最高(针对训练样本集)。方法的大致思路为:设全部特征为 n 个,已经剔除了 k 个特征,剩下的特征组合为 $\bar{F}_k$,将 $\bar{F}_k$ 中的每个特征 $f_j(j=1,2,\cdots,n-k)$ 分别有放回地逐个剔除,并同时计算分类准确率 $R(\bar{F}_k - f_j)$,若

表 12 – 3　典型细胞图像的特征计算结果

特征序号	正常细胞				异常细胞			
10	11. 14	3. 403	13. 60	49. 24	65. 846 8	61. 148 2	139. 69	93. 22
11	2. 87	0. 645 7	5. 65	22. 19	32. 313 1	38. 85	103. 35	60. 39
12	0. 001 3	0. 010 6	0. 016 1	0. 023 9	0. 030 4	0. 036 5	0. 025 0	0. 010 3
13	0. 035 5	0. 028 1	0. 010 0	0. 004 1	0. 050 7	0. 027 2	0. 084 0	0. 000 7
14	0. 000 7	0. 004 9	0. 007 5	0. 011 2	0. 020 4	0. 003 7	0. 017 4	0. 006 1
15	0. 018 4	0. 003 1	0. 005 2	0. 001 6	0. 026 6	0. 015 7	0. 056 0	0. 000 4
16	71. 7	66. 7	102. 9	112. 6	142. 5	126. 2	273. 5	1274. 9
17	17. 28	23. 02	30. 57	27. 28	50. 52	67. 152 6	209. 11	8321. 3
18	0. 002 9	0. 001 0	0. 007 3	0. 029 8	0. 042 2	0. 013 0	0. 023 6	0. 082 9
19	0. 004 5	0. 008 5	0. 000 5	0. 017 1	0. 157 2	0. 018 0	0. 124 8	0. 052 3
20	0. 001 2	0. 000 2	0. 002 8	0. 007 6	0. 018 2	0. 006 0	0. 074 6	0. 049 7
21	0. 001 8	0. 001 3	0. 000 2	0. 004 3	0. 096 9	0. 008 0	0. 079 3	0. 020 3
22	144. 6	144. 1	131. 9	139. 6	160. 2	152. 9	155. 7	170. 1

$$R(\overline{F}_k - f_1) \geqslant R(\overline{F}_k - f_2) \geqslant \cdots \geqslant R(\overline{F}_k - f_{n-k}) \qquad (12.7)$$

则在这一轮中 f_1 应该被剔除。

$$\overline{F}_{k+1} = \overline{F}_k - f_1 \qquad (12.8)$$

这里初始值 $k=0$，过程直到仅剩下一个特征或者分类准确率下降到一定水平为止。然后选择分类准确率最高的特征组合作为分类器的最优特征组合。

12.2　正常细胞与异常细胞的分类

在模式识别领域，分类主要是指根据已知类别属性的样本，采用一定的分类算法建立分类模型，从而对未知类别属性的样本进行识别的过程。根据大量模式识别领域的相关研究，对于宫颈细胞图像的分类问题，我们没有理由偏好哪一种分类算法，而通过对比测试不同种类的分类技术，并根据实验结果确定具体的分类方法往往能够取得更好的效果。相关学者已经提出了很多分类器算法，这些分类器对于处理比较复杂的模式识别问题都有可能得到好的分类结果。因此选用了模式识别领域分类性能比较好，而且已经得到广泛应用的四种分类器来研究宫颈细胞图像的分类问题。这四种分类器分别是：支持向量机、BP 神经网络、随机森林和 K 近邻分类器。为了进一步提高分类准确率，从决策树分类器处理分类问题的思想中得到启发,提出了一种基于细胞核面积的两级分类方法,具体细节如下详述。

12.2.1　四种基本分类器简介

(1)支持向量机

支持向量机分类算法以统计学习理论为基础,首先在原有特征空间中生成最优线性判别函数,再通过核函数隐式地映射到变换特征空间(更高维的特征空间),然后在变换特征空间中寻求线性可分的最优超平面。这样,原模式集在变换特征空间是线性可分的,而原特征空间中的非线性分类界面经过映射后转化成了线性分类界面(变换空间中)。这种方法的思想隐含地借鉴了结构风险设计的概念,其可推广性较高。

对于两类问题,给定一组待识模式 $\{\boldsymbol{x}_i\}$ 和类别标签 $y_i, i = 1, \cdots, N, \boldsymbol{x}_i \in \mathbf{R}^d$。基本 SVM 模型通过求解如下二次规划问题确定最优分类界面:

$$\begin{cases} \min \dfrac{1}{2}\boldsymbol{w}^{\mathrm{T}}\boldsymbol{w} + C\displaystyle\sum_{i=1}^{N}\xi_i \\ \text{s.t.} \quad y_i\big[\boldsymbol{w}^{\mathrm{T}}\boldsymbol{\varphi}(\boldsymbol{x}_i) + b\big] \geqslant 1 - \xi_i \quad (\xi_i \geqslant 0, i = 1, \cdots, N) \end{cases} \tag{12.9}$$

其中:C 是惩罚因子,可实现对错分样本的惩罚;b 是偏置;核函数 $K(\boldsymbol{x}_i, \boldsymbol{x}_j) = \varphi(\boldsymbol{x}_i)^{\mathrm{T}}\varphi(\boldsymbol{x}_j)$。一般常用核函数有:线性核函数 $K(\boldsymbol{x}_i, \boldsymbol{x}_j) = \boldsymbol{x}_i^{\mathrm{T}}\boldsymbol{x}_j$,多项式核函数 $K(\boldsymbol{x}_i, \boldsymbol{x}_j) = (\gamma \boldsymbol{x}_i^{\mathrm{T}}\boldsymbol{x}_j + r)^d$,$\gamma > 0$,RBF 核函数 $K(\boldsymbol{x}_i, \boldsymbol{x}_j) = \exp(-\gamma\|\boldsymbol{x}_i - \boldsymbol{x}_j\|^2)$,$\gamma > 0$,Sigmoid 核函数 $K(\boldsymbol{x}_i, \boldsymbol{x}_j) = \tanh(\gamma \boldsymbol{x}_i^{\mathrm{T}}\boldsymbol{x}_j + r)$。通过求解式(12.9)可以得到 $\boldsymbol{w}$ 和 b。最后可以得到最优分类函数:

$$f(\boldsymbol{x}) = \mathrm{sgn}\Big\{\sum_{\text{support vectors}} \alpha_i y_i K(\boldsymbol{x}, \boldsymbol{x}_i) + b\Big\} \tag{12.10}$$

其中,α_i 是拉格朗日乘子。

(2)BP 神经网络

神经网络是以人脑神经元网络的结构和活动规律为背景,通过将大量人工神经元进行相互连接而组成的网络。BP 神经网络(Neural NetWork, NNW)是采用误差反向传播(error Back-Propagation, BP)算法的多层前馈型神经网络,它是目前获得广泛应用的神经网络模型之一,在模式识别领域备受关注。BP 神经网络的结构包括输入层、隐含层和输出层,其中隐含层一般采用单隐层(隐层数为1)。设网络的输入为模式 $x = \{x_i\}$,则输出可以表示为以下形式:

$$f_k(\boldsymbol{x}, \boldsymbol{w}) = \sigma\Big\{\sum_{j=1}^{J}\omega_{kj}^2 h\big[\sum_{i=1}^{I}\omega_{ji}^1 \boldsymbol{x}_i + b_j^1\big] + b_k^2\Big\} \tag{12.11}$$

其中,I 是输入层的节点数(通常为输入模式的特征维数),J 为隐含层的节点数(通常采用遍历的方法求最优节点数),ω_{kj}^1 和 b_j^1 分别是输入层的权值和偏差参数,ω_{kj}^2 和 b_k^2 分别是隐含层的权值和偏差参数,$\sigma\{\}$ 和 $h\{\}$ 是激活函数(通常采用 Sigmoid 函数),k 表示第 k 个输出节点,w 代表所有的权值和偏差参数,这些参数可由 BP 算法利用训练样本对网络训练获得。

(3)随机森林

随机森林(Random Forests, RF)是由 Leo Breiman 在 2001 年提出的一种融合 Bagging

集成学习理论与随机子空间(random subspace)方法的机器学习算法。RF 分类器由决策树分类器扩展而来,其基本思想是首先基于 bootstrap 重采样方法从原始训练样本集抽取 M 个样本子集,然后对每个样本子集构建一棵决策树分类器(构建过程中不进行剪枝,使每棵树能够充分生长),最后将这 M 棵决策树分类器进行组合,并通过投票(voting)的方式选取票数最多的预测结果作为 RF 的最终输出结果。由于 RF 融合了多个决策树分类器的分类结果,其对数据中的噪声和异常值具有较好的容忍度,且不易出现过拟合现象。

(4)K 近邻

K 近邻(K Nearest Neighbors, KNN)分类算法的基本思想是根据已知类别的训练样本,按照最近距离原则对待识模式进行分类。这种分类方法没有学习过程,思想直观、易于快速实现。KNN 分类算法的大致分类过程是:对于一个待识模式 x,分别计算它与各已知类别的训练样本的距离,找到距 x 最近的 K 个样本(即 x 的 K 个最近邻样本),这 K 个最近邻样本中哪一类的样本最多,就将 x 判为哪一类。其中最重要的参数是近邻数 K 的选择,如果 K 过小,不能充分体现待分类样本的特点;而如果 K 过大则会导致分类效率降低。

12.2.2 基于细胞核面积的两级分类方法

直接分类的方法试图将样本按照不同类别一次分开,而多级分类的方法(如决策树分类器)采用分层次策略将分类的过程分解为多个阶段,从而将一个复杂的两类或多类的分类问题划分为多个子问题去处理,而不是采用一种算法或者单一的决策规则将样本一次分开。多级分类方法在很大的应用范围内能产生更准确的分类结果。由于宫颈细胞图像的分类问题比较复杂,不同类别细胞样本的特征参数分布有一定的重叠率,因此采用分类器算法对样本直接分类往往不一定能够得到最佳的准确率。但是如果能够把宫颈细胞图像的分类问题进行分解,使其转化为若干个子问题去处理,则有可能提高总体的分类准确率。

为了进一步提高分类精度,从决策树分类器处理分类问题的思想中得到启发,提出了一种基于细胞核面积的两级分类方法。如图 12 - 1 所示,该方法的分类过程分为两个阶段:第一阶段为粗分类阶段,根据细胞核的面积这一特征参数将细胞样本划分为两部分,分别称为细胞核面积较小的小核细胞部分和细胞核面积较大的大核细胞部分,并且使每一部分均包含不同类别(正常细胞和异常细胞)的细胞样本。在第二阶段,分别对小核细胞样本和大核细胞样本采用基本分类器(SVM, NNW, RF 或 KNN 分类器)进行分类,最终将样本分为正常细胞和异常细胞两类。

由于细胞核的尺寸是区别正常细胞与异常细胞最重要的参考依据之一,因此本书利用细胞核面积(以像素点数量作为近似度量细胞核面积的量,细胞核面积单位为像素数,下同)这一特征参数对宫颈细胞图像样本进行粗分类。为了便于对粗分类的过程进行说明,下面以 Herlev 数据集为例说明粗分类中细胞核面积阈值的选取方法。图 12 - 2 给出了 Herlev 数据集的样本数据分布图(以细胞核面积作为特征参数),其中横坐标表示细胞核面积的数值,纵坐标表示样本的个数,虚线代表正常细胞,实线代表异常细胞。从图中可见,细胞核面积在 1200 ~ 2000 像素之间时,两类样本的重叠程度最高。由于将样本粗

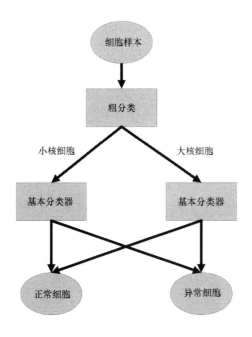

图 12 − 1　两级分类方法的流程示意图

分为大核细胞与小核细胞两部分之后,应该保证每一部分都包含不同类别(正常细胞和异常细胞)的样本,因此,在确定粗分类阈值的过程中,以细胞核面积 1200 ~ 2000 像素作为选取粗分类阈值的区间,每隔 100 像素选取一个阈值,然后计算在每个阈值下两级分类方法最终的分类准确率,最后选取分类准确率最高的阈值作为粗分类阈值。具体的分类实验结果将在下一节实验部分给出。

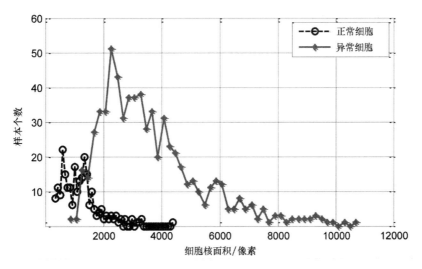

图 12.2　Herlev 数据集的样本数据分布图(以细胞核面积作为特征参数)

12.3 实验结果

12.3.1 实验样本库及分类评价指标

本章的实验样本库共包含两个部分,第一部分来自国际公开的 Herlev 数据集,该数据集由丹麦科技大学提供(宫颈细胞涂片为巴氏涂片)。Herlev 数据集共包含 917 幅单细胞图像(242 幅正常细胞图像和 675 幅异常细胞图像),图像的平均尺寸约为 150 像素 × 140 像素,Herlev 数据集同时给出了标准细胞分割结果。图 12 - 3 显示了该数据集中的典型正常细胞和异常细胞图像(见附录彩图 41)。

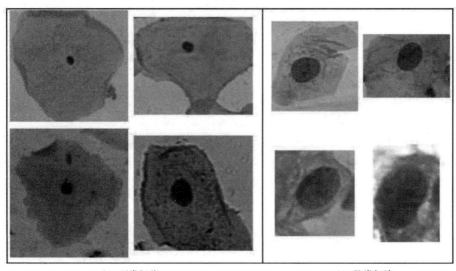

(a) 正常细胞   (b) 异常细胞

图 12 - 3 Herlev 数据集中的细胞图像示例

第二部分是本书作者所在实验室自行采集的宫颈细胞图像数据(自有数据集)。宫颈细胞涂片由湖南省妇幼保健医院病理科提供,共有 50 例涂片(采用液基细胞学技术制片),其中 19 例涂片已由医生确认为阳性(包含有异常细胞)涂片,31 例涂片为阴性(正常,未发现病变或癌变细胞)涂片。光学显微图像采集设备已在前文中介绍过,实验共采集 10 000(50 × 200)幅图像,筛选出一部分图像后,采用本书第十一章提出的细胞核分割方法进行分割,在专业医生的配合下,从分割准确的结果中搜集了 964 个阳性样本(异常细胞)和 1036 个阴性样本(正常细胞),共 2000 个细胞样本组成分类实验自有数据集。需要说明的是,本书第十一章在进行细胞核分割时先对原始图像的尺寸缩小一半后再处理,但此处为了更完整地保留细胞图像的原始信息,本章选取的细胞样本对应的分割结果(二值图像)都已放大至原始尺寸。图 12 - 4 显示了自有数据集中的典型正常细胞和异常细胞图像。另外,为便于表述,本节实验部分将本章提出的基于细胞核面积的两级分类方法简称为两级分类法。

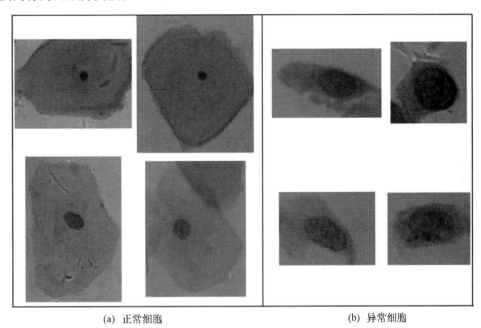

(a)　正常细胞　　　　　　　　　　　　　　　(b)　异常细胞

图 12 - 4　自有数据集中的细胞图像示例

本书主要采用正确分类率(Correct Classification Rate, CCR)这一评价指标来衡量分类方法的性能,同时也给出了对应的真阳率(True Positive Rate, TPR)、真阴率(True Negative Rate, TNR)等指标参数。各评价指标的定义为:

$$\begin{cases} CCR = \dfrac{n_p + n_n}{N_p + N_n} \\ TPR = \dfrac{n_p}{N_p} \\ TNR = \dfrac{n_n}{N_n} \end{cases} \tag{12.12}$$

其中,N_p 和 N_n 分别是阳性样本(异常细胞)类和阴性样本(正常细胞)类的样本总数,n_p 和 n_n 分别是正确分类到阳性样本类和阴性样本类的样本数。

12.3.2　Herlev 数据集的测试

12.3.2.1　四种基本分类器对 Herlev 数据集的分类性能测试

为了测试各分类器对于宫颈细胞图像的分类性能,本章首先以 Herlev 数据集作为实验数据,采用5重交叉验证测试各个分类器的性能。在对比的过程中,首先采用 SBS 特征选择方法获得每个分类器的最优特征组合,在最优特征组合下通过调整各分类器的主要参数获得各自的最优分类性能。在特征选择之前,本书先对特征参数进行规范化处理,即选择特征参数的最大值作为其对应的特征参数的归一化分母,使得样本的特征参数分布在[0,1]范围之内。

实验的软件编程环境为 MATLAB R2013a,SVM 分类器的相关分类实验是基于 SVM 工具箱实现的,NNW 分类器的相关分类实验是基于神经网络工具箱实现的,RF 分类器的相关分类实验是基于 Breiman 的工作实现的,KNN 分类器的相关分类实验是基于统计工具箱实现的。图 12 - 5 给出的是采用 SBS 特征选择方法测试 SVM 分类器时的特征选择过程。图中的横坐标表示顺序剔除的特征编号。第一个被剔除的是特征 8,第二个被剔除的是特征 10,当剔除 17 个特征之后(即特征 22 被剔除之后),准确率开始显著下降。最后保留的两个特征分别是特征 6 和特征 4(图中仅显示了前 20 个特征剔除过程的曲线变化)。从图 12 - 5 中可知,当剔除特征 3 之后,SVM 分类器的准确率达到了最高值(0.946 7),即在剩余的特征(特征 9、1、14、19、22、20、2、21、6、4)组合下 SVM 分类器对 Herlev 数据集的 CCR 达到最高。

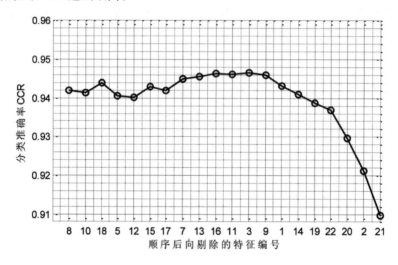

图 12 - 5　SVM 分类器特征选择过程的准确率曲线(Herlev 数据集)

图 12 - 6 ~ 12 - 8 分别给出了 NNW 分类器、RF 分类器和 KNN 分类器的特征选择过程。与 SVM 的分析过程相似,可以得出各分类器在最优特征组合下对应的最高分类准确率,如表 12 - 4 所示。其中,NNW 分类器的特征组合为特征 1、2、4、6、8、9、10、16、17、21、22,RF 分类器的特征组合为特征 1、2、4、7、14、16、17、18、20、22,KNN 分类器的特征组合为特征 1、2、3、4、10、14、15、17、18、19、20、21、22。可以发现,特征 1(细胞核面积)、特征 2(细胞核长径)、特征 4(细胞核亮度)和特征 22(近似细胞质区域的亮度)这 4 个特征在 4 种分类器的最优特征组合中出现的频率最高,表明这 4 个特征的重要度最高。这一结果与 Martin 等得出的结论是一致的。另外,除了这 4 个特征,我们还可以发现,特征 14、16、17、20 出现的频率也很高,表明这几个特征对于提高分类准确率也起到了重要作用。可见,所提新特征参数具备区分正常细胞和异常细胞的能力,使得分类准确率得到有效的提高。从表 12 - 4 中的数据也可以发现,在四种分类器的结果中 NNW 分类器的分类准确

率最高,达到了 0.957 5。

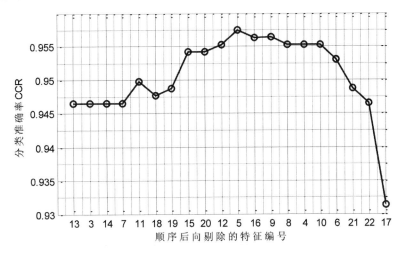

图 12 - 6 NNW 分类器特征选择过程的准确率曲线(Herlev 数据集)

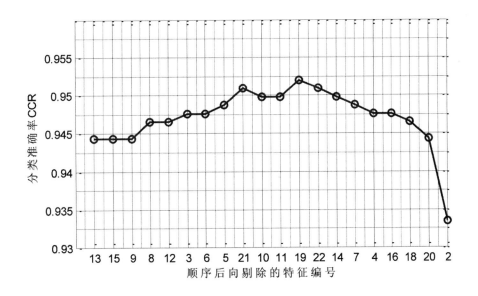

图 12 - 7 RF 分类器特征选择过程的准确率曲线(Herlev 数据集)

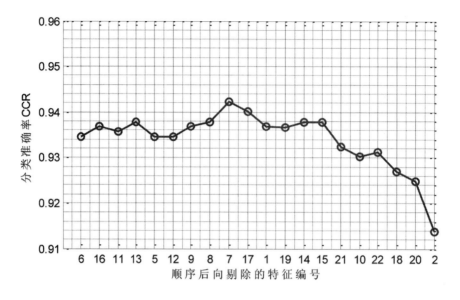

图 12 - 8　KNN 分类器特征选择过程的准确率曲线(Herlev 数据集)

表 12 - 4　各分类器的分类性能比较(Herlev 数据集)

分类器	CCR	TPR	TNR
SVM	0.946 7	0.975 0	0.867 8
NNW	0.957 5	0.979 3	0.896 9
RF	0.952 0	0.976 3	0.884 5
KNN	0.942 2	0.979 3	0.838 8

12.3.2.2　采用两级分类法对 Herlev 数据集的测试

本节测试了四种基于不同基本分类器的两级分类法。首先以基于 SVM 分类器的两级分类法为例说明测试过程。图 12 - 9 中给出了以 SVM 作为基本分类器,在每个粗分类面积阈值下对应的最终分类准确率。测试过程采用 5 重交叉验证,在 SVM 分类器的最优特征组合下通过调整其主要参数获得最优分类准确率。可以看出,当粗分类的面积阈值选取为 1600 像素时,最终的分类准确率最高(0.950 8),此时用于分类小核细胞样本部分的 SVM 分类器的主要参数设置为:惩罚参数 C 取为 35,γ 取为 2;用于分类大核细胞样本部分的 SVM 分类器的主要参数设置为:惩罚参数 C 取为 8,γ 取为 2。

按照与基于 SVM 分类器的两级分类法相似的测试过程,基于 NNW、基于 RF 和基于 KNN 的两级分类法的最终分类准确率 CCR 随着粗分类阈值的变化曲线如图 12 - 9 所示。对比图中的 4 条曲线可以发现,各曲线对应的最佳粗分类阈值都比较接近。同时表 12 - 5 中总结了各曲线对应的最高分类准确率,其中基于 NNW 的两级分类法的分类准确率最高(0.961 8),对应的粗分类阈值是 1600 像素。在各自的最佳粗分类阈值下,用于分类小核细胞样本部分的 NNW 分类器的主要参数设置为:隐层节点数取为 20,用于分类大核细胞样本部分的 NNW 分类器的主要参数设置为:隐层节点数取为 17;用于分类小

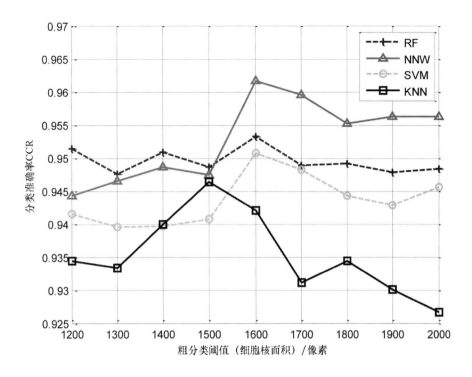

图 12 - 9 不同粗分类阈值下的最终分类准确率曲线(Herlev 数据集)

核细胞样本部分的 RF 分类器的主要参数设置为:随机森林中树的棵数设置为 800,用于
分类大核细胞样本部分的 RF 分类器的主要参数设置为:树的棵数设置为 1050;用于分类
小核细胞样本部分的 KNN 分类器的主要参数设置为:近邻数目设置为 5,用于分类大核
细胞样本部分的 KNN 分类器的主要参数设置为:近邻数目设置为 5。

从表 12 - 4 和表 12 - 5 中可以看出两级分类法的分类精度比采用相应的基本分类器
的直接分类方法的分类精度都有一定的提高,这也验证了所提两级分类法对于处理宫颈
细胞图像分类问题的有效性。另外,从图 12 - 9 中也可以发现这样的一个现象,基于 RF
的两级分类法的准确率随粗分类阈值的变化较小,而且相对于直接采用 RF 分类器,分类
准确率的改善并不是很明显。这主要是由于所提两级分类法实际上是借鉴了决策树分类
的思想,即先用一个特征将样本粗分为两部分,然后每一部分再做进一步的细分类。而
RF 分类器本身就是由决策树分类器扩展而来,因此是否先进行粗分类对于 RF 分类器的
影响相对较小。

另外,表 12 - 5 中的最后两行还给出了丹麦科技大学 Martin 和 Norup 等对 Herlev 数
据集的分类实验结果,其中 Martin 采用的是 Gustafson-Kessel 聚类方法进行分类,Norup 采
用的是基于最近类重心的分类方法。可以看出本书采用的基于 NNW 的两级分类法的分
类准确率更高,这也进一步验证了所提方法的有效性。

表 12 - 5　不同方法的分类性能对比(Herlev 数据集)

	CCR	TPR	TNR
基于 SVM 的两级分类	0.950 8	0.979 7	0.870 7 6
基于 NNW 的两级分类	0.961 8	0.977 9	0.918 1
基于 RF 的两级分类	0.953 4	0.973 3	0.897 6
基于 KNN 的两级分类	0.946 5	0.969 0	0.884 8
Martin 的方法	0.939 4	0.967 4	0.861 2
Norup 的方法	0.948 7	0.957 0	0.925 6

12.3.3　自有数据集的测试

本节采用与 12.3.2 节相似的思路和实验方法对自有数据集进行测试。

12.3.3.1　四种基本分类器对自有数据集的分类性能测试

图 12 - 10 ~ 12 - 13 分别给出了在自有数据集上采用 SBS 特征选择法测试 SVM 分类器、NNW 分类器、RF 分类器和 KNN 分类器时的特征选择过程。可以得出各分类器在最优特征组合下对应的最高分类准确率,如表 12 - 6 所示。其中,SVM 分类器的特征组合为特征 1、2、4、7、8、9、12、14、15、16、17、18、19、20、21、22,NNW 分类器的特征组合为特征 1、2、4、7、8、9、10、11、12、13、14、15、17、18、19、20、21、22,RF 分类器的特征组合为特征 1、2、4、6、7、8、10、11、12、13、14、15、17、18、19、20、21、22,KNN 分类器的特征组合为特征 1、2、4、8、10、12、13、16、17、18、19、20、21、22。同样可以发现,特征 1(细胞核面积)、特征 2(细胞核长径)、特征 4(细胞核亮度)在四种分类器的最优特征组合中出现的频率仍然很高。另外,我们还可以发现,本书新构建的特征 14、17、18、19、20、22 等出现的频率也很高,表明这几个特征对于提高分类准确率也起到了重要作用。可见,在自有数据集上的实验结果也进一步证明了所构建的新特征具备区分正常细胞和异常细胞的能力,使得分类准确率得到有效的提高。从表 12 - 6 中的数据也可以发现,在四种分类器的结果中 NNW 分类器的分类准确率仍然最高,达到了 98.30%。另外,可以发现各分类器在 Herlev 数据集和自有数据集上的最优特征组合有一些差异,这可能主要与两个数据集中细胞图像的制片方式、光照条件、采集设备以及样本的覆盖面等因素不同有关。

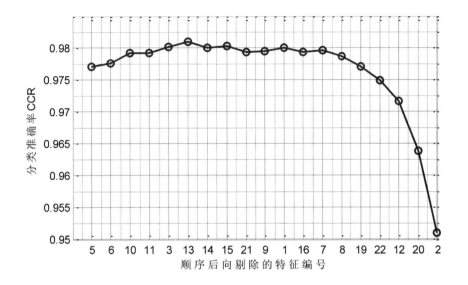

图 12 - 10　SVM 分类器特征选择过程的准确率曲线（自有数据集）

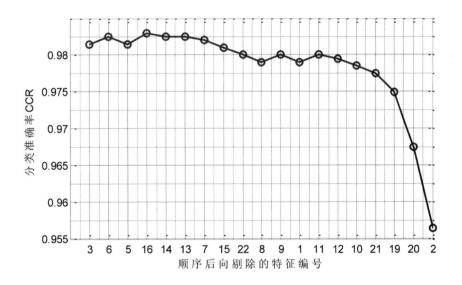

图 12 - 11　NNW 分类器特征选择过程的准确率曲线（自有数据集）

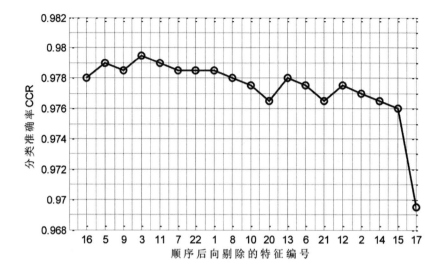

图 12 - 12　RF 分类器特征选择过程的准确率曲线(自有数据集)

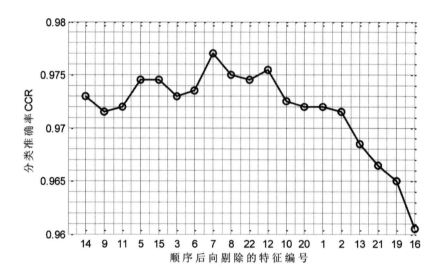

图 12 - 13　KNN 特征选择过程的准确率曲线(自有数据集)

表 12 - 6　各分类器的分类性能比较(自有数据集)

分类器	CCR	TPR	TNR
SVM	0.981 0	0.967 6	0.993 5
NNW	0.983 0	0.975 1	0.990 4
RF	0.979 5	0.971 0	0.987 4
KNN	0.977 0	0.969 9	0.983 6

12.3.3.2 采用两级分类法对自有数据集的测试

本节同样采用细胞核面积这一特征参数对自有数据集中的样本进行粗分类。图 12 – 14 给出了自有数据集的样本数据分布图(以细胞核面积作为特征参数),其中横坐标表示细胞核面积的数值,纵坐标表示样本的个数,虚线代表正常细胞,实线代表异常细胞。从图 12 –14 可见,细胞核面积在 1600 ~ 2800 像素之间时,两类样本的重叠程度较高。因此,在自有数据集上确定粗分类阈值的过程中,本节以细胞核面积 1600 ~ 2800 像素作为选取粗分类阈值的区间,每隔 100 像素选取一个阈值,然后在每个阈值下进行测试,具体方法与 12.3.2 节基本相同。

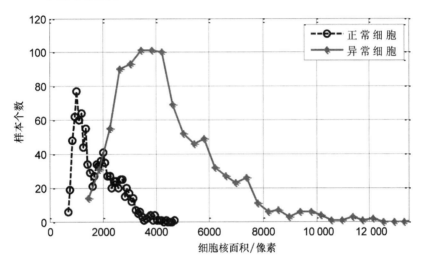

图 12 – 14　自有数据集的样本数据分布图(以细胞核面积作为特征参数)

基于 SVM、NNW、RF 和 KNN 分类器的两级分类法的分类准确率随粗分类阈值的变化曲线如图 12 – 15 所示。同时表 12 –7 中总结了各曲线对应的最高分类准确率,其中基于 NNW 的两级分类法的分类准确率最高(0.984 5),对应的粗分类阈值是 2200(细胞核面积)像素。在各自的最佳粗分类阈值下,用于分类小核细胞样本部分的 SVM 分类器的主要参数设置为:惩罚参数 C 取为 16,γ 取为 0.4,用于分类大核细胞样本部分的 SVM 分类器的主要参数设置为:惩罚参数 C 取为 2.8,γ 取为 8;用于分类小核细胞样本部分的 NNW 分类器的主要参数设置为:隐层节点数取为 46,用于分类大核细胞样本部分的 NNW 分类器的主要参数设置为:隐层节点数取为 38;用于分类小核细胞样本部分的 RF 分类器的主要参数设置为:随机森林中树的棵数设置为 1100,用于分类大核细胞样本部分的 RF 分类器的主要参数设置为:树的棵数设置为 1200;用于分类小核细胞样本部分的 KNN 分类器的主要参数设置为:近邻数目设置为 6,用于分类大核细胞样本部分的 KNN 分类器的主要参数设置为:近邻数目设置为 3。

从表 12 – 6 ~ 12 –7 中同样可以看出两级分类法的分类精度比采用相应的基本分类器的直接分类方法的分类精度都有一定的提高。在自有数据集上的实验进一步验证了所提基于细胞核面积的两级分类方法对于处理宫颈细胞图像分类问题的有效性。同样可以看到,基于 RF 的两级分类法与采用 RF 分类器直接分类相比,分类准确率的改善并不很

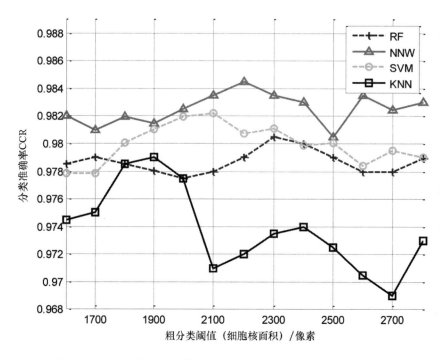

图 12 - 15　不同粗分类阈值下的最终分类准确率曲线(自有数据集)

明显,其主要原因已在12.3.2节做出解释。另外,与 Herlev 数据集的实验结果相比,针对自有数据集实验的分类准确率明显偏高,这主要是由于 Herlev 数据集中包含了一类正常的柱状上皮细胞(共97幅图像),这类柱状上皮细胞的形态特征与异常细胞(主要是 HSIL细胞)很接近。这类细胞的存在降低了正常细胞与异常细胞的可区分度,从而使得最终的分类准确率不能达到很高。但是这类细胞在实际采集的宫颈细胞图像中并不多见(本书所采集的图像亦是如此),Genctav 和 Chankonga 等在其论文中对此现象也有描述,因此他们在实验中直接将这一类细胞样本剔除不作为分类实验样本。但是考虑到 Martin 等在其论文的实验中仍使用了这类细胞样本,为了与他们的工作进行更公平的对比,本书在实验样本中保留了这一类细胞样本。

表 12 - 7　两级分类法的分类性能对比(自有数据集)

	CCR	TPR	TNR	最佳粗分类阈值 (细胞核面积)/像素
基于 SVM 的两级分类	0.982 2	0.973 8	0.990 1	2100
基于 NNW 的两级分类	0.984 5	0.977 2	0.991 3	2200
基于 RF 的两级分类	0.980 5	0.971 2	0.989 4	2300
基于 KNN 的两级分类	0.979 0	0.971 1	0.986 5	1900

通过对 Herlev 数据集和自有数据集的实验验证,相比于采用基本分类器进行直接分

类的方法,所提两级分类法能够使得最终的分类准确率得到有效的提高,其中基于 NNW 分类器的两级分类法(即以 NNW 作为基本分类器的两级分类法)的准确率最高。这些研究对于宫颈癌细胞自动诊断系统的研制提供了有价值的实验基础。

12.4　本章小结

本章研究了宫颈细胞图像的特征参数提取与分类识别问题。在特征参数提取方面,本章在经典特征参数的基础上构建了一个新的宫颈细胞图像特征集在分类识别部分,本章选取了模式识别领域大量应用的四种分类器(SVM、NNW、KNN、RF 分类器)作为基本分类器研究宫颈细胞图像的分类识别问题,重点介绍了一种基于细胞核面积的两级分类方法。实际采集的宫颈细胞图像中往往包含有很多非实质细胞的杂质,如血液细胞、染料杂质等,而细胞图像分割算法在分割出细胞的同时,也会将一部分杂质分割出来。有些杂质的形态特征与宫颈细胞差异较大,可以通过一些简单的办法予以排除;但也有一部分杂质与宫颈细胞的特征相似,不易直接排除。在对宫颈细胞进行分类之前,先排除掉这种杂质对于实际的工程应用也非常重要。这一问题有待继续深入研究。

参 考 文 献

[1] 付晓燕,王学军,刘石泉,等. 结核分枝杆菌诊断技术研究进展[J]. 生物技术通讯,
    2009, 20(2): 249 – 252.

[2] World Health Organization. Global tuberculosis control-epidemiology, strategy, financing [M].
    Geneva, Switzerland, WHO Press, 2009.

[3] 王会莲. 结核细胞自动识别系统中关键技术的研究[D]. 北京: 北京化工大
    学, 2006.

[4] Bello A K, Njoku C H. Tuberculosis: current trends in diagnosis and treatment [J].
    Nigerian Journal of Clinical Practice, 2005, 8(2): 118.

[5] 谷海瀛. 细菌形态学检查及其意义[J]. 中华检验医学杂志, 2009, 32(11): 1315 –
    1320.

[6] 中华人民共和国卫生部. 中华人民共和国卫生行业标准——肺结核诊断标准
    (WS288—2008)[S]. 中华人民共和国卫生部, 2008.

[7] Wu Q, Merchant F A, Castleman K R. Microscope image processing[M]. Elsevier
    Inc., 2008.

[8] Spring K R, Davidson M W. Depth of field and depth of focus[EB/OL]. [2017 – 06 – 25]
    The Source for Microscopy Education, 2010. http://www.microscopyu.com.

[9] Liron Y, Paran Y, Zatorsky N G, et al. Laser autofocusing system for high-resolution
    cell biological imaging[J]. Journal of Microscopy, 2006, 221: 145 – 151.

[10] Mendelsohn M L, Mayall B H. Computer-oriented analysis of human chromosomes – III
    focus[J]. Computers in Biology and Medicine, 1972, 2: 137 – 150.

[11] Neill E L. Introduction to statistical optics[M]. Courier Dover Publications, 2004.

[12] Goodman J W. Introduction to Fourier optics [M]. third edition. Roberts and
    Company, 2005.

[13] Scott C. Introduction to optics and optical imaging[M]. IEEE Press, 1998.

[14] Tenenbaum J M. Accommodation in computer vision [D]. Stanford: Stanford
    University, 1970.

[15] Jarvis R A. Focus optimization criteria for computer image processing [J].
    Microscope, 1976, 24(2): 163 – 180.

[16] Nayar S K, Nakagawa Y. Shape from focus [J]. IEEE Trans. on Pattern Analysis and
    Machine Intelligence, 1994, 16(8): 824 – 831.

[17] Brenner J F, Dew B S, Horton J B, et al. An automated microscope for cytological

research a preliminary evaluation［J］. Journal of Histochemistry and Cytochemistry, 1976, 24(1): 100 – 111.

[18] Ge Y, Nelson B J. Wavelet-based autofocusing and unsupervised segmentation of microscopic images［C］//In: Proc. of the IEEE/RSJ Int'l Conf. on Intelligent Robots and Systems, 2003: 2143 – 2148.

[19] Makkapati V V. Improved wavelet-based microscope autofocusing for blood smears by using segmentation［C］//In: Proc. of the 5th Annual IEEE Conf. on Automation Science and Engineering. Bangalore, 2009.

[20] 郭丙华, 廖启亮, 余志. 基于小波变换的快速自动聚焦算法［J］. 中山大学学报（自然科学版）, 2007, 46(2): 12 – 15.

[21] Materj K, Janez P, Matej P, et al. A Bayes-spectral-entropy-based measure of camera focus using a discrete cosine transform［J］. Pattern Recognition Letters, 2006, 27(13): 1431 – 1439.

[22] Subbarao M, Tyan J K. Selecting the optimal focus measure for autofocusing and depth-from-focus［J］. IEEE Trans. on Pattern Analysis and Machine Intelligence, 1998, 20(8): 864 – 870.

[23] Santos A, Solórzano C O, Vaquero J J, et al. Evaluation of autofocus functions in molecular cytogenetic analysis［J］. Journal of Microscopy, 1997, 188(3): 264 – 272.

[24] Sun Y, Duthaler S, Nelson B J. Autofocusing algorithm selection in computer microscopy［C］//In: Proc. of the Intelligent Robots and Systems (IROS 2005), 2005.

[25] Russell M J, Douglas T S. Evaluation of autofocus algorithms for tuberculosis microscopy［C］//In: Proc. of the 29th Annual Int'l Conf. of the IEEE EMBS Cité Internationale. Lyon, 2007.

[26] 孙杰, 袁跃辉, 王传永. 数字图像处理自动图像聚焦算法的分析和比较［J］. 光学学报, 2007, 27(1): 35 – 39.

[27] Luthi B S, Thomas N, Hwiid S F, et al. An efficient autofocus algorithm for a visible microscope on a Mars lander［J］. Planetary and Space Science, 2010, 58(10): 1258 – 1264.

[28] Choi K S, Lee J S, Koo S J. New autofocusing technique using the frequency selective weighted median filter for video cameras［J］. IEEE Transactions on Consumer Electronics, 1999, 45(3): 820 – 827.

[29] He Jie, Zhou Rongzhen, Hong Zhiliang. Modified fast climbing search auto-focus algorithm with adaptive step size searching technique for digital camera［J］. IEEE Transactions on Consumer Electronics, 2003, 49: 257 – 262.

[30] Krotkov E P. Active computer vision by cooperative focus and stereo［M］. New York: Springer-Verlag, 1989.

[31] 陈国金. 数字图像自动聚焦技术研究及系统实现［D］. 西安: 西安电子科技大

学, 2007.

[32] Pentland A P. A new sense for depth of filed [J]. IEEE Transactions on Pattern Analysis and Machine Intelligence, 1987, 9(4): 523 – 531.

[33] Subbarao M. Parallel depth recovery by changing camera parameters [C]. Second International Conference on Computer Vision, Florida, USA, December 1988: 149 – 155.

[34] Subbarao M, Natarajan G. Depth recovery from blurred edges[C]//Proceedings of the IEEE Conference on Computer Vision and Pattern Recognition, Ann Arbor, Michigan, 1988: 498 – 503.

[35] Subbarao M, Surya G. Depth from defocus: a spatial domain approach [J]. International Journal of Computer Vision, 1994, 13(3): 271 – 294.

[36] 李奇. 数字自动对焦技术的理论及实现方法研究[D]. 浙江: 浙江大学, 2004.

[37] Moghaddam M E. Out of focus blur estimation using genetic algorithm[J]. Journal of Computer Science, 2008, 4(4): 298 – 304.

[38] Oku H, Ishikawa M, Theodorus, et al. High-speed autofocusing of a cell using diffraction pattern[J]. Optics Express. 2006, 14(9): 3952 – 3960.

[39] Oku H, Makise S, Ishikawa M. Serial algorithm for high speed autofocusing of cells using depth from diffraction (DFDi) method [C]. IEEE International Conference on Robotics and Automation, Pasadena, USA, May, 2008: 3124 – 3129.

[40] Kuie T. Cervical cancer: its causes and prevention [M]. Singapura: Times Book Int, 1996: 20 – 52.

[41] Mat-Isa N A, Mashor M Y, Othman N H. An automated cervical pre-cancerous diagnostic system [J]. Artificial Intelligence in Medicine, 2008, 42(1): 1 – 11.

[42] WHO. Comprehensive cervical cancer control: a guide to essential practice [M]. WHO Press, 2006: 42 – 52.

[43] Stoler M H. Advances in cervical screening technology[C]. The 1999 Long Course on Pathology of the Uterine Corpus and Cervix, 2000: 275 – 284.

[44] 李瑞珍, 乌兰娜, 刘植华, 等. 4 种不同检查方法在宫颈癌筛查中的临床应用价值[J]. 中国肿瘤临床, 2009, 36(1): 1 – 4.

[45] 李清秀, 钟巧莹. 两种宫颈癌筛查方法的对比研究[J]. 广东医学, 2009, 30(8): 1127 – 1128.

[46] 郑玉凤, 彭秀慈, 邹红梅. 计算机辅助细胞检测系统对子宫颈病变筛查的意义[J]. 中国妇幼保健, 2004, 19(7): 71 – 72.

[47] Gravitt P E, Coutleeb F, Iftner T, et al. New technologies in cervical cancer screening [J]. Vaccine, 2008, 26(1): 42 – 52.

[48] 丁海艳, 孙允高, 叶大田. 计算机自动识别宫颈细胞涂片技术[J]. 国外医学生物医学工程分册, 2000, 23(2): 85 – 90.

[49] Kitchener H C, Blanks R, Dunn G, et al. Automation-assisted versus manual reading of cervical cytology (MAVARIC): a randomized controlled trial [J]. The Lancet

Oncology, 2011, 12(1): 56 –64.

[50] Duanggate C, Uyyanonvara B, Koanantakul T. A review of image analysis and pattern classification techniques for automatic pap smear screening process[C]. The International Conference on Embedded Systems and Intelligent Technology, 2008: 142 –152.

[51] Malm P. Automated cervical cancer screening through image analysis[C]. Reviews of Scientific Papers, 2009: 1 –25.

[52] 李宽. 细胞图像的分割、纹理提取及识别方法研究[D]. 长沙: 国防科技大学, 2012: 2 –52.

[53] 范金坪. 宫颈细胞图像的分割和识别方法研究[D]. 广州: 暨南大学, 2010: 12 –72.

[54] Gonzalez R C, Woods R E. Digital image processing[M]. 2nd edition. New York: Prentice Hall, 2002.

[55] 章毓晋. 图像工程[M]. 北京: 清华大学出版社, 2013.

[56] Otsu N. A threshold selection method from gray-level histograms [J]. IEEE Transactions on Systems, Man, and Cybernetics, 1979, 9(1): 62 –66.

[57] Genctav A, Aksoy S, Onder S. Unsupervised segmentation and classification of cervical cell images [J]. Pattern Recognition, 2012, 45(12): 4151 –4168.

[58] Sahoo P, Arora G. A thresholding method based on two-dimensional Renyi´s entropy [J]. Pattern Recognition, 2004, 37(6): 1149 –1161.

[59] 魏伟一. 基于最大区域互信息量的生物细胞图像分割[J]. 西北师范大学学报: 自然科学版, 2010, 46(3): 44 –46.

[60] Bruzzese D, Giani U. Automatic multilevel thresholding based on a fuzzy entropy measure [C]. Classification and Multivariate Analysis for Complex Data Structures, 2011: 125 –133.

[61] 王任挥. 基于最大信息熵原理的显微细胞图像多阈值分割算法[J]. 内蒙古科技与经济, 2010, 18: 58 –60.

[62] Lin Z. The cell image segmentation based on the K-L transform and Otsu method[C]. International Conference on Multimedia and Signal Processing (CMSP), 2011: 25 –28.

[63] Plissiti M E, Nikou C, Charchanti A. Watershed-based segmentation of cell nuclei boundaries in pap smear images [C]//Proceedings of the IEEE/EMBS Region 8 International Conference on Information Technology Applieations in Biomedicine, 2010.

[64] Plissiti M E, Nikou C, Charchanti A. Automated detection of cell nuclei in pap smear images using morphological reconstruction and clustering [J]. IEEE Transactions on Information Technology in Biomedicine, 2011, 15(2): 233 –241.

[65] 孙即祥, 姚伟, 滕书华. 模式识别[M]. 北京: 国防工业出版社, 2009.

[66] 孙即祥. 现代模式识别[M]. 北京: 高等教育出版社, 2008.

[67] Bradbury L, Wan J. A spectral K-means approach to bright-field cell image segmentation [C]. Annual International Conference of the IEEE Engineering in

Medicine and Biology Society (EMBC), 2010: 4748 – 4751.

[68] Li K, Lu Z, Liu W, et al. Cytoplasm and nucleus segmentation in cervical smear images using radiating GVF snake [J]. Pattern Recognition, 2012, 45(4): 1255 – 1264.

[69] Theera-Umpon N. White blood cell segmentation and classification in microscopic bone marrow images [J]. Fuzzy Systems and Knowledge Discovery, 2005: 787 – 796.

[70] 张耀东. 显微细胞图像的数学形态学处理及特征提取应用研究[D]. 长沙: 国防科技大学, 2006.

[71] 姜红军, 王可佳, 海鹰, 等. 基于数学形态学的医学图像自动阈值分割[J]. 内蒙古师范大学学报(自然科学汉文版), 2008, 37(3): 397 – 402.

[72] Soille P. Morphological image analysis: principles and applications [M]. New York: Springer – Verlag, 1999.

[73] Li T, Wang S, Zhao N. Grayscale edge detection for gastric tumor pathologic cell images by morphological analysis [J]. Computer in Biology and Medicine, 2009, 39(11): 947 – 952.

[74] 丛培盛, 孙建忠. 分水岭算法分割显微图像中重叠细胞[J]. 中国图象图形学报, 2006, 11(12): 1781 – 1784.

[75] Kan J, Liao Q M, Yuan X. A novel white blood cell segmentation scheme based on feature space clustering[J]. Soft Computing, 2006, 10(1): 12 – 19.

[76] Mat-Isa N A, Mashor M Y, Othman N H. Seeded region growing features extraction algorithm: its potential use in improving screening for cervical cancer[J]. International Journal of the Computer, the Internet and Management, 2010, 13(1): 61 – 70.

[77] Mustafa N, Isa N, Mashor M. Automated multicells segmentation of thin-prep image using modified seed based region growing algorithm[J]. Biomedical Soft Computing and Human Sciences, 2009, 14(2): 41 – 47.

[78] 刘生浩, 曾立波, 吴琼水, 等. 一种基于椭圆可变形模板技术的宫颈细胞图像分割方法[J]. 仪器仪表学报, 2004, 25(2): 222 – 225.

[79] Bergmeir C, Silvente M G, Lopez-Cuervo J E, et al. Segmentation of cervical cell images using mean-shift filtering and morphological operators [C]//Proceeding of SPIE Medical Imaging, 2010: 76231 – 76238.

[80] Nixon M S, Aguado A S. Feature extraction and image processing [M]. London: Oxford, 2008.

[81] Kass M, Witkin A, Terzopoulos D. Snakes: active contour models [J]. International Journal of Computer Vision, 1988, 1(4): 321 – 331.

[82] Bamford P, Lovell B. Unsupervised cell nucleus segmentation with active contours [J]. Signal Processing, 1998, 71(2): 203 – 213.

[83] 胡敏. 基于 Snake 的图象分割与癌细胞识别方法研究[D]. 郑州: 信息工程大学, 2005.

[84] Plissiti M E, Nikou C, Charchanti A. Accurate localization of cell nuclei in pap smear

images using gradient vector flow deformable models ［C］//Proceedings of 3rd International Conference on Bio-inspired Signals and Systems (BIOSIGNALS 2010), Valencia, Spain, 2010: 284 – 289.

［85］ Xu C, Prince J L. Snakes, shapes, and gradient vector flow［J］. IEEE Transactions on Image Processing, 1998, 7(3): 359 – 369.

［86］ 马竟锋. 细胞图像主动轮廓分割模型研究［D］. 杭州: 浙江大学, 2011.

［87］ 王大凯, 侯榆青, 彭进业. 图像处理的偏微分方程方法［M］. 北京: 科学出版社, 2010.

［88］ 郑强. 基于主动轮廓模型的磁共振脑图像局部分割研究［D］. 济南: 山东大学, 2013.

［89］ 王利. 脑核磁共振图像分割技术研究［D］. 南京: 南京理工大学, 2010.

［90］ Caselles V, Kimmel R, Sapiro G. Geodesic active contours ［J］. International Journal of Computer Vision, 1997, 22(1): 61 – 79.

［91］ Chan T F, Vese L A. Active contours without edges ［J］. IEEE Transactions on Image Processing, 2001, 10(2): 266 – 277.

［92］ Tse S T, Bradbury L, Wan J W L, et al. A combined watershed and level set method for segmentation of brightfield cell images ［J］. Progress in Biomedical Optics and Imaging, 2009, 7259: 1 – 10.

［93］ Ma J, Hou K, Bao S, et al. A new level set model for cell image segmentation ［J］. Chinese Physics B, 2011, 20(2): 028701.

［94］ Jantzen J, Dounias G. Analysis of pap-smear image data ［C］//Proceedings of the Nature-Inspired Smart Information Systems 2nd Annual Symposium, NISIS, 2006.

［95］ Martin E. Pap-smear classification ［D］. Denmark: Technical University of Denmark, 2003.

［96］ Norup. Classification of pap-smear data by transductive neuro-fuzzy methods ［D］. Denmark: Technical University of Denmark, 2005.

［97］ Chankonga T, Theera-Umpon N, Auephanwiriyakul S. Automatic cervical cell segmentation and classification in pap smears ［J］. Computer Methods and Programs in Biomedicine, 2014, 2(3): 539 – 556.

［98］ Jung C, Kim C. Segmenting clustered nuclei using h-minima transform-based marker extraction and contour parameterization ［J］. IEEE Transactions on Biomedical Engineering, 2010, 57(10): 2600 – 2604.

［99］ 卢艳芝, 刘相滨. 一种改进的重叠细胞分离算法［J］. 计算机工程与应用, 2008, 44(24): 172 – 174.

［100］ Plissiti M E, Nikou C. Cervical cell classification based exclusively on nucleus features ［C］. International Conference on Image Analysis and Recognition, 2012: 483 – 490.

［101］ Zhang L, Kong H, Chin C T, et al. Automation-assisted cervical cancer screening in manual liquid-based cytology with hematoxylin and eosin staining ［J］. Cytometry, 2014(25)：214 – 230.

[102] Bishop C. Pattern recognition and machine learning ［M］. Cambridge：Springer, 2007.

[103] Hastie T, Tibshirani R, Friedman J. The elements of statistical learning：data mining, inference, and prediction ［M］. Cambridge：Springer, 2008.

[104] Duda R O, Hart P E, Stork D Q. Pattern classification ［M］. New York：Wiley, 2001.

[105] 谢丽娟, 曾立波, 吴琼水. 多光谱骨髓细胞图像分类方法研究[J]. 计算机工程, 2006, 32(3)：203 – 205.

[106] Njoroge E, Alty S R, Gani M R, et al. Classification of cervical cancer cells using FTIR data ［C］//Proceedings of the 28th IEEE EMBS Annual International Conference, New York, 2006：5338 – 5341.

[107] Chen Y F, Huang P C, Lin K C, et al. Semi-automatic segmentation and classification of pap smear cells ［J］. IEEE Journal of Biomedical and Health Informatics, 2014, 18(1)：94 – 108.

[108] Ko B C, Gim J W, Nam J Y. Cell image classification based on ensemble features and random forest ［J］. Electronics Letters, 2011, 47(11)：638 – 639.

[109] 何苗, 全宇, 李建华, 等. 径向基人工神经网络在宫颈细胞图像识别中的应用[J]. 中国医科大学学报, 2006, 35(1)：79 – 81.

[110] 何苗, 全宇, 李建华, 等. MLP 神经网络在子宫颈细胞图像识别中的应用[J]. 中国卫生统计, 2006, 23(4)：293 – 296.

[111] 孙即祥. 数字图像处理[M]. 河北教育出版社, 1991.

[112] 唐宗明, 张利, 谢攀. 一种基于能量和熵的自动聚焦算法[J]. 电子学报, 2003, 31(4)：552 – 555.

[113] Vollath D. Automatic focusing by correlative methods ［J］. Journal of Microscopy, 1987, 147(3)：279 – 288.

[114] Groen F, Young I T, Ligntart G. A comparison of different focus functions for use in autofocus algorithms ［J］. Cytometry, 1985, 6：81 – 91.

[115] Yeo T, Jayasooriah S O, Sinniah R. Autofocusing for tissue microscopy[J]. Image Vis. Comput. 1993, 11：629 – 639.

[116] Chen G J, Zhu M F, Wang Y K, et al. Study on definition evaluation function based on image contrast variation［C］//In：Proc. the annual Conference on International Conference on Computer Engineering and Applications, Australia, 2007：254 – 258.

[117] 朱孔凤, 姜威, 高赞, 等. 自动聚焦系统中聚焦窗口的选择及参量的确定[J]. 光学学报, 2006, 26(6)：836 – 840.

[118] 李奇, 冯华君, 徐之海. 自动对焦系统中图像非均匀采样的实验研究[J]. 光子学报, 2003, 32(12)：1499 – 1501.

[119] 张乐,姜威,高赞.数字图像一阶矩的自动聚焦区域选择算法[J].光学技术, 2008,34(2):163 - 169.

[120] Herman B, Lemasters J J. Optical microscopy：emerging methods and applications[M]. Academic Press,New York, 1993.

[121] Boddeke F R. Quantitative fluorescence microscopy [D]. Delf：Delf Technische University, 1999.

[122] 翟永平,刘云辉,周东翔,等.稀疏图像内容情况下显微镜自动聚焦算法[J].软件学报, 2012,23(5):1281 - 1294.

[123] 翟永平,周东翔,刘云辉,等.聚焦函数性能评价指标设计及最优函数选取[J].光学学报, 2011,31(4):245 - 252.

[124] 翟永平,周东翔,刘云辉.极小景深条件下显微镜大范围聚焦算法[J].光学学报, 2012,32(4):189 - 198.

[125] Zhai Yongping, Zhou Dongxiang, Liu Shun, et al. Content based focus measure for robust auto-focusing of microscopy in biomedical applications [C]. IEEE 4th International Conference on Nano/Molecular Medicine and Engineering. Dec, HongKong, China, 2010：130 - 135.

[126] Sim K S, Tso C P, Tan Y Y. Recursive sub-image histogram equalization applied to gray scale images[J]. Pattern Recognition Letters, 2007,28(10):1209 - 1221.

[127] Kim Y T. Contrast enhancement using brightness preserving bi-histogram equalization[J]. IEEE Transactions on Consumer Electronics, 1997,43(1):1 - 8.

[128] Wang Y, Chen Q, Zhang B. Image enhancement based on equal area dualistic subimage histogram equalization method [J]. IEEE Transactions on Consumer Electronics, 1999,45(1):68 - 75.

[129] Chen S D, Ramli A R. Contrast enhancement using recursive mean-separate histogram equalization for scalable brightness preservation[J]. IEEE Transactions on Consumer Electronics, 2003,49(4):1301 - 1309.

[130] Wongsritong K, Kittayaruasiriwat K, Cheevasuvit F, et al. Contrast enhancement using multipeak histogram equalization with brightness preserving[C]. The IEEE Asia-Pacific Conference on Circuits and Systems. Chiengmai：IEEE, 1998：455 - 458.

[131] Abdullah-Al-Wadud M, Hasanul K M, Chae O. A dynamic histogram equalization for image contrast enhancement[J]. IEEE Transactions on Consumer Electronics, 2007, 53(2):593 - 600.

[132] Ibrahim H, Kong N S P. Brightness preserving dynamic histogram equalization for image contrast enhancement[J]. IEEE Transactions on Consumer Electronics, 2007, 53(4):1752 - 1758.

[133] Yang S, Oh J H, Park Y. Contrast enhancement using histogram equalization with bin underflow and bin overflow [C]. International Conference on Image Processing, Barcelona, Spain：IEEE, 2003,1:881 - 884.

［134］ Wang Q, Ward R K. Fast image/video contrast enhancement based on weighted thresholded histogram equalization[J]. IEEE Transactions on Consumer Electronics, 2007, 53(2): 757 –764.

［135］ Arici T, Dikbas S, Altunbasak Y. A histogram modification framework and its application for image contrast enhancement [J]. IEEE Transactions on Image Processing, 2009, 18(9): 1921 –1935.

［136］ Grigoryan A M, Agaian S S. Transform-based image enhancement algorithms with performance measure[J]. IEEE Transactions on Image Processing, 2001, 10(3): 367 –382.

［137］ Chen S D, Ramli A R. Minimum mean brightness error bi-histogram equalization in contrast enhancement [J]. IEEE Transactions on Consumer Electronics, 2003, 49(4): 1310 –1319.

［138］ 王泽兵,杨朝晖. 彩色图像分割技术研究[J]. 数字电视与数字视频. 2005(4): 21 –24.

［139］ McLanchlan G, Peel D. Finite mixture models[M]. New York: John Wiley and Sons, 2000.

［140］ Redner R A, Walker H F. Mixture density, maximum likelihood and the EM algorithm [J]. SIAM Review, 1984, 26(2): 195 –239.

［141］ McLanchlan G, Krishnan T. The EM algorithm and extensions[M]. New York: John Wiley and Sons, 1997.

［142］ 向日华,王润生. 一种基于高斯混合模型的距离图像分割算法[J]. 软件学报, 2003, 14(7): 1250 –1257.

［143］ Chung D H, Sapiroy G. On the level lines and geometry of vector valued images [J]. IEEE SP Lett., 2000, 7(9): 241 –243.

［144］ Kreyszig E. Differential geometry[M]. University of Dorendo Press, 1959.

［145］ Soille P. Morphological image analysis: principles and applications[M]. 2nd ed. Springer-Verlag, 2008.

［146］ Grau V, Mewes A, Alcaniz M, et al. Improved watershed transform for medical image segmentation using prior information[J]. IEEE Transactions on Medical Imaging, 2004, 23(4): 447 –458.

［147］ Ng H, Ong S, Foong K, et al. Medical image segmentation using k-means clustering and improved watershed algorithm [C]. IEEE Southwest Symposium on Image Analysis and Interpretation. Denver, USA: IEEE, 2006: 61 –65.

［148］ 王国权, 周小红, 蔚立磊. 基于分水岭算法的图像分割方法研究[J]. 计算机仿真, 2009, 26(5): 255 –258.

［149］ De Smet P, Pires R L V. Implementation and analysis of an optimized rainfalling watershed algorithm[C]. Image and Video Communication and Processing. San Jose, USA: SPIE, 2000: 759 –766.

[150] Vincent L, Soille P. Watersheds in digital spaces: an efficient algorithm based on immersion simulations [J]. IEEE Transactions on Pattern Analysis and Machine Intelligence, 1991, 13(6): 583 – 598.

[151] Pablo A, Michael M, Charless F, et al. Contour detection and hierarchical image segmentation[J]. IEEE Transactions on Pattern Analysis and Machine Intelligence, 2010, 33(5): 898 – 916.

[152] Martin D R, Fowlkes C C, Jitendra M. Learning to detect natural image boundaries using local brightness, color, and texture cues[J]. IEEE Transactions on Pattern Analysis and Machine Intelligence, 2004, 26(5): 530 – 549.

[153] Shi J, Malik J. Normalized cuts and image segmentation[J]. IEEE Transactions on Pattern Analysis and Machine Intelligence, 2000, 22(8): 888 – 905.

[154] Zijdenbos A P, Dawant B M, Margolin R A, et al. Morphometric analysis of white matter lesions in MR images: method and validation [J]. IEEE Transactions on Medical Imaging, 1994, 13(4): 716 – 724.

[155] Persoon E, Fu K. Shape discrimination using Fourier descriptors [J]. IEEE Trans Sys, Man, and Cyber, 1977, 7(3): 170 – 178.

[156] Hu M. Visual pattern recognition by moment's invariant [J]. IRE Trans. Inf. Theory, IT – 8, 1962: 179 – 187.

[157] Flusser J, Suk T. Pattern recognition by affine moment invariants [J]. Pattern recognition, 1993, 26(1): 167 – 174.

[158] 冈萨雷斯. 数字图像处理[M]. 阮秋琦, 译. 2 版. 北京: 电子工业出版社, 2003.

[159] Hunt E B, Marin J, Stone P J. Experiments in introduction [M]. New York, Academic Press, 1966.

[160] Quinlan J R. Introduction of decision trees[J]. Machine Learning, 1986: 81 – 106.

[161] Quinlan J R. Simplifying decision trees[J]. International Journal of Man-Machine Studies, 1987, 27: 221 – 234.

[162] Quinlan J R. C4. 5 Programs for machine learning [M]. Morgan Kaufmann, San Mateo, California, 1993.

[163] Breiman L, Friedman J H, Olshen R A, et al. Classification and regression trees[J]. Statistics probability series. Wadsworth, Belmont, 1984.

[164] Quinlan J R. Decision trees and multivalued attributes [M]. Machine Intelligence. Oxford, England, Oxford Univ. Press, 1988: 305 – 318.

[165] Quinlan J R. Unknown attributes values in induction[C]. Proceedings of the Sixth International Machine Learning Workshop Cornell. New York. Morgan Kaufmann, 1989.

[166] Mingers J. An empirical comparison of pruning methods for decision-tree induction[J]. Machine Learning 4, 1989: 227 – 243.

[167] Hart P E. The condensed nearest neighbor rule [J]. IEEE Transaction on Information

Theory, 1968, 14(3): 515 – 516.

[168] Zhang B, Srihari S N. Fast K-nearest neighbor classification using clustering-based trees[J]. IEEE Transactions on Pattern Analysis and Machine Intelligence, 2004, 26(4): 525 – 528.

[169] Boor C. On calculating with B-spline[J]. Journal of Approx Theory. 1972(6): 50 – 62.

[170] Barsky B. Computer graphics and geometric modeling using beta-splines [M]. NewYork: Spring-Verlag, 1988.

[171] Cootes T F, Taylor C J. Statistical models of appearance for computer vision [R]. University of Manchester, 2004.

[172] Edwards G J, Taylor C J, Cootes T F. Interpreting face images using active appearance models[C]//In Proc. 3rd IEEE Int. Conf. on Automatic Face and Gesture Recognition, 1998.

[173] Gowe J C. Generalized procrustes analysis[J]. Psychometrika, 1975, 40: 33 – 50.

[174] Blum H. Biological shape and visual science [J]. Journal of Theoretical Biology, 1973, 38: 205 – 287.

[175] Casasent D, Sturgill R. Optical hit-or-miss morphological transforms for ATR [M]. Application of Digital Image Processing, SPIE – 1153: 500 – 510.

[176] Sulaiman S N, Isa N A M, Yusoff I A, et al. Overlapping cells separation method for cervical cell images[C]. The 10th International Conference on Intelligent Systems Design and Applications. Cairo: IEEE, 2010: 1218 – 1222.

[177] Harandi N M, Sadri S, Moghaddam N A, et al. An automated method for segmentation of epithelial cervical cells in images of thin-prep[J]. Journal of medical systems, 2010, 34(6): 1043 – 1058.

[178] Yan P, Xu S, Turkbey B, et al. Discrete deformable model guided by partial active shape model for TRUS image segmentation[J]. IEEE Transactions on Biomedical Engineering, 2010, 57(5): 1158 – 1166.

[179] Cootes T F, Edwards G J, Taylor C J. Active appearance models[C]. In 5th European Conference on Computer Vision, Springer, Berlin, 1998, 2: 484 – 498.

[180] Cootes T F, Taylor C J. Active shape models-their training and application [J]. Computer Vision and Image Understanding, 1995, 61(1): 38 – 59.

[181] 苏亚. 主动表观模型的建模与匹配[D]. 西安：西安电子科技大学, 2010.

[182] Papanicolaou G N. A new procedure for staining vaginal smears [J]. Science, 1942, 95(2469): 438 – 439.

[183] 刘文雄, 周格琛. 液基细胞学在宫颈病变筛查中的临床价值[J]. 检验医学与临床, 2009, 6(2): 158 – 159.

[184] Excellence NIfC. Guidance on the use of liquid-based cytology for cervical screening (Technology Appraisal 69) [C]. London: National Institute for Clinical Excellence, 2003: 32 – 38.

[185] Zhang L, Kong H, Chin C T, et al. Segmentation of cytoplasm and nuclei of abnormal cells in cervical cytology using global and local graph cuts [J]. Computerized Medical Imaging and Graphics, 2014, 38: 369 – 380.

[186] Boykov Y, Veksler O, Zabih R. Fast approximate energy minimization via graph cuts [J]. IEEE Transactions on Pattern Analysis and Machine Intelligence, 2001, 23: 1222 – 1239.

[187] Lu Z, Carneiro G, Bradley A P. Automated nucleus and cytoplasm segmentation of overlapping cervical cells [C]//Proceedings of 16th International Conference on Medical Image Computing and Computer-Assisted Intervention (MICCAI 2013), Nagoya, Japan, 2013.

[188] Vedaldi A, Soatto S. Quick shift and Kernel methods for mode seeking [C]. European Conference on Computer Vision (ECCV 2008), 2008: 705 – 718.

[189] Matas J. Robust wide baseline stereo from maximally stable extremal regions [C]. BMVC, 2002: 384 – 396.

[190] Yang-Mao S F, Chan Y K, Chu Y P. Edge enhancement nucleus and cytoplast contour detector of cervical smear Images [J]. IEEE Transactions on Systems, Man, and Cybernetics-Part B, 2008, 38(2): 353 – 366.

[191] Tsai M H, Chan Y K, Lin Z Z, et al. Nucleus and cytoplast contour detector of cervical smear image [J]. Pattern Recognition Letters, 2008, 29(9): 1441 – 1453.

[192] Pai P Y, Chang C C, Chan Y K. Nucleus and cytoplast contour detector from a cervical smear image [J]. Expert Systems with Applications, 2012, 39(1): 154 – 161.

[193] Lin C H, Chan Y K, Chen C C. Detection and segmentation of cervical cell cytoplast and nucleus [J]. International Journal of Imaging Systems and Technology, 2009, 19(3): 260 – 270.

[194] Kale A, Aksoy S, Onder S. Cell nuclei segmentation in pap smear test images [C]. IEEE 17th Signal Processing and Communications Applications Conference, 2009: 648 – 651.

[195] Kong H, Gurcan M, Belkacem-Boussaid K. Partitioning histopathological images: an integrated framework for supervised color-texture segmentation and cell splitting [J]. IEEE Transactions on Medical Imaging, 2011, 30(9): 1661 – 1677.

[196] Zhang L, Chen S, Wang T, et al. A practical segmentation method for automated screening of cervical cytology [C]. International Conference on Intelligent Computation and Bio-Medical Instrumentation, 2011: 140 – 143.

[197] Ali S, Madabhushi A. An integrated region-, boundary-, shape-based active contour for multiple object overlap resolution in histological imagery [J]. IEEE Transactions on Medical Imaging, 2012, 31(7): 1448 – 1460.

[198] Park C, Huang J Z, Ji J X, et al. Segmentation, inference, and classification of partially overlapping nanoparticles [J]. IEEE Transactions on Pattern Analysis and Machine Intelligence, 2013, 35(3): 669 – 681.

[199] Plissiti M E, Nikou C. Overlapping cell nuclei segmentation using a spatially adaptive active physical model [J]. IEEE Transactions on Image Processing, 2012, 21(11): 4568 – 4580.

[200] Ushizima D M, Bianchi A G C, Carneiro C M. Segmentation of subcellular compartiments combining superpixel [C]. ISBI 2014, 2014.

[201] Holmquist J, Bengtsson E, Eriksson O, et al. Computer analysis of cervical cells automatic features extraction and classification [J]. The Journal of Histochemistry and Cytochemistry, 1978, 26(11): 1000 – 1017.

[202] Street W N, Wolberg W H, Mangasarian O L. Nuclear feature extraction for breast tumor diagnosis [C]//Proceedings of SPIE, Biomedical Image Processing and Biomedical Visualization, 1993: 861 – 870.

[203] 李光, 张海峰, 王军梅. 宫颈鳞状细胞癌细胞核的形态定量分析[J]. 山西医科大学学报, 2005, 36(4): 429 – 431.

[204] 张灵. 智能超声扫查与细胞学筛查——妇产科医学图像分析方法及新应用研究[D]. 杭州: 浙江大学, 2013.

[205] Ojala T, Pietikainen M, Maenpaa T. Multiresolution gray-scale and rotation invariant texture classification with local binary patterns [J]. IEEE Transactions on Pattern Analysis and Machine Intelligence, 2002, 24(7): 971 – 987.

[206] Byriel J. Neuro-fuzzy classification of cells in cervical smears [D]. Denmark: Technical University of Denmark, 1999.

[207] Marinakis Y, Dounias G, Jantzen J. Pap smear diagnosis using a hybrid intelligent scheme focusing on genetic algorithm based feature selection and nearest neighbor classification [J]. Computers in Biology and Medicine, 2009, 39(1): 69 – 78.

[208] Zhang J, Liu Y. Cervical cancer detection using SVM based feature screening [C]. International Conference on Medical Image Computing and Computer Assisted Interventions, 2004: 873 – 880.

[209] Chankong T, Theera-Umpon N, Auephanwiriyakul S. Cervical cell classification using Fourier Transform [C]. ICBME, 2008: 476 – 480.

[210] Lin C, Chen C. Image segmentation based on edge detection and region growing for thinprep-cervical smear [J]. International Journal of Pattern Recognition and Artifcial Intelligence, 2010, 24(7): 1061 – 1089.

[211] Canny J. A computational approach to edge detection [J]. IEEE Transactions on Pattern Analysis and Machine Intelligence, 1986, 8(6): 679 – 698.

[212] Nalwa V S, Binford T O. On detecting edges [J]. IEEE Transactions on Pattern Analysis and Machine Intelligence, 1986, 8(6): 699 – 714.

[213] Shih F Y, Cheng S X. Adaptive mathematical morphology for edge linking [J]. Information Sciences, 2004, 167(1/2/3/4): 9 – 21.

[214] Sappa A D, Vintimilla B X. Cost-based closed-contour representations [J]. Journal

of Electronic Imaging, 2007, 16(2): 1 – 9.

[215] Sappa A D. Unsupervised contour closure algorithm for range image edge-based segmentation [J]. IEEE Transactions on Image Processing, 2006, 15(2): 377 – 384.

[216] Topal C, Akinlar C. Edge drawing: a combined real-time edge and segment detector [J]. Journal of Visual Communication and Image Representation, 2012, 23(6): 862 – 872.

[217] Farag A A, Delp E J. Edge linking by sequential search [J]. Pattern Recognition, 1995, 28(5): 611 – 633.

[218] Aubert G, Kornprobst P. Mathematical problems in image processing: partial differential equations and the calculus of variations [M]. New York: Springer, 2006.

[219] Lu S, Wang Y. Gradient vector flow over manifold for active contours [C]. The 9th Asian conference on computer vision (ACCV), Xi'an, China, 2009: 147 – 156.

[220] Wu Y, Wang Y, Jia Y. Adaptive diffusion flow active contours for image segmentation [J]. Computer vision and image understanding, 2013, 117(10): 1421 – 1435.

[221] Wang Y, Liu L, Zhang H, et al. Image segmentation using active contours with normally biased GVF external force [J]. IEEE Signal Processing Letters, 2010, 17(10): 875 – 878.

[222] Xie X, Mirmehdi M. MAC: magnetostatic active contour model [J]. IEEE Transactions on Pattern Analysis and Machine Intelligence, 2008, 30(4): 632 – 647.

[223] Qin L, Zhu C, Zhao Y, et al. Generalized gradient vector flow for snakes: new observations, analysis, and improvement [J]. IEEE Transactions on Circuits and Systems for Video Technology, 2013, 23(5): 883 – 897.

[224] Rodtook A, Makhanov S S. Continuous force field analysis for generalized gradient vector flow field [J]. Pattern Recognition, 2012, 43: 3522 – 3538.

[225] Tang J. A multi-direction GVF snake for the segmentation of skin cancer images [J]. Pattern Recognition, 2009, 42(6): 1172 – 1179.

[226] Ning J, Wu C, Liu S, et al. NGVF: an improved external force field for active contour model [J]. Pattern Recognition Letters, 2007, 28(1): 58 – 63.

[227] Sadeghi F, Izadinia H, Safabakhsh R. A new active contour model based on the conscience, archiving and mean-movement mechanisms and the SOM [J]. Pattern Recognition Letters, 2011, 32: 1622 – 1634.

[228] Zhu G, Zhang S, Zeng Q, et al. Gradient vector flow active contours with prior directional information [J]. Pattern Recognition Letters, 2010, 31: 845 – 856.

[229] 王斌, 李洁, 高新波. 一种基于边缘与区域信息的先验水平集图像分割方法[J]. 计算机学报, 2012, 35(5): 1068 – 1072.

[230] 范延滨, 刘彩霞, 贾世宇, 等. GVF Snake 模型中初始轮廓线设置算法的研究[J]. 中国图象图形学报, 2008, 13(1): 58 – 63.

[231] Zhu O, Pay M, Riordan V. Edge linking by a directional potential function (DPF) [J]. Image and Vision Computing, 1996, 14(1): 59 – 70.

[232] Courant R, Hilbert D. Methods of mathematical physics [M]. New York: Interscience, 1953.

[233] Strang G. Introduction to applied mathematics [M]. Wellesley Cambridge Press, 1986.

[234] Bergmeir C, Silvente M G, Benitez J M. Segmentation of cervical cell nuclei in high-resolution microscopic images: a new algorithm and a web-based software framework [J]. Computer methods and programs in biomedicine, 2012, 107(3): 497 –512.

[235] Zhang C, Wang P. A new method of color image segmentation based on intensity and hue clustering [C]//Proceedings of the 15th International Conference on Pattern Recognition, Barcelona, Spain, 2000.

[236] Asmare M H, Asirvadam V S, Iznita L. Color space selection for color image enhancement applications [C]. International Conference on Signal Acquisition and Processing, 2009.

[237] Bratkova M, Boulos S, Shirley P. oRGB: a practical opponent color space for computer graphics [J]. Feature Article, 2009, 10(10): 1 –10.

[238] Jiao C, Gao M, Shi Y. Color image segmentation in a novel dynamic color space [C]// Proceedings of the 7th World Congress on Intelligent Control and Automation, Chongqing, China, 2008.

[239] Lissner I, Urban P. Toward a unified color space for perception-based Image processing [J]. IEEE Transactions on Image Processing, 2012, 21 (3): 1153 –1168.

[240] Liu C, Yang J. ICA color space for pattern recognition [J]. IEEE Transactions on Neural Networks, 2009, 20(2): 248 –257.

[241] 林开颜, 吴军辉, 徐立鸿. 彩色图像分割方法综述[J]. 中国图象图形学报, 2005, 10(1): 1 –10.

[242] 康牧, 王宝树. 基于人眼视觉特性的彩色图像自适应增强算法[J]. 光学学报, 2009, 29(11): 3018 –3024.

[243] 张锐娟, 张建奇, 杨翠. 基于 CSIFT 的彩色图像配准技术研究[J]. 光学学报, 2008, 28(11): 2097 –2103.

[244] Cheng H, Jing X, Sun Y, et al. Color image segmentation: advances and prospects [J]. Pattern Recognition, 2001, 34(12): 2259 –2281.

[245] 翟永平. 基于显微图像的结核杆菌自动检测关键技术研究[D]. 长沙: 国防科技大学, 2012.

[246] Kay S M. Fundamentals of statistical signal processing: estimation theory [M]. New Jersey, USA: Prentice Hall PTR, 1993.

[247] Sezgin M, Sankur B. Survey over image thresholding techniques and quantitative performance evaluation [J]. Journal of Electronic Imaging, 2004, 13(1): 146 –165.

[248] Plissiti M E, Nikou C, Charchanti A. Combining shape, texture and intensity features

for cell nuclei extraction in pap smear images [J]. Pattern Recognition Letters, 2011, 32(6): 838 –853.

[249] Perazzi F, Krahenbuhl, Pritch Y, et al. Saliency filters: contrast based filtering for salient region detection [C]. IEEE International Conference on Computer Vision and Pattern Recognition (CVPR), 2012.

[250] Wang H, Zhang H, Ray N. Clump splitting via bottleneck detection and shape classification [J]. Pattern Recognition, 2012, 45: 2780 –2787.

[251] Jung C, Kim C, Chae S W, et al. Unsupervised segmentation of overlapped nuclei using bayesian classification [J]. IEEE Transactions on Biomedical Engineering, 2010, 57(12): 2825 –2832.

[252] Wu H S, Barba J, Gil J. A parametric fitting algorithm for segmentation of cell images [J]. IEEE Transactions on Biomedical Engineering, 1998, 45(3): 400 –407.

[253] Solomon D, Nayar R. The bethesda system for reporting cervical cytology: definitions, criteria, and explanatory notes [M]. New York: Springer, 2004.

[254] 黄受方, 张长淮, 余小蒙. 子宫颈细胞学 Bethesda 报告系统定义、标准和注释[M]. 北京: 人民军医出版社, 2009.

[255] 马博文. 子宫颈细胞病理学诊断图谱[M]. 北京: 人民军医出版社, 2008.

[256] 刘敏, 郎荣玲, 曹永斌. 随机森林中树的数量[J]. 计算机工程与应用, 2014: 1 –7.

[257] 黄衍, 查伟雄. 随机森林与支持向量机分类性能比较[J]. 软件, 2012, 33(6): 107 –110.

[258] Breiman L. Random forests [J]. Machine Learning, 2001, 45: 5 –32.

[259] Breiman L. Bagging predictors [J]. Machine Learning, 1996, 24(2): 123 –140.

[260] Ho T. The random subspace method for constructing decision forests [J]. IEEE Transactions on Pattern Analysis and Machine Intelligence, 1998, 220(8): 832 –844.

[261] Chang C, Lin C. LIBSVM: a library for support vector machines [J]. ACM Transactions on Intelligent Systems and Technology, 2011.

附　录

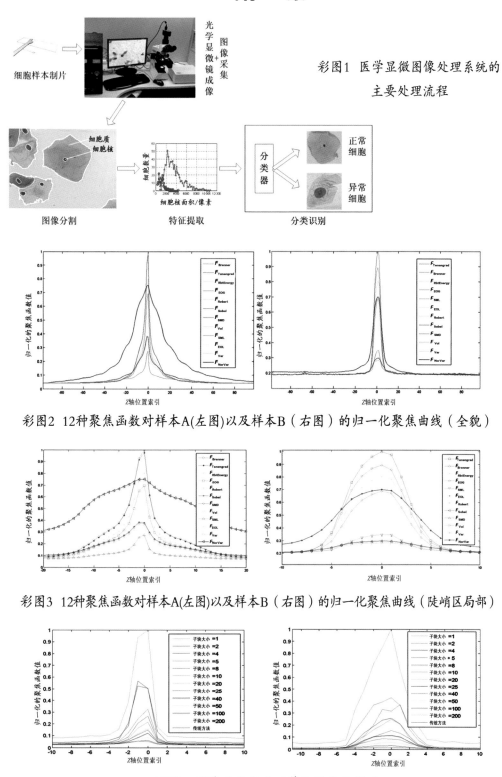

彩图1　医学显微图像处理系统的
主要处理流程

彩图2　12种聚焦函数对样本A(左图)以及样本B（右图）的归一化聚焦曲线（全貌）

彩图3　12种聚焦函数对样本A(左图)以及样本B（右图）的归一化聚焦曲线（陡峭区局部）

彩图4　图像子块尺寸对算法性能的影响

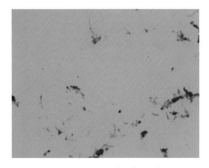

彩图5 结核杆菌图像

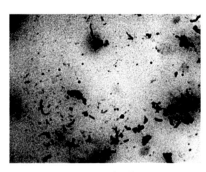

彩图6 HE彩色增强结果

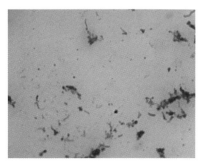

彩图7 WTHE彩色增强结果

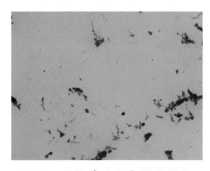

彩图8 所提算法彩色增强结果

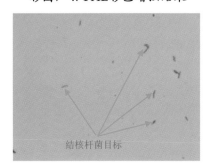

彩图9 典型抗酸染色结核杆菌显微图像

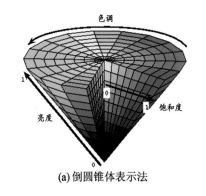

(a)倒圆锥体表示法   (b)圆锥底面代表的色调值

彩图10 HSV颜色空间的倒圆锥体表示法

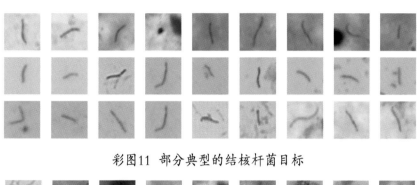

彩图11 部分典型的结核杆菌目标

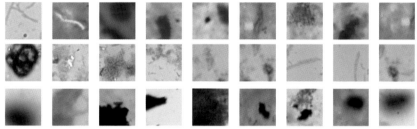

彩图12 结核杆菌显微图像中的典型背景及杂质

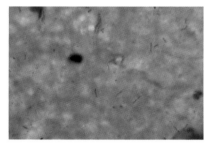

彩图13 染色偏蓝情况

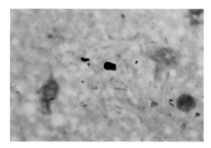

彩图14 轻微离焦情况

彩图15 人工合成彩色图像

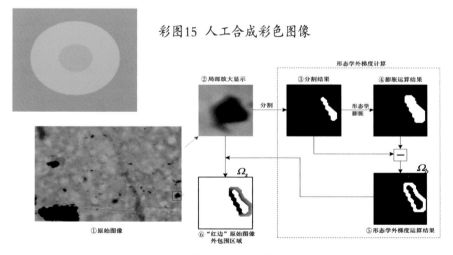

彩图16 "红边"剔除算法步骤实例

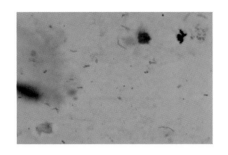 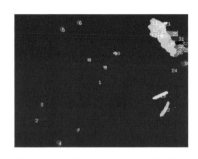

彩图17 染色偏红情况　　　　　　彩图18 区域合并结果（伪彩色）

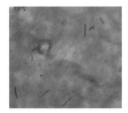  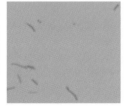 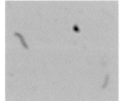

彩图19 蓝色背景、红色背景、白色背景以及轻微离焦的结核杆菌显微图像

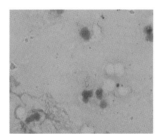 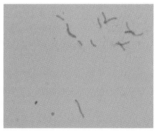 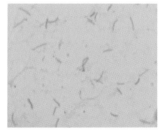

彩图20 蓝色背景、白色背景以及红色背景的结核杆菌显微图像

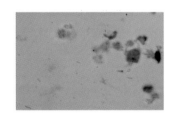

彩图21 杂质颜色与目标颜色较相似情况

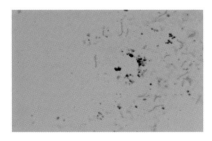 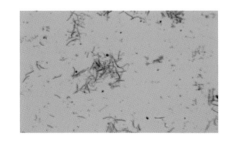

彩图22 部分分枝重叠粘连目标的情况　　彩图23 存在大量分枝重叠粘连目标的情况

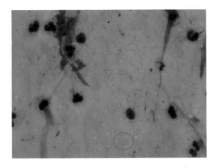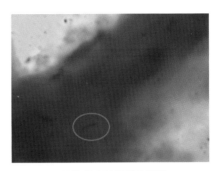

(a)结核杆菌目标个体非常小的图像   (b)染色太过偏蓝的图像

彩图24　漏检的图像实例

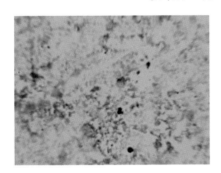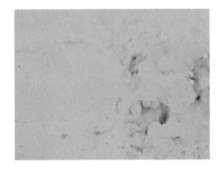

彩图25　容易误检的图像实例

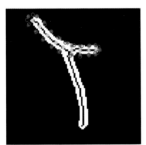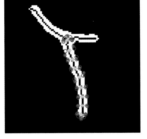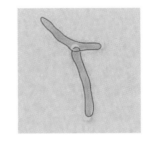

彩图26　PASM 形状先验估计实例　　　　彩图27　GVF Snake 边缘估计结果

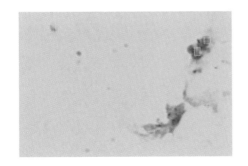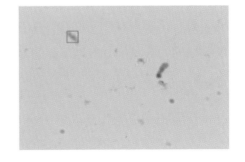

彩图28　误识别结核杆菌目标实例

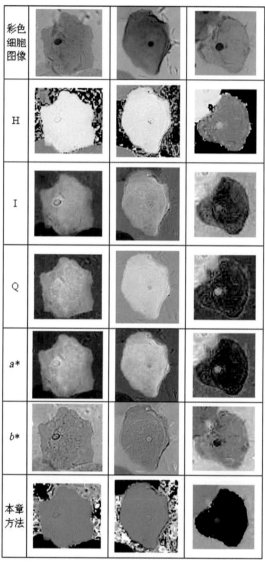

彩图29 细胞图像在不同
彩色分量下的效果图

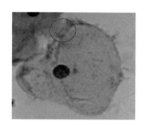

(a) 原始细胞图像

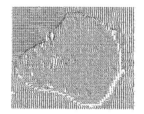

(b)色差向量场分布图

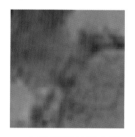

(c)细胞图像的放大图

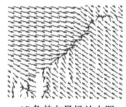

(d)色差向量场放大图

彩图30 细胞图像的色差
向量场图示

	背景		细胞		
示例图像					
平均色差强度	0.024 1	0.036 3	0.323 2	0.155 5	0.238 3

彩图31 细胞与背景的色差强度对比

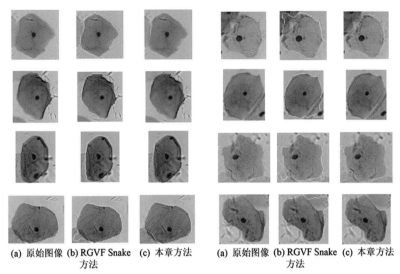

(a) 原始图像 (b) RGVF Snake (c) 本章方法
方法

彩图32 细胞分割结果对比1

(a) 原始图像 (b) RGVF Snake (c) 本章方法
方法

彩图33 细胞分割结果对比2

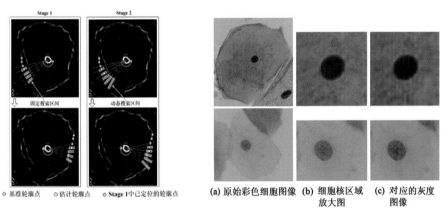

⊙ 基准轮廓点　　◎ 估计轮廓点　　● Stage 1中已定位的轮廓点

彩图34 DSCS 算法的搜索过程示意图

(a) 原始彩色细胞图像 (b) 细胞核区域 (c) 对应的灰度
放大图 图像

彩图35 细胞核特点分析

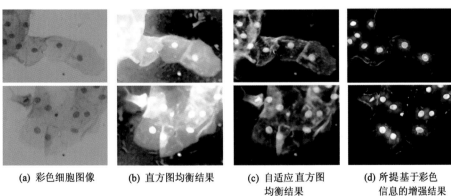

(a) 彩色细胞图像　　(b) 直方图均衡结果　　(c) 自适应直方图　　(d) 所提基于彩色
均衡结果　　信息的增强结果

彩图36 细胞核区域的增强结果对比2

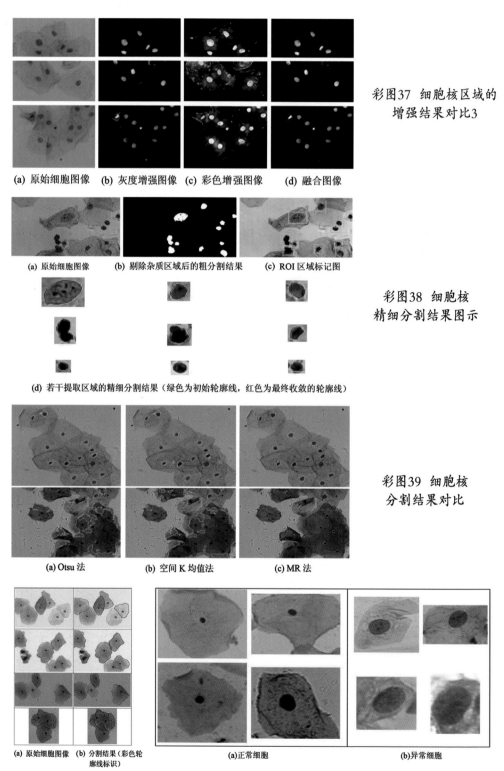

(a) 原始细胞图像　(b) 灰度增强图像　(c) 彩色增强图像　(d) 融合图像

彩图37 细胞核区域的
增强结果对比3

(a) 原始细胞图像　(b) 剔除杂质区域后的粗分割结果　(c) ROI区域标记图

彩图38 细胞核
精细分割结果图示

(d) 若干提取区域的精细分割结果（绿色为初始轮廓线，红色为最终收敛的轮廓线）

彩图39 细胞核
分割结果对比

(a) Otsu 法　　　　(b) 空间 K 均值法　　　　(c) MR 法

(a) 原始细胞图像　(b) 分割结果（彩色轮
　　　　　　　　廓线标识）

(a)正常细胞　　　　　　　　(b)异常细胞

彩图40 重叠细胞分割结果图示　　彩图41 Herlev 数据集中的细胞图像示例